還我
本來面目

如何接納自我和欣賞生命

Anthony Sainz 賽安慈博士、吳至青博士 ——著

〈專文推薦〉

我的療癒奇緣

金惟純

這是一本需要慢讀、細讀、一讀再讀的書。如果用一種重新認識自己的心境讀，你的人生可能從此不一樣。

這本書裡所說的每一件事，都是我曾經似懂非懂、深為著迷、卻又弄不明白的。我其實很樂意作一個忠實讀者，卻完全沒資格為本書寫序，所以必須先交代因緣來由。

本書的兩位作者，至青是我的前妻，安慈是至青如今的配偶，也因此成為我的摯友。他們在六年前由美國返台與我重逢後，不只一次替我進行療癒。我很願意在此分享這種奇妙的經驗。

第一次的療癒，是我印象最深的。至青和安慈用呼吸法開始導入，結合手觸、音樂和語言引導，大約不到十分鐘，我就進入「狀況」。記得在過程中，我曾像小孩般的大哭，彷彿回到了童年，被壓抑深藏的創痛哀傷傾巢而出，一切包袱全都放下，然後進入難以形容的平靜、開懷狀態中，身體消失了，只剩下意識，沐浴在無盡喜樂的光環中，有如置身天堂……。這種狀態持續了很久，依稀聽到至青和安慈的對話，他們笑著討論我好像不想「回來」，要不要把我叫「回來」等等。我當時的確是很不情願「回來」的。

他們終於把我叫回來以後，安慈對我進行「輔導」。他問我，記不記得大哭之前是什麼狀況？我說，當時至青如天籟般的歌聲在耳邊低吟，讓我覺得像是受了委屈的孩子，在充滿慈愛、包容的關懷裡，可以放肆的宣洩。而這樣的感覺，即使是童年也不曾有過的。我當時也憶起，自己曾經擁有如此的美好，卻因不知珍惜而感傷。安慈用充滿理解的眼神看著我，說他完全明白。

從此我就纏上了他們。每回見面，他們總在百忙中抽空給我療癒。每次的體驗，都完全不同，在過程中顯現出不同的「自我」，宣洩出不一樣型態的深層壓抑，但都感受到被撫慰、移除後的無比舒暢。他們告訴我，因為每回療癒的「主題」不同，使用的方法不同，移除的創傷和療癒的效果也不一樣。

我對他們的「特異功能」，當然充滿好奇。不斷追問下，他們述說了十餘年來「求道」的經歷，其中充滿了不可思議的傳奇，對我來說，簡直就像「哈利波特」的真實成人版。於是我鼓勵他們出書，並為他們介紹了在這領域最棒的出版社。歷時五年，如今終於成書。

當然，這本書走得不是「哈利波特」路線，而更像是一本自我療癒的教課書、實驗報告和操作手冊。它是至青和安慈十餘年來投身求道、自療療人總成果的濃縮精華。

讀完這本書，我十分震驚，原來在追尋人類「本來面目」這件事上，早已不再分東方和西方，不再分傳統和現代，不再分科學和宗教，不再分理論和實踐……融合發展出如此驚人的成果。對於人類千萬年來不斷提出的疑惑，給出了這麼清晰而完整的答案；對於解除疑惑的途徑，提供了這麼明確而有效的方法。

無怪乎，我自己過去在這方面也讀了一些書，跑了若干道場，見了不少師父，甚至也堅持打坐過一段時間，卻從未如此深入地瞥見「真實自我」和「自性本體」。至青和安慈卻只花了四十分鐘，就輕易做到了。因為他們完全不拘泥於任何學科、宗派或傳統，也不在意別人的質疑或批評，所以才不死守一隅、劃地自限。

有關「了解自己」這件事，我原本自認是有心得的，青年時代曾經下過一番功夫，也覺得頗有收穫。年事漸長後，我注意到周圍的朋友們，在人生成就和境界上，差距愈來愈大。我常思索，關鍵因素究竟何在？最後得到的答案是：了解自己與否，決定了每個人擁有什麼樣的人生。

我相信大多數的人，都會在世事浮沉中，偶而停下來問自己：我到底是誰？我究竟在追求什麼？但大多數人也像我一樣，在偶有所感之後，又回到了世事浮沉中。或者，尋尋覓覓一陣子，不得其門而入，只好放棄，回到自以為熟悉安逸、卻不免自欺、自蔽的軌道中。

但至青和安慈不一樣。他們在歷盡辛苦，終於專業有成、家庭安頓後，毅然獻身求道、十餘年鍥而不捨。這番來歷，正是本書最珍貴難得之處。正因為他們在這領域並非「科班出身」，正因為他們不惑之年才起步，所以才能以最無罣礙、最務實、最直接的方式去追求、去實踐。因為他們並不自居為大師，所以才能擷取、融合各路大師們的精華，收為己用、貢獻諸人。

也因此，這本書不是用來讀的，而是用來體驗、實踐的，也如兩位作者所為一般。有幸能讀這本書的人，可能也和我一樣，生生世世與至青、安慈有緣，在「人生藍圖」裡注定有此一遭。這本書是他們「找到自己」的成果，也一定能幫大家一起找到「本來面目」。

（本文作者爲《商業周刊》創辦人暨發行人）

〈專文推薦〉

信任自己，信任自己內在的能耐

陳麗雲

我深信於人內在的潛能和美善，往往要在人們經歷苦難時，我們才懂得學習探索自我的心靈，發掘生命的智慧。多年來一直在香港推動以「身心靈」模式，支援長期病患者及癌症病人，讓我深深感受到如書中所述：「身心靈」健康的重要性，以及「治療」和「療癒」的分別。

過去工作中一個又一個的真實個案，見證著病人如何超越身體的疼痛和疾病，繼而透過探索心靈和靈性的部分，學習接納自我和欣賞生命。越來越多研究文獻亦指出，經歷災難後，人們往往會體驗所謂「災難後的成長」，當中包括對個人層面、關係層面和靈性層面上的正面改變。這正好說明了肉體或外在環境的傷害和痛苦並不窒礙自我心靈的探索，反而更會激發起內在潛能的發揮，真正啟動「療癒」的旅程。

因此，信任自己，信任自己的身體，以及信任自己內在的能耐，它們將帶領你認識生命，經歷苦難，並療癒自己。

（本文作者為思源基金健康及社會工作學教授、香港大學行為健康教研中心總監、香港大學社會工作及社會行政系教授）

〈專文推薦〉

圓滿美麗的人生

劉若瑀

我們終身被自己蒙在鼓裡，聰明、詭詐、善良、乖巧或者謙虛自大，都是自我的遊戲。每時每刻我們只是信以為真地扮演著生命大戲。唯有從演員變成導演，跳出來才能看清真相，而成為導演的方法正是了解自己，認識自己的「人格結構」，了解與生俱有的「創傷」形貌，透過關懷去看自己和身邊的人、事、物，就會了解所有的事情都其來有自，也在了解「創傷是福份」的認知中，開放地擁抱這些傷痛、愛、原諒和包容，將會替代恨、責備和苦難。

至青和安慈巨細靡遺地鋪陳了他們近二十年來研究的愛心，他們二人從台灣到美國，從印地安文化到西方世界，從心理學入門，從佛法出關，這本罕見的《還我本來面目》將為你我圓滿「美麗人生」。

（本文作者爲優人神鼓創辦人）

目錄

第七章　高次元的自我療癒

能量場中人格結構的療癒
能量場中能量體的療癒
意念體次元的療癒
在自性本體的療癒

〈前言一〉

療癒這回事——我的探索歷程

至青

「妳怎麼會做這樣的事？」這是我這十多年來最常被問到的問題。

我所做的事是healing，這個字在中文似乎還沒有特定的翻譯，我暫且翻成「療癒」。療癒有別於「治療」。當身體有病去找醫生，比如說腸胃不舒服找醫生開藥，這是治療，屬於肉體層次；做為療癒師，我關心的不只是人的肉體，我更關心人的整個大身體——包括有形的肉體和許多無形靈體（即所有非肉體部分），因為，人的存在有許多次元，肉體只是諸多次元之中的一個而已。

從科學的角度來看，每一層身體及每一個次元之所以有區別，在於該次元發生的振動頻率不同，振頻越高的密度也越小就越無形，振頻越低的密度也越大越有形，而人的多重次元中，肉體的振動頻率最低、密度也最大，也因此，如果生了病，肉體上的症狀可以說是最晚出現的；早在肉體出現症狀之前，所有較高振頻層次的身體已出現問題了。最早出現狀況的通常是振頻極高的靈體，這些高層次的意識若不能和宇宙的自然法則應合，產生不和諧的現象，疾病於焉形成。

舉例來說，我的肉體若在今天被診斷出罹患肝癌，很可能在三十年前我的靈體中較高的層次已開始扭曲，這三十年中，這扭曲的意識和能量一層又一層往振頻較小、密度較大的星芒體、智性體、情緒體及氣體紮根，一層又一層往下造成各種能量失衡，最後落實到肉體，於是肉體有了病痛，才被醫生診斷為肝癌。

身為療癒師，我所做的事就是為來求助的個案去除各層身體的淤塞，疏通受阻的能量，讓潛意識得以淨化，使肉體和靈體合而為一，達到身心靈三管齊下的健康，幫助病人找回真正的自我。

但是，為個案去除能量阻塞只占我所做的事的一小部分，這些年來，我花更多時間和精力去訓練別人「自我療癒」。多年的經驗使我深深體會到，如果個案本身不做內省工夫，只靠療癒師為他清除阻塞的能量，過不久淤塞又回來了。因為真正的療癒是不假外求的，要身心靈健康均衡，只能靠自己「向內求法」，別無他途；療癒師只能輔助你，卻不能為你做人生功課，正是「師父領進門，修行在個人」。真正的療癒是向內走回頭路，一步步地自我覺醒，因為路的盡頭即是你至高無上的自性本體，你本自俱足的療癒泉源。

在這十多年中，我和療癒伙伴安慈（也是我的人生伴侶）除了為人做個別療癒，也積極集體訓練「自我療癒者」，我們在美國各地有短期演講，也有較長期的訓練課程，訓練能療癒別人的療癒師，也訓練有興趣「自我療癒」的人。從二〇〇〇年始，每年固定回台灣舉辦訓練營及研習會，香港大學的集訓工作也從二〇〇五年開始發展。

說來也真好笑，我們自稱療癒師，做了十多年的療癒工作，但療癒卻不是我們的「正業」，安慈的正業是在紐約市立大學亨特學院社工研究所（Hunter College, CUNY）任教，我的正業是語言病理師（Speech Pathologist，或稱語言治療師），從紐約大學（NYU）博士班畢業後就一直在紐約執業，從事治療兒童語言問題的工作。兒童語言問題五花八門、範圍廣闊，從自閉症、過動症、精神散漫症、學習障礙症、腦性痲痺症、到吞嚥不能症、幼兒厭食症等。我的小病人從三個月到十三歲都有。我天生愛孩子，做起兒童語言治療，就像如魚得水，不亦快哉。從事這行的人少，能用華語（廣東話、國語）治療的人更是少之又少；好處是我成了天之驕女，壞處是從早忙到晚，小病人多得應付不過來，愛我的朋友常抱怨：「正業讓你忙不完，怎的又搞出個療癒做副業，把自己累成這樣！」

正業累，副業也累，但我正副業一起做了十多年卻樂此不疲，畢竟兩樣都是我的夢想，我內心深處的渴望，是我投生到世間所帶來的兩項任務，是我為什麼來人間的原因之一。

「我為什麼來？」是我從小就有的疑問，從來沒人能回答，也許正因為沒人能回答，在潛意識裡就成了推動我走上療癒這條路的內在力量。因此，從小就對任何涉及心靈世界或「我是誰？」「我為什麼來？」的書和說法有著濃厚的興趣。走到後來也才發現，只有當自己走上了這條自我療癒的回頭路，答案才一日一點地向我揭示。

從小就隱隱約約感覺到，自己不屬於這個世界，我似乎還有另一個「家」。小時候說不出感覺，但知道我曾活在另一個世界裡。兒時相片裡的我，總是歪著頭，凝視著遠方，好像在等「什麼」，有一天這「什麼」會來接我，把我從這個世界帶走。我的父母非常疼愛我，卻無法消除我內心的「孤兒情結」，也無法建立我對人間的歸屬感，小小心靈常感覺孤單，對人也懷有許多恐懼感。

然而，另一方面，我似乎也隱約知道，我之所以投生人間是有任務的，因為除了這肉身之外，我身邊還有「別人」，或說我還有別的自己（有時不只一個），「祂」或「祂們」有時教我一些事情、向我說法、或給我一些靈感，「祂們」和我溝通的方式有時是內在言語，有時是內在音樂，有時是影像，有時不言不語也無影像，但我總能感覺「祂」或「祂們」的存在。

童年的我雖對人間無歸屬感，但卻又有強烈的「任務感」，很喜歡幫助別人，在家幫忙媽媽照顧兩個妹妹、做各種家事，上學連續兩年得了幼稚園模範生榮譽狀，大人總稱讚我「又乖又懂事又會做事」。小時候的我不僅愛幫人，也愛聽人幫人的事蹟，那時家裡沒有電視也不聽收音機，我最大的娛樂就是聽大人們講故事，爸媽和叔伯們有時會說些古典文學如《水滸傳》之類的英雄故事給我們聽，只記得自己對那些有能力去幫助他人的人特別羨慕，也特別尊敬對人類生命有貢獻之人，小小心靈裡希望有朝一日我也能和故事的主角一樣，幫助很多很多人。

然而，真正走上療癒的機緣，卻是在二十年前剛在紐約大學念博士班時。那年，幾次在校園餐廳見到有些人在飯前將兩手平伸於食物之上，終於忍不住好奇問他們在做什麼，說是測食物的能量。怎麼食物也有能量？還能用雙手測量？真是好玩極了。（後來才知道，在護理界極有影響力的一派療癒法——治療手觸（Therapeutic Touch）的創始人多蘿樂絲·克雅格〔Dolores Kriager〕和朵拉·凡·格爾德·昆茲〔Dora van Gelder Kunz〕，兩人都在紐約大學任教，紐約大學可說是這派療癒的大本營。）

當時不顧工作、課業、家務三頭繁重（白天上全職班，晚上讀博士班，又剛生了女兒需照管），當天就跑到學校附近一家有機食品超級市場的附屬書店，一口氣買下十多本談能量、氣輪及療癒的書。那時對這方面的知識真是如飢如渴、欲罷不能，即使忙得沒時間睡覺，也硬擠出時間來看療癒方面的書，當時立下心願，希望有一天能旅行各地參訪名家，向療癒前輩和大師們多多學習。

這心願終於在拿到博士學位後得以完成，往後約有十多年的時間，我和安慈在工作之餘，到處旅行學習，所接觸的療癒前輩有人有非人。「非人」是指曾直接向我們開示的眾位高靈，除了我們自己的指導靈之外，還包括不斷護衛並支持我們的巴西——一塊天人交界地「阿巴加尼亞」——諸多高靈，也包括透過其他靈媒向我們開示的高靈；當然，還有本書常提及的如伊娃·皮拉卡斯（Eva Pierrakos）和芭芭拉·布蘭能（Barbara Brennan）的指導靈。

我們接受的訓練課程有深有淺、有長有短，短則從五、六天到兩、三個月，長則從一年到三年，最長的首推布蘭能療癒大學（Barbara Brennan School of Healing, BBSH）整整四年。朋友們常笑我們是兩個「空中瘋人」，明明有了博士學位，還坐飛機去學什麼？最早的十年，我們這兩個空中瘋人每年平均遠行至少十一次。

這十多年的學習過程，其實也是「自我療癒」的過程，我同時也處理了從前不願面對的負面情緒、包括恐懼、怨恨、羞慚、罪惡感、優越感，我將自己從自責、自貶、自罰、自傲的牢籠中釋放出來，因之較能寬恕自己，也因此能寬恕別人，我感覺自己更能愛，也能接受別人的愛，我感覺自己的生命的各層面更趨和諧，與屬靈的世界更能契合。

這本書代表了我們兩人「自我療癒」的過程，除了記錄這十多年我們在靈性治療方面的經驗和心得，更記錄了許多療癒大師傳授的寶貴知識，期望有緣的讀者也能從中獲益，在靈性的旅途更上層樓。

〈前言二〉

療癒就是找回自我的過程

安慈

走上「自我療癒」去追尋自性本體的過程中，首先面對的問題就是「我是誰？」，這絕不是一個簡單的問題。因為在探討這問題的答案之前，我們必須先知道，我們現在所認定的「我」，其實並不是真正的「我」。

人從投胎入人體、到呱呱落地，到年紀稍長學習做父母親心中的好孩子，到入學努力做好學生，到脫離父母進入社會學習做好公民，人的一生可以說就是社會化的過程。為了能適應社會環境，應付生活中不斷的挑戰和威脅，我們不停地調整自己，我們也不斷地扭曲本性，漸漸的，在這個扭曲本性的社會化過程中，形成了另一個「我」。現在我們認知的「我」，事實上是經過一個遺忘的過程所形成的另一個我，和最初來到這世界上的我，其實是完全不同的兩個人。

和大部分讀者一樣，我們兩人也曾經誤以為，那個經過社會化而被扭曲的「我」，是真正的我。很幸運的是，我們在過去近乎二十年中，從許許多多療癒大師和前輩那裡，得到許許多多的寶貴知識，加上我們為數千人做療癒的體會，使我們能夠透過各種療法，逐漸找回自我，而這些知識和體會，我們都將在書中和讀者分享。

在和讀者分享找尋自我的過程之前，我們必須強調兩個很重要的觀念。

首先，我們要了解，在牛頓的物理學眼光來看，所謂「奇蹟」是一般常理所不能解釋，或不能以人類線性式的因果關係去解釋的現象。事實上，奇蹟不是天上掉來的禮物，奇蹟也不是只在遭逢厄運時來自上天的恩賜，當你走上這條自我療癒路、意識漸次提高之時，奇蹟是隨時隨地都會發生的自然現象，不但如此，奇蹟還和意識的程度成正比，也就是說，意識提升得越高，奇蹟發生得越頻繁。

其次，我們要知道，愛是驅逐恐懼的魔法棒。當我們內心產生恐懼時，是可透過以愛為基礎的方式獲得療癒，也就是說，當愛來臨時，恐懼就會離開，恐懼一離開，傷痛的療癒過程也會隨之展開，此時我們可再透過一些療癒方法來療癒自己，簡單的方法如靜坐、呼吸、能量療法、以及手觸療法，都可以用來療癒我們的身體。

然而，無論採用哪一種方法，都必須是以超越現代醫學、宗教和心理學框架的眼光，來看人類身體的疾病和健康。換句話說，讀者必須先了解，人不只是單一肉體的存在，人是一個多層能量體或多層次元的互動系統，以這樣的眼光為基礎來看我們人類身體的運作，才可能進一步往下談療癒，因為療癒不是只發生於肉體層次，療癒必須是在多層能量次元體系才能發生。

我們在書裡，除了提供我們在靈性治療方面的知識和經驗外，也會借用超個人心理學（transpersonal psychology）、量子物理學（quantum physics）的學說來為讀者解釋，我們兩人是如何地去除本身障礙，來擁抱人的多重能量存有：包括肉體、能量體、意念體和自性本體四個次元。

對於這四個次元和靈性療癒的解釋，各家說法不一，本書參考許多前輩的理論和意見，但最主要的則是來自如芭芭拉．布蘭能、伊娃．皮拉卡斯、基督教領域廣為流傳的「奇蹟課程」（A Course in Miracles）、佛家的經典、源自古埃及和希臘的「祕傳哲理」（Kybalion），和近代超個人心理學家如肯．韋伯（Ken Wilber）以及其他諸多此處不及詳載的大師之理論基礎。

如果讀者一開始對於四個次元的存有有基本的認識，就可以幫助讀者了解本書的後半部分。在了解人類四個層次的次元之後，我們就能明白，為什麼相同的悲劇會不斷地發生在我們自己和所愛的人身上。更重要的是，當我們了解到自己不是一個尋找靈體的肉身，而是一個存在於肉身的靈體之後，我們會對於以往曾經發生在自己身上的痛苦經歷有更深一層的認識，這可幫助讀者清楚自己來到這個世界的目的和責任。

我們建議讀者將眼光放在一個由好奇的詢問、客觀的觀察、主觀的體驗所組成的三角境界，同時以包容的態度來閱讀本書中的內容。祝福各位走向尋回自性本體的道路。

第一章

萬物皆為振動——先從物理學出發

用「頂天立地」來形容人類的處境是最恰當不過了。人同時存在於兩種不同的世界，頭上頂著高層次的靈性世界，腳下踏著物質化的實體世界，人既有肉體也是靈體。乍聽之下靈與肉是兩個截然不同的觀念，但靈性和肉體並非毫不相干，因為物質即能量，有形無形皆是不斷振動的能量，兩者的分別是在於振動頻率不同，因而產生不同意識或形式的不同物質。振動頻率高的成為無形的物質，如人的思想、感覺和意識；振動頻率低的成為有形物質，如看得到的桌子、椅子、人體等等。

關於物質即能量（energy，也就是我們熟知的「氣」或是物理學上的「振動」），源自古埃及和希臘的「祕傳哲理」中談到宇宙七個原理的「振動原理」（prinãple of vibration）就明白指出：「沒有任何東西是靜止的，一切都在動，一切都在振動」；而東方聖賢如佛陀，也在兩千六百年前指出，宇宙間的所有事物，都是由振動組成。近代的科學也印證了能量和物質間的關係，最有名的就是愛因斯坦的 $E=mc^2$（E是能量，m是質量，c是光速）。

然而，由於人類受限於感官所能觸及的三維空間及線性的時間觀念，誤把實體的、有邊界的物質，與連續的、波動的能量場視為兩種不同的東西，前者以牛頓的古典動力學（classical dynamics）為代表，而後者以馬克斯威爾（James C. Maxwell）的古典電動力學（classical electrodynamics）為代表，兩者成為十九世紀末古典物理學達到顛峰的兩大支柱。可是，當科學家再往最微細的次原子領域探索，或向最廣闊的宇宙穹蒼深究時，卻發現在人類感官經驗所不及的境地，物質與能量的本質其實是合而為一的。二十世紀初的量子力學及相對論，也徹底顛覆了古典物理機械式的時空觀。

物質和能量的種種特性

依近代量子力學的觀點，古典物理將波動的能量場與粒子化的物質區分為二的觀點並不正確，物質其實是同時具有波動與粒子兩種特性。而量子力學的機率特性也否定了古典觀點確定性的因果律，粒子在受到觀測之前並沒有客觀而確定的存在，也就是說，透過觀測者的眼睛，才會出現有形的形式。科學家的主動觀測行為，是確定粒子存在與運動狀態的必要條件，這裡面就同時有主觀與客觀的成份，而這一點也促使一些知名物理學家如惠勒（John A. Wheeler）、玻姆（David Bohm）、韋格納（Eugene Wigner）及心理學家韋伯等，將「訊息」或甚至「意識」引進其關於物質存在的理論中。

另一方面，愛因斯坦的狹義與廣義相對論也否定了古典絕對的時空觀，在分析物體的運動時，三維的空間與第四維的時間不可分開來看，沒有絕對的慣性座標系統，光速對所有運動參考座標系都是相同的數值。愛因斯坦也在相對論裡進一步確立了物質與能量的關係（$E=mc^2$），物質和能量其實是同樣東西的兩個面向，在特定條件下兩者可以互相轉換，二次大戰曼哈坦計畫所製造的原子彈及現代的核能發電都印證了這個理論，物質和能量只是以不同的頻率振動著，而我們感官所覺知的物質，只是在極小空間中高度濃縮的能量。

儘管量子力學在技術應用上極為成功，但其本質的物理詮釋至今仍未定論；而量子領域的貝爾定理（Bell's Theorem）也預測對兩個相隔遙遠的粒子其中之一觀測後，訊息會即時傳遞給另一粒子，以物理學術語來說就是「非地域性的即時作用」（non-localized instant action），這點也與相對論所要求的「任何作用不能超過光速傳遞」的結論矛盾。到底量子力學的本質是甚麼？現在仍居於物理學主流地位，由波爾（Neil Bohr）、海森堡（Werner Heissenberg）及波恩（Max Born）所提出來的機率性詮釋（即所謂哥本哈根詮釋）是否並不完整？例如愛因斯坦及創立量子波動力學的瑞士物理學家薛丁格（E. Schroedinger）等就無法認同哥本哈根詮釋，認為量子的本質不應是全然的隨機性（或無秩序性），必定有一些隱藏變數決定其量子態。

針對這點，美國量子物理學家玻姆曾經提出高維的「隱秩序」（implicate order）次元及類似於全相攝影（holographic）的整體理論（Theory of Wholeness），作為量子力學的物理詮釋，說明量子如何從所有隱藏的可能態表現出外現的隨機事件，也成功的解決貝爾定理與相對論的矛盾。

在玻姆的隱秩序理論中，高次元的隱秩序層級是具有所有可能量子態的「能量海」，而我們的三維空間只不過是從隱秩序中特定量子事件所投射或綻放出來的一種呈現（玻姆稱為顯秩序層級）。玻姆認為隱秩序層級的能量海，由包含所有電磁波頻譜的廣義的「光」所構成，光在顯秩序層級的來回捲縮與綻放（folding and unfolding）中被凝聚或凍結（condensed or frozen），而形成我們三維空間中物質的穩定存在，也就是說：萬物皆由能量形成，物質是濃縮凝結的光（光是振動頻率極高的能量，我們的靈體即是光）。總而言之，許多量子物理學家（如近代的超弦理論〔string theory〕等）將物質分析到最後都發現，物質其實是沒有任何形狀的，有的只是一些能量的振動。

撇開高能物理學及粒子物理學不談，就從與我們日常生活關係密切的量子化學角度來看，我們所看到及摸到的物質，分析到底層，可說都是由原子組成，原子是由原子核及其外帶負電的電子構成，而原子核則由帶正電的質子與中性的中子組成，電子在外，圍繞著原子核旋轉。而原子的質子數不同，組成不同原子序的元素，也就是我們在中學時所學的週期表的一百多種元素，這些元素構成大部分固態物理、凝態科學及分子物理學的素材。由於不同元素其電子波函數各有不同的波長和頻率，形成不同的電子能態（energy states），而造就其不同的化學性質，所以我們也可以說各個元素皆以其特定的振動頻率保持活動，從而產生不同的能量。

再進一步將原子、原子核及電子三者的大小作比較。我們可以打個比方：假設原子是一座足球場，那原子核只不過是一顆棒球大小，而電子是幾乎看不到的一個小黑點。由於質子的質量是電子的數千倍，原子的質量幾乎集中在原子核內，換言之，整個足球場其實是空蕩蕩的，除了一顆棒球以及一些神出鬼沒的電子雲外，幾乎沒有甚麼實體，這就是微觀的物質基礎。從原子結構可以了解宏觀物質的基礎是多麼的「空」！

不僅對次原子領域的研究有這些結論，就是關於宇宙起源的大爆炸理論（Big Bang），也發現我們的宇宙時空是始於太初約一個質子那麼大空間的劇烈波動而迅速膨脹冷卻所產生的，而在大爆炸初期（即宇宙太初的 10^{-41}~10^{-33} 秒之間），由於時間之短與空間之小，能量密度非常高，像個大火球，空間中只有稠密的能量、光子及電磁力，隨著之後宇宙不斷擴張、溫度不斷下降，質能也不斷產生相變（phase transformation），才漸次產生夸克、質子與中子，並進而與電子穩定結合而成為穩定的氦及氫原子，進而形成我們所謂的物質。從宇宙太初濃密的能量火球，到衍生出現在豐富的宇宙萬物，也再一次驗證：能量與物質不過是在不同條件下同一本質的不同面向罷了。

我們之所以認為「物質和能量」或「肉體和靈體」截然不同，是因為我們人類有著二元（兩極）化思考模式。我們所知道的事物，幾乎都是來自知識和邏輯，而知識和邏輯形成了思想，思想就成為語言的基礎，這種模式使得人類變成二元化的產物，有著二元化的思考方式。因此，在人的世界裡有「善」就有「惡」，有「對」自然有「錯」，有「好」更是有「壞」，有「快樂」當然也有「痛苦」，一切皆有對立面。事實上，善與惡屬同一本質，對錯是一樣的東西，好壞更無差別，快樂即是痛苦。

打個比方，物質和能量像是處於一漸層連續體（continuum）的兩極，一極為黑，一極為白，介於兩極之間是灰色，而這具有黑白兩極特色的灰色，包含著從偏白的灰色漸次發展到偏黑的灰色，這現象正如「祕傳哲理」中「兩極原理」（Prinãple of Polarity）所說的：「一切成雙，一切皆有兩極，一切皆有對立面，相似和相異是一樣的，相反的東西其本質也是一樣的，只是在程度上有所不同，極端的狀況會彼此相遇，所有真理不過是半真理，所有的矛盾也許互相調和。」因此，人的靈體和肉體是同一件事，同屬一漸層連續體的兩端，正如是與非、善與惡、快樂與痛苦本質並無不同，分別只在於能量振動有所差異。如果以靈學和療癒學來說，能量振動頻率高而且精細的能量，是屬於高層次的自性本體，當振動頻率降低時，產生的物質就愈粗重（比如人的肉體），肉體在人類的四個次元中是頻率最低的。

為什麼人的肉眼看不見靈體？

也許有人要問，既然有靈體的存在，為什麼人的肉眼看不見？聽不到？摸不著？

一般而言，人類生存的世界是一個物質世界，位於前面所談的連續體的末端，和另一端無形靈性世界相較，這個物質世界比重大、振動低，因此肉體的察覺力是非常有限。

人類經由眼、耳、鼻、舌、身來感覺。每一種感官，都可以察覺到高高低低不同的頻率。例如人的耳朵可聽到的頻率範圍，最高可到達每秒兩萬赫茲、最低可聽到每秒十六赫茲。人的眼睛，可以看到某一個範圍內的頻率，例如當振動頻率在五○○～五三六兆赫之間時，眼睛就會看到黃色。人的肉眼可以分辨紅橙黃綠藍靛紫，紫色是人類肉眼可以看到顏色的極限。其實，在紫色之上還有振動頻率更高的紫外線，在紅色之下也有振動頻率更低的紅外線，但因為振動頻率過高或過低，超過人類肉眼可以看到的範圍，所以我們看不見。電磁波頻譜從交流電的幾十赫茲到伽碼射線的大於 3×10^{19} 赫茲，範圍非常之大，而人眼可見的光波只是其中很小很小的一段。

我們察覺不到的事物，難道就表示它不存在嗎？事實上它一直都存在，而且一直存在我們的四周。上面所談的紫外線或紅外線，它不但存在，而且還滲透到人類的肉體之中。在肉體或物質世界之外，存在著振動頻率更高的廣大世界。如果我們調整自己的能量振動頻率，就可以突破限制，接受到廣大世界中的資訊，而不再只是限制在肉體或物質世界的層次中。

世上所有的東西，不論是固體、氣體或是液體，不論是有形或無形，都是一種能量的表現。而能量是不滅的，既不能被創造也無法被銷毀，這也是經過科學家如愛因斯坦等人所印證過的事實。然而，科學家還印證了另一事實，那就是「能量是可以轉換的」，可以從振頻低的一極轉換成連續體上振頻高的另一極，這一事實對人類來說可是個大好消息，這表示我們是可以經由一些方法來調高我們自己的能量，也就是說，我們可以把粗糙笨重、密度大的能量，昇華成精細輕快、密度小的能量。

共振能使低頻變高頻

為了說明能量是如何從低振頻轉換到高振頻，必須提到一六六五年荷蘭科學家賀金斯（Christian Huygens）所發現的「共振原理」（entrainment）：當兩種有著不同週期的物質能量相遇時，振動韻律強大的物質會使較弱的一方以同樣的速率振動，而形成同步共振現象。也就是說，強大韻律的振動投射到另一有相對應頻率的物體上，而此振動韻律弱的物體由於受到相對應頻率之週期性的刺激，因而與較強的物體產生共鳴而振動。

賀金斯曾在房間裡的牆上並排放置不同速率的老爺鐘，然後走出房間，第二天再回來時發現老爺鐘的鐘錘皆以同速率同步擺動，其後許多人相繼重複此鐘錘實驗，屢試不爽。事實上，「共振」可以說是一種共鳴現象，在我們日常生活中到處可見，比如琴弦，未振動的琴弦會受強烈振動琴弦的影響而一起共振；再舉個女高音震破玻璃杯的例子，女高音高頻的歌聲（無形）能提高玻璃杯（有形）的振動速率，當振動高到某一程度，玻璃杯無法再維持玻璃的形狀因而破碎。當你和人談話很投機產生共鳴時，或課堂上老師的談話很吸引你而你猛點頭時，你的腦波可能正在共振；有時與人相處，彼此雖無言語卻靈犀相通，也是共振的現象。這也是為什麼許多人願意花錢買機票，千里迢迢去參加某法師或牧師主持的法會或佈道大會，你若坐在他們的振頻範圍之內，你的能量也會隨之提高。

你可能會問，能量的「高」和「低」是怎麼定的？到底能量「高」或「低」意所何指？我們常聽人用「能量」來形容人、物或地理環境：「此人很有能量」或「這地方能量很強，風水不錯」。可惜的是，迄至目前為止，科學界還沒有任何「絕對」的科學標準或儀器能精確測量世上所有的能量，因此，在療癒學或靈學上，要測量能量的高或低，傳統上都是靠測量者的超感能力（超視覺、超聽覺、超嗅覺、超味覺、超觸覺或動覺）。由於每一種能量皆有特定的脈動（亦即其振動頻率），可以用超感官去測量，舉個用超觸覺或肌肉動覺測能量的例子：如到市場買水果，我伸手去感覺來自兩個不同農場的蘋果，A蘋果感覺上脈動慢些，B蘋果感覺上脈動快些、振動的「質」也精細些，我當然會選擇能量較「高」的B蘋果。

除了靠超感能力外，各文化也有特定的方法測量能量，如西方用占卜杖或占卜枝來測地下水或礦脈，這古老的方法即使是在科學發達的今天仍被廣泛使用。安慈的大哥十多年前退休後想離世獨居，在加州的天使營山區買下二十多英畝的地，這大片荒地當時沒路沒電沒水，要在其上建屋子居住，當務之急自然是找水源鑿井，他請的便是當地的「導者」(Dowser）為他找水。安慈的養父生前在加州的莫得斯朵（Modesto）擁有大片農場，農場上十多幢房子是安慈小時候跟著他合建的，他告訴我，他找水源從不假他人，也是用柳枝占卜找水源。本書在「氣輪」一章所談的擺錘測量也是相同的原理。

近代一位法國物理學家寶維斯（Antoine Bovis）用鐘錘原理發展出「寶維斯尺度」（Bovis Scale），有系統的用數據來測量並記錄物質的能量，任何東西都可測量出用數字代表的值。對生物體來說，6500單位以下是負值，對健康有害；6500為中性，不好不壞，若是對健康有益，必須至少在 8000 至 10000 以上。比如說，如果將之用來測量地理，所得之值若是低於 6500 則不適合人居住，可能是地下水脈流經之處或正好是地球輻射線較強之處。另外，教堂鐘聲為 11000，宗教廟宇為 14000。

若用「寶維斯尺度」來測量人體，在細胞層次上，癌細胞都低於 6500，正常細胞的 DNA 高於 6500，至於全身的能量，有病的人測出的數字低於 6500，感覺疲倦的正常人為 6500，身體健康的人為 7500，精力充沛的人為 8500，有能力療癒別人的人至少是 8500，有靈媒能力之人至少 9000，不少長期修行者所測出的能量值遠超過 10000。

療癒就是透過共振，把低頻能量提昇成高頻能量

所謂的「療癒」，其實就是透過「共振」來轉換人的電磁場中低頻能量狀態，這表示我們是可以經由一些方法來調高我們自己的能量，把粗糙笨重、密度大的能量，轉化昇華成精細輕快、密度小、振頻高的能量。共振可應用在人體的各個層次上，在細胞層次上來說，我們可以將人體內堆積過多的自由基轉換成為陰離子；在肉體上，可以將高度濃縮的腫瘤轉換成密度較小的健康肌肉；在情緒上，我們可以將比重大的痛苦昇華成比重小的快樂；在認知上，可以將負面的批判轉換成正面的欣賞，將悲觀的看法轉為樂觀的態度；在靈性上，可以將人的意識從原本只認同有形的肉體，提高到也能感覺無形靈體的狀態，從而喚醒我們的靈性意識，重新和

自性本體連結，最後達到和宇宙合為一體的狀態。

本書從物理學的角度出發，卻準備帶各位走一趟心靈之旅，心物本來就是相互融合的，在本章中我們發現許多西方近代偉大的心靈，越深入其物質科學研究領域，就越能體會心靈與物質的相通之處。例如從玻姆的全相宇宙觀中，我們依稀可以看到一多相融溶的「華嚴世界」——整體包含個體，而個體也包含整體的訊息，每一個體都是本自俱足的。

在接下來的章節，我們會從「自性本體」、「高層自我」逐步認識到「低層自我」，在生命藍圖的暗示下，我們會體會到所謂「療癒」其實就是回歸自性本體的「覺悟」過程，這過程始於「創傷」、終於療癒，卻從不曾離開創傷，以較時尚的科學術語來說，就是創傷本來就具有療癒的所有密碼，只等著我們去解碼，創傷與療癒本來就是同個本質的兩個面向，看似二元對待，實則本自如一。就像華嚴世界一般，從高層自我到低層自我，從物質的肉身到高次元的能量體，所有的空間都是互相融合、互相滲透，自性本體從未遠離。請讀者不要把高層與低層看作一個直線的兩極，否則就墮入了二元化的思考模式，使得創傷與療癒反而變成互相否定對待的客體。

依循本章所提的許多偉大學者從物質過渡到心靈的足跡，我們建議讀者在往下的身心探險旅程中，帶著三個寶貴的心靈鑰匙：

開放的視野：驚奇的喜悅往往隱藏在別無去路的困頓之後，所以別忙著否定任何與我們刻板經驗不同之處。

跨越二元對立的平等心：莫要去區分好壞、善惡、高低，只要區分就有界限，就砌了一道阻礙悟道的高牆。

用心去體會的直覺：碰到難解迷惑之處，與其用腦思考，不如用心去導航。

第二章 人的四次元

我們的一生，是透過意識、心智、情緒和肉身不斷在進行創造。事實上，創造的衝動顯現在宇宙間所有的面向和各種能量形式之中，從高振動頻率到低振動頻率，自純粹的光到有形的物體，大自銀河系中所有星系及宇宙的形成，小至量子物理學家無法觸及的最微小原子世界，都能見到這種創造的衝動；可以說，從巨觀到微觀的所有存在體，無一不是創造衝動的產物。

身為人類的我們自然也不例外，無論是自覺或不自覺中，我們都會表現出這種創造的衝動用來創造一切實相。誠如「祕傳哲理」中的「對應法則」所說：「在上的，也在下；在下的，也在上」。同樣的道理，我們也創造了很多對自己而言似乎很真實的事物，包括生活中的種種煩惱及疾病。

人類創造的衝動始自何時？當本體（essence）自投胎而衍生出人類的四次元空間時，我們這個化身就開始擁有了創造的衝動。就物質層面來說，這種創造的衝動使得我們的「靈」(spirit）衍生出存在的基本物質結構，譬如肉體生命的細胞，進而形成各種器官、肌肉組織、神經及循環調節系統等功能複雜的肉身。同樣的，透過這種創造衝動，本體也衍生出遠比肉體更為精細微妙的幾種次元，而每種次元都各有不同的振動頻率。

因此，這多次元的「自我」可以說是由不同的振動能量所構成，形成粗細不一的形式，從振頻最高、密度最小的純粹光，到振頻最低、密度最大的肉體，都是我們的「自我」。在這兩種極端的形式之間，存在著不同振動頻率的實相，使「我」有著各種不同的形式。這其中還包括一些屬於高振頻、微妙精細的感覺，比如有時我們直覺地了解到我的人生似乎有著某種目的，又譬如我們還有各種不同振頻和密度的能量體，支撐著密度更大振頻更低的肉體。

這些振頻和密度不同的能量體用各種不同的結構呈現自己：有些我們確實知道它們的存在，因為我們能透過五官感知到。然而，有一些能量形式和存在體，我們卻無法透過感官直接感知。譬如，我們知道自己有一種「想法」，這種想法既看不見也摸不著。我們也能感受到一些「情緒」，卻無法用身體感官去看、去聽、去聞、去嚐、去觸摸。我們能做的是，比方說，透過語言、藝術、行動和音樂，去表達這些微妙精細的存在形式。不過，這些表達形式也只是原本微妙經驗的部分代表而已。

除了肉身，人還有三個存在次元

我們都擁有一個肉身，大家也都能同意物質層面的存在，然而，我們的物質次元（也就是我們的肉體）並不是「我」的全部，還有其他三個存在次元構成一個整體的「我」，換句話說，「我」不只是肉體次元的我，真正的「我」比肉體的「我」大很多，只不過這另外三個次元無法用一般的五官去感知。這三個次元的振頻都比肉身次元高得多，這三個次元的存在也不是物質性的。每種次元都各自獨立存在，各次元之間會相互影響，而且全都會影響到肉體、情緒、思想和行為。這四個次元分別是：

第一，自性本體次元：這是個人化的神聖本體（divine self），以純粹光的形式出現；有人稱之為「本質」或「精華本質」，有人稱「本我」或「真我」，布蘭能稱之為「核星次元」（core star dimension）。

第二，願力意念體次元：以下簡稱意念體次元，這是意念（intentionality）的次元，包含著「我」這人生的神聖目的、我對達成神聖目的的渴求和熱情，以及與大地的連結；布蘭能和她的指導靈黑元稱之為「赫拉次元」（hara dimension）。

第三，能量體次元：此次元承載著我們前世遺留的業力、遺傳祖先的特質，也顯現出我們的人格、思想、情緒和感受，亦左右著我們肉體的成長變化。

第四，肉體次元：這個次元密度最大、振頻最低，也是最物質化、最符合我們的感知能力、最為我們所熟悉的次元，也就是我們的軀體。（見圖 2-1）

很多人不知道或不相信自己還有其他次元的存在，然而，我們兩人在多年自我療癒和療癒他人的過程中，已經見證並感知到其他三個次元。我們這兩個平常人既然感知得到，你也一樣能做到。一旦察覺到人的本性是多次元的，我們就能了解並克服前世今生所造成的各種靈性上、心智上、情緒上甚或肉體上的扭曲或痛苦。那些不相信生命除了今生物質世界之外還有些甚麼的人，是因為他們與自性本體有了阻隔，因此生活起來覺得疏離、孤立，完全感受不到自性本體的宇宙能量。

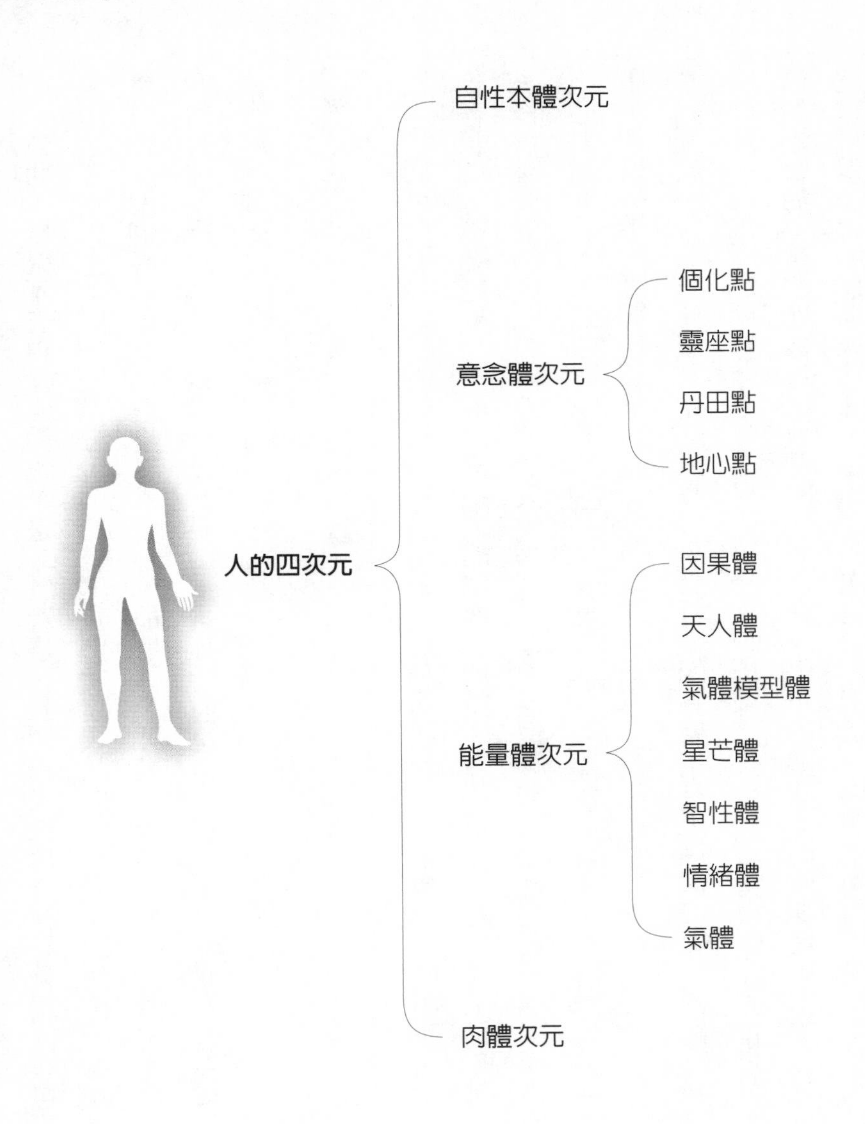

人的四次元
自性本體次元
意念體次元
個化點
靈座點
丹田點
地心點
能量體次元
因果體
天人體
氣體模型體
星芒體
智性體
情緒體
氣體
肉體次元

圖 2-1 人的四次元

然而，感覺不到自性本體也不是甚麼壞事。我們兩人從自身經歷發現，與自己的本體有疏離感，正是人生藍圖的一部分，為的是讓我們能達成此生所要完成的任務。也就是說，我們經歷的許多人生遭遇，無論是快樂或痛苦，都是神聖計畫的一部分，從某種角度來說，這一生中的所有痛苦遭遇都是「禮物」，痛苦越大，禮越豐厚，目的是為了幫助我們能在靈性進化過程中更上一層樓。

「靈」必須進入「人身」才能做功課

我們可以說，「靈」對物質存在的需求，恰如我們在人生中對靈性的需求一樣。靈需要物質化，正如人需要靈覺化一般，靈把人的四次元居所，當作它進化的一種工具，靈透過物質感官去修練必要的功夫，去做必要的人生功課，以便恢復神聖的自性本質。舉中國道家的說法，讀者也許就明白了。道家講「藉假修真」，藉著「假」的肉體來修練，最終能重返「真」的自性本體，就是同樣的道理。

至於「靈」為什麼要藉「人身」來修行？因為靈本身不具備肉體，要修行必須藉助有著五官肉慾、有思考能感覺的人身才行，這也是為什麼佛家講「人身難得」，要珍惜做「人」的機會，把握短暫的一生好好修行。我們的「靈」在「人」的四次元居所進進出出的輪迴，每進來一次就帶來這一世的任務或功課，每出去一次也帶走了這一世所學到的經驗與智慧，藉由一世又一世累積的智慧，我們的靈性一次又一次提升，這是「靈性進化」的程序。

不過，有時人生功課不是一世就能修完的，可能需要經歷好幾世。這種情形通常是因為在這一世未能察覺自己此生的目的，不了解人生經驗的意義，更具體的說，是因為不了解個人的煩惱和疾病是如何與人生的使命息息相關。如果不能欣然接受這些人生經驗，不能把它們視為人生功課的一部分，那麼就無法全心投入回歸自性本體的修練過程，最後我們的「靈」將會再度轉化為物質形式（用佛家的話來說就是再度輪迴），再回來補做沒做完的功課。很多人無法察覺到這種靈魂淨化的輪迴過程，但若能靜下心來回顧自己的人生，必然有許多事件是一而再、再而三的發生，應可隱約看出這個淨化過程的脈絡。

話說回來，如果切身經歷了人生重大事件，比如生了重病、所愛的人死亡等傷痛，卻可能直接導致靈性的覺醒和蛻變，使人豁然開朗，進而積極面對人生，這類遭遇對這些人來說，正是邁向新生且脫胎換骨的第一步，丹．米爾曼（Dam Millman）說得好：「悲劇是通往靈性的直達電梯」，先置死地而後生，前面無路可走，只好返求諸己走回頭路，卻絕處逢生而搭上靈性成長的直達電梯，加速靈性淨化的過程。如果身處危機卻沒有將危機視為轉機，那麼這些遭遇也可能使人憂鬱沮喪，在靈性道路上停滯不前。

在此，我們希望正在閱讀本書的讀者，如果你曾經罹患重病、痛失所愛，或遭受其他的人生重創，無論是肉體上、情感上或精神上的打擊，請你仔細閱讀，因為本書將特別談到創傷是如何發生在你身上、為什麼會發生在你身上，同時提供如何看待及處理自己或別人的病痛的方法。

當下的痛苦毫無新意，是很久以前的老痛苦

通常，經歷人生動亂、疾病或失落的痛苦時，靈性可以發揮很大的作用，甚至可以引導、協助找到人生的目的。當人處在極端痛苦時常常會問這樣的問題：「為甚麼這種事會發生在我身上？」、「我又沒做甚麼壞事，為什麼遭受這種懲罰？」；若是所愛的人罹患重病，也一樣會問：「為甚麼這種事會發生在他身上？」。其實，如果能深入觀察痛苦，就會領悟到這痛苦毫無新意，這痛苦是很久以前就深切感受到的老舊痛苦。自己的病痛或所愛之人的病痛，其實是提醒尚未完成治癒舊創的任務。

危機是危險也是機會，如果不能發展出自覺，去洞察到眼前所受的苦其實是一個能徹底痊癒的機會，那麼就會錯失良機，錯失一個跨進門檻的機會。只要一跨過這道大門，便是柳暗花明又一村，就能展開此生靈性進化的工作。

這種充滿轉機的時刻，正是索甲仁波切在《西藏生死書》裡所謂的轉化之前的「中陰」（in-between，藏文為 bardo）階段。一般人對「中陰」一詞的了解大都源自於一千年前蓮花生大士教導弟子、最後輯結為書的《西藏度亡經》，這本書將人在死後的中陰階段裡的四十九天每天所遇到的情形解釋得一清二楚，並教導人如何去轉化危機、認識光明。以這個觀點來看，死亡正是

個大好機會，死亡的當時我們擺脫了肉體的牽絆，光亮潔美的本體自然顯現，如果能在這死亡的緊要關頭，認得出自性本體的光明，許多累世牽絆的業力，都可輕而易舉的轉化。

事實上，正如中陰法指出，也正如索甲仁波切強調，中陰不只是指從死亡到再度投胎之間的過渡階段，中陰泛指從一個情境的完成，到另一個情境開始兩者之間的過渡階段，此時也是極端混亂且不穩定的時刻。我們的人生不就是如此嗎？我們的心不是一直處在懸而未決的階段嗎？我們的生活不就是由許多「生滅輪迴」所組成的？而我們不正是時時刻刻都在經歷中陰嗎？任何強大變化的中陰皆是機會，分分秒秒皆有轉機，能將黑暗轉化為光明，我們若能把握這機會，將能輕而易舉地將意識提昇到更高的層次。

我們並不是要求大家都變成受虐狂，但如果能保持開放的態度，把不幸視為教訓，甚至是上天賜福，那麼受苦的經驗就能轉換成激勵的力量，最後導向真正的療癒。在英文裡有一個新字叫「福訓」(blesson)，就是將「賜福」(blessing) 和「教訓」(lesson) 兩字合鑄而成"blesson"(福訓)。當然，這種做法需要我們轉向更高次元的意識狀態，才能從疾病或痛苦中「看見」其中的訊息，就好比我們走在地面上是看不見整個城市的全貌，但若坐上飛機從高處往下看，城市的全貌歷歷如繪盡收眼底。因此，要自我療癒，也必須將意識提昇到更高次元的層次，才能「看見」這一生的痛苦的意義。我們誠心祈求每個人都能觸及這個意識層面。

遺憾的是，在我們兩人因療癒工作而接觸的成千上萬人中，曾目睹大多數人在面對苦難時，無論是痛失親人、身染重病或碰到個人危機，常常馬上把自己和不幸、疾病等事件劃清界線，要不然就是把不幸歸咎到別人或外在處境上。這種劃清界線或怪罪於人的反應，雖然也是一種自衛機制，衍生自年幼時避免一再受傷的經驗，但事實上這種自衛只會帶來更多苦難，使悲劇不斷重演，直到願意面對與接受苦難、踏上重新發掘自性本體的心路歷程為止。

特別是面對身體上的疾病，很多人不願意誠心接受疾病，不想深入探究為甚麼這些病痛會找上門，也不肯傾聽疾病捎來的訊息，反而心生恨意，要把這些病痛快速「切除」，欲去之而後快。至於個人的煩惱、危機或人生動亂，我們也目睹很多人無法將之視為激勵成長的人生教訓或功課，而不能從這些不受歡迎的人生風浪中治癒心疾。

只照顧肉體層面，病痛可能捲土重來

我們這麼說，並不是教大家有了毛病（比如說惡性腫瘤）不去找醫生動手術「切除」，相反的，我們認為找醫生是療癒的一個重要且必要的步驟，畢竟醫生是醫療肉體的專家，能幫助當事人在肉體層次上更了解自己的病痛。然而，找醫生動手術並不是療癒的全部，因為真正的痊癒並不是目前的醫療系統所能做到的。這就是為甚麼疾病或痛苦的人生遭遇會重複上演。對那些只選擇做手術的人來說，雖然生命某個層面的疾病治好了，但那只是肉體的層面，而肉體次元只是四個次元中的一個次元而已，有任何的風吹草動，疾病又捲土重來，除非其他三個次元的存在都能治癒，否則就不能得到徹底的痊癒。

事實上，四個次元中有任何一個產生扭曲或失衡的情況，都會影響到其他三個次元。不過，通常都是從振動頻率較高（密度較小）的次元影響到振頻較低（密度較大）的次元。因此，源頭通常都是從最微細的次元開始，亦即從我們的自性本體開始。這四個次元依序排列，一個是另一個基礎，也就是說，振動頻率最高的自性本體次元衍生意念體次元，意念體次元衍生能量體次元，能量體次元衍生肉體次元。

因此，若要永久改變肉體次元的某種情況，必須先改變肉體次元的基礎——能量體次元；要改變能量體次元，就必須改變意念體次元。舉個例子說明，若我的肝臟出了毛病，為了永久性的把不健康的肝轉為健康的肝，我必須先著手改變能量體次元，如此層層類推，經過所有次元最後回到源頭的自性本體次元，才能真正有一個健康的肝臟。

下面幾節將談談大家不熟悉的非肉體次元，亦即「自性本體」、「意念體」、「能量體」三個次元，以及每個次元因為障蔽或扭曲而顯現出來的一些問題。至於振動頻率最低的肉體最為大家熟悉，因此不在討論之列。

第一節 自性本體次元

宇宙創造的衝動降臨在我們其中一個次元，成為我們的生命原創力，這就是「自性本體」。自性本體的振動頻率比宇宙本體要低，在人的存有中以神聖之光的形式呈現。只有具有超感能力的人能看見自性本體次元，它的位置就在我們肚臍上方的體內。如果自性本體次元沒有被高密度低振頻的能量（例如我們今生的創傷經驗或尚未清除的宿業等）所障蔽，那麼它就會從我們體內以三百六十度的角度散發出輻射光。它光芒四射，把光的意識（light consciousness）穿透我們的意念體、能量體及肉體次元，無邊無際地擴散出去，擴展到宇宙和虛空中與宇宙合而為一，成為「萬有」（All）的一部分。也許我們的學員在療癒集訓的一場呼吸課程的體驗，能夠說明這種無限擴展與宇宙合一的狀態：

「我一開始呼吸，就立刻進入非常深沉的擴展狀態，隨著每次呼吸而越加深入。我覺得自己的身體好像正被注入沸騰的氣泡，就像充滿泡沫的水一般，而我也看得到這種冒泡的情形。我的整個身體激動不已。我看到光芒到處閃耀，覺得在細胞的層面上與自己相通相契。事實上，我真的看得到自己的細胞，而且自然而然就知道內心深處的創傷終將獲得解脫。」

自性本體次元不是我們用一般身體感官所能感知到的層次。我們無法看見它、觸摸它、嚐到它、聽到它，甚至無法想像它。話雖如此，我們其實還是有方法去找它或了解它，當然，這要看你是否能毫無條件及毫無防衛地表達自己到何種程度而定，也有賴於你感知生命所蘊含的歡愉到何種程度而定。因此，請靜下心來問問自己：「我的人生中有喜悅、幸福和快樂嗎？或者，我的生命充滿著黑暗、哀傷，是一種感覺不滿足、不快樂、沉重的狀態？」如果你不能感受到內心的輕快、喜悅、歡樂，那麼，很可能你的創造衝動和生命力有了障礙。

自性本體能無邊無際地散發光亮，一旦我們明瞭自己的人生目的，對自己所做的事情充滿熱情，穩固地植基於自己的存有之中，這四散的光芒就會產生一種愉悅和狂喜之感，這在我們的意念體次元、能量體次元及肉體上，甚至我們的存在之外，都感受得到。這時我們會了解自己是個怎樣的人，以及為什麼有此生、此時、此地，由於沒有恐懼，所以也沒有任何自我防禦心態，這時我們就像小孩子，能夠自在地表達驚人的自我，把我們的偉大呈現給世界，隨時盡情地放光。這是我們真正體驗到與萬有一體的時刻，也能感受到本體的靈性能量就在我們裡面。

不過，我們的自性本體輻射出來的光，會被我們今生心路歷程所產生較高密度的能量形式障蔽，譬如我們扭曲的思想，或一些粗重的情緒，包括羞愧、負面或雜亂的意念，以及自我防禦的性格等等。當這種光被遮蔽時，我們會覺得自己渺小、恐懼、羞愧，當我們不滿足時，我們就知道自己的生命力減弱了，變得無法享受展現眼前的每一刻，不能「活在當下」，因而錯失了很多當下的人生——不是耽溺在過去的痛苦回憶，就是沉湎於保障未來的計畫中。

要怎樣才能再度綻放光芒？要怎樣才能無懼地享受當下？我們能從狹隘的自我展現方式中釋放自己嗎？如果我們任光芒綻放，果真仍能安全無虞嗎？這是在邁向療癒的旅程中可能面對的一些問題。當然，想踏上這個旅程，需要重新發掘自我，而且是坦誠的探索自我，才能接受那些我們可能不想面對的部分。我們也必須坦然接受自己擁有神聖本質的可能性，了解自己的個性之中有個「高層自我」。這也許表示我們必須放棄扭曲的人生目標，以及過去一直誤以為真的人生需求。

自性本體扭曲之處，就是我們不快樂或出現疾病的地方

我們能測定自己對「自性本體」體驗到什麼程度嗎？當然可能，因為從自性本體流出的生命力顯現在我們人生的所有層面上。自性本體透過意念體次元所傳達的與我們的意念有關，在能量體方面則關係到我們的思想、情感和人格，在我們健康時則顯現在肉體上。

雖然自性本體不會生病也不扭曲，但是從裡面流出的生命力，卻會在依次通過意念體次元、能量體次元而進入肉體次元的過程中扭曲。人的四個次元雖然各以不同的方式處理從創造衝動中流出的生命力，但各次元之間卻又息息相關、相互影響。每個次元都以不同的振動頻率呈

現，每個次元都有自己的意識，但都和其他三次元的意識相關。如果四次元中相互間失去聯繫或產生疏離，那麼在四個次元之間以各種形式穿梭的生命力，就會產生扭曲的情況。在自性本體層次，如果出現功能不彰的情形，幾乎總是因為我們遠離了高層自我（高層自我和自性本體兩者的關係，本書第三章第六節有較詳盡的說明）。自性本體顯現得最少、或以扭曲方式顯現之處，就是我們覺得不快樂、騷動不安、痛苦折磨，或出現身體疾病的地方。

想觀覺自己是否疏離了自性本體次元並不難，只要檢查一下自己能否感覺到內在的創造力、內在的神聖本性？換句話說，是否能感受到自己是神聖萬有、更大統一體的一部分，並且感受到一種目的感，或被高層靈性引導的力量，驅使我們邁向萬有一體、天地合一的境界？在肉體方面，當我們生病時，能知道自己與自性本體次元有了阻隔嗎？在意識方面，我們能認出別人的自性本體，同時也感受到自己的嗎？我們能感覺到自己這個存有一張一縮的脈搏嗎？我們能以毫無自我防禦的方式表達自己嗎？我們知道自己其實比可見的形體要大得多嗎？我們能無條件地愛人嗎？如果我們能有以上這些感覺或能做到這些事情，就是與自性本體次元緊密相通的。

由於一般人很難觸及振動頻率極高的自性本體次元，想恢復我們在自性本體次元的本體之光，可以透過下一次元「意念體」做到這一點，方法就是要有「正面的意念」（positive intention）。我們可以用持有正面意念的方法來療癒自己，經由正念通往意念體次元，我們就能

與此生神聖的目的重新連結，並且清除障礙，讓更高次元的本體光芒散放出來。

為什麼發正念能清除障礙？因為自性本體的障礙均屬低頻率高密度的能量，而正面意念本身就是極高振頻的能量，具有強大的威力，能以共振的方式帶起低頻率的負能量，使負念變成正念、使黑暗成為光明。比方說，你很怕黑，卻在一個漆黑的屋子裡，於是你開始揮舞手臂想驅走黑暗，然而你越是拚命不要黑暗，黑暗越是不走，屋內似乎變得越黑，你就越來越焦慮，怎麼辦呢？如果輕輕地劃根火柴點根蠟燭，正如「慧日破諸暗」，黑暗立時變為光明。就這麼簡單。

再舉一個有關生氣的例子。如果我們不希望自己生氣，就會對生氣產生嫌惡感，會試著用意志力推開怒氣，如果怒氣沒有像期望的那麼快就消除的話，我們就會變得剛愎起來，甚至到後來會對我們的怒氣生氣，而變得越加剛愎。因為「不要生氣」就如同上例的「趕走黑暗」，我們越嫌惡的東西對我們的反彈也越大，因而「生氣」和「不要生氣」兩者在意念上並無分別，皆產生負面的能量，都讓我們在低頻率的層次裡越陷越深，若要改變「不要生氣」的狀態，惟有引進高頻率的意識，才能使一切完全改觀。**正面的意念即是高頻率的意識**，我們可以問自己：「如果我不生氣，會有什麼感覺？」也許是喜悅的情緒，也許是平和的心境，只要專注於想像喜悅或平和的感覺，你就會發現怒氣已轉化成了輕鬆情緒，整個人不再是那麼硬梆梆了。

最近韋恩·戴爾（Wayne Dyer）出版的一本書中說，任何煩惱都有一種靈性的對治之道。

他的意思是說，靈性是一種較高頻率的振動本體，可以把光帶進煩惱中。如果能了解人生煩惱的振頻較低、而且是由負面意念創造出來的，常以扭曲的想法、痛苦的情緒或身體上的疾病等形式呈現，就知道他的說法真實不虛。

為什麼說人生煩惱是由負面意念創造出來的呢？之前提過，我們的四個次元都以不同的振動頻率呈現，通常都是從振動頻率較高的次元影響振動頻率較低的次元。這四個次元依序排列，一個是另一個基礎，也就是說，振頻高的意念體次元衍生能量體次元，能量體次元衍生肉體次元。**負面的能量從意念體流到能量體次元，就是以防禦的人格、扭曲的想法、痛苦的情緒呈現，再往下流到肉體次元則以疾病的方式呈現。**可以說，你的人格就是意念的投射，你所經驗的實相正是潛意識裡的意念創造出來的，簡單的說，你生活的世界便是由意念創造的。

你也許要問，負面意念到底是什麼？舉幾個本書第四章所談的人格防禦結構為例，來說明負面意念和它對人格的影響。

分裂型人格的人，由於對人的世界和自己的肉體感覺不安全：「我要逃跑、我要分裂、不要和人有接觸」，這種意念到了能量體次元，使得此人在想法上會誤認為別人隨時隨地都要攻擊他，自己是千夫所指，是別人批判的焦點，在情緒上表現出來的則是恐懼、緊張、甚至仇視，這樣的態度自然使別人對他敬而遠之，不想和他有接觸。這種種結果就是負面意念創造出來的。

口腔型人格的人，由於小時候得到的不夠，他的負面意念便是「我要你照顧，我會讓你給出來」，因此在能量體次元上的想法就是認為別人有而我沒有，理所當然的別人應給我，而我是不會無條件的「給」出去的，在情緒上則是失望、絕望，也不相信自己值得人愛；口腔型的人格也是他的負面意念創造出來的。

正負意念都有心想事成的奇蹟效果

每一個意念，不論是正是負，不管自覺或不自覺，都會啓動能量，特別是正面意念一經啟動，常有心想事成的奇蹟效果。你可能要問，奇蹟是什麼？奇蹟難道不是從來沒發生也不可能發生而現在卻發生的事嗎？我們的答案是：「不是的。」

「奇蹟是種意念，意念可以呈現較低的或是身體層次的經驗，也可以呈現較高的或靈性層次的經驗，前者構成物質世界，後者則創造了靈性世界。」以上這些話來自《奇蹟課程》（*A Course in Miracles*, 1976）。如同下面第三章所談到的，伊娃的指導靈透過伊娃「顯靈」向世人開示，《奇蹟課程》則是透過當年在美國紐約哥倫比亞大學任教的海倫．舒曼（Helen Schucman）「聽到內在的聲音」，她一字一句筆錄下來，隔天唸給另一位也在哥大任教的威廉．賽佛（William Thetford）聽，由他打字成稿。長達七年的筆錄過程於七〇年代公諸於世，出版後成了基督教普遍採用的靈修教材。《奇蹟課程》雖是以基督教的詞彙寫成，但內容卻超乎宗教範疇，其中對靈性的解說、療癒的方法和奇蹟的詮釋更是精闢無比。它還說：「奇蹟本是每個人的權利，……」、「奇蹟是最自然不過的事……」。

意念創造奇蹟，本是最自然不過的事，就以我自己（至青）做個例子。八年前有一次在電視上看到訪問得了「厭食症」病人的報導，他們瘦骨嶙峋舉步艱難，我心中特別難受，想到佛經常描述的飢餓眾生：咽喉細小吃不下食物，得了厭食症的病人不就如此？當時領悟到所謂六道中的餓鬼道，不一定指人死後投生某個地方，厭食症患者該吃卻吃不到，求生不能、求死不得，雖然實質上未到任何地方，他的存在本身即為地獄，而一旁照顧他的家人更是何其痛苦！我邊看電視邊生出了個意念：「要是我能幫助他們脫離地獄，減輕家人的痛苦，該有多好！」

當時的我並沒有正經八百的發重願，這「意念」只是輕輕閃過，節目看完了也把這願望給忘了。然而，就在短短的兩個星期之內，我接到四個由各處轉介來的「嬰兒厭食症」個案。

治療嬰兒厭食症對我來說是破天荒的創舉，雖然多年來我一直也治療「餵食障礙」，但人數並不多。餵食障礙是個廣泛的名詞，泛指一切在餵食上出現問題的病症，而嬰兒厭食症症狀獨特、病情嚴重，也是餵食障礙的一種。以我個人過去所接的個案來計，餵食障礙只占我接下的病例十五分之一，嬰兒厭食症更是從來沒有，但就在我發了意念的短短兩個星期之內，卻出現四個病例，年紀從九個月到兩歲半不等。這四個小朋友，由於長期不肯進食（超過一個月以上才可被診斷為得此病症），體重都很輕。該餵奶時，有的推開媽媽的奶頭把臉別向一邊，有的看到奶瓶就大哭，若強塞奶頭，才輕輕碰到嘴唇就嘔吐；年紀最大的是個兩歲半的小男孩，只要一看到大人拿著食物向他走來，他馬上逃到角落，緊抿雙唇，一副忠烈之士寧死不屈的模樣。說也奇怪，這四個小病人的病情，都在很短期間內有很大的改善，當然，從那時起，我的嬰兒厭食症病人就開始多起來了。

我相信是我的正念創造了治療厭食症的機會，也是我的意念幫助這四個小病人改善病情，減輕父母的痛苦。事實上，我的生活充滿著各種心想事成的例子，奇蹟像是家常便飯一點都不稀奇。我個人的經驗是，只要正念對應上意念體導管上的三重點：其一明瞭我來人間的目的，其二對自己所做的事充滿熱情，其三我有精力去做此事，那麼，這正念啓動的能量幾乎是無敵不克，無堅不摧，無事不成。

第二節　意念體次元

在我們的存有之中，有一條衝擊力極大的導管，能把自性本體裡的創造衝動表達出來，這條導管就是我們的「意念體次元」。意念體次元將我們的創造衝動轉化並顯現為人生的意念。它是一種生命力，可以幫助我們了解自己的潛能，達成我們來人間的神聖目的。

意念體次元是比能量體次元更深、更高層的次元，只有透過極高強的超感能力才能察覺到。不過，後面我們將提到，如果能仔細觀察自己在人生中所創造的事物，即使沒有超感能力，也能夠了解自己意念體次元的狀態。因為只要觀察我們在人生中創造的一切事物與作為，就知道自己到底是處於正面或負面的意念中。

意念體次元中的能量意識就是「意念」（intention），在這個次元中，我們或許有或許沒有透過意念和行動在人生功課上顯現我們的神聖目的。如果我們一直與自性本體的靈性相契相通，就能顯現出我們的正面意念。不妨聽聽療癒課程裡的雪莉體驗到意念和靈性是一體的經驗：

「最棒的事情就是我體驗到自己在開放的狀態中，接收到靈性體的愛與支持。我最深刻的靈性體驗發生在第二次上呼吸課的時候。那是我第一次體驗到意念的力量。我在心裡秉持著一個意念：『我的意志就是神的意志』，然後就經歷到不可思議、強烈的切身感受，感覺到愛、平靜和喜悅。我是一個由神聖的光構成的振動體，與神本為一體。這種神性的領悟開啓了我的意識，使我了解與神聖靈性結合的可能性。這是我過去從來沒有察覺到的。這個經驗開啓了我的靈性覺醒之路。這是我獨處或靜思時始終抱持的強烈信念。」

上面這段話清楚顯示了自性本體和正面意念之間的關聯。透過正面的意念，雪莉能夠向上進入她的自性本體次元，最後與萬有合為一體。如果自性本體之光沒有被遮蔽，正面意念也會向下透過能量場流入各層能量體和肉體。

意念體導管連結靈性界和物質界

意念體次元是沿著我們體內一條能量導管而存在的次元，可以把我們的靈性界和物質界連結起來。透過這道垂直的動力流，意念體次元的意識從能量頻率極高、密度較小的靈性，流向能量頻率較低、密度較大的物質次元，導管的作用一方面是使我們與更高的靈性本體相通，另一方面則是讓我們深植於物質界的現實中。為了擁抱完整的自我，我們需要從靈性天界及物質大地兩方汲取能量。我們的靈性需要物質經驗才能做進化的工作。因此，我們必須使靈性及物質兩種世界處於相連相通的狀態，也就是說我們必須頭上頂著靈性界，雙腳踏在物質界。如果我們不能透過連結兩者的意念體導管去汲取能量，那麼就算我們明白自己的神聖目的也沒有意義，因為我們缺乏物質基地，就沒有能力利用此生在此星球上完成神聖使命。

幾乎所有的宗教，都認識意念的重要性和它強大的療癒效果，因此世界上有關意念的典故或談論意念的書籍比比皆是，卻很少有人能為意念定位，或解釋意念從哪裡來或到何處去，布蘭能在她的指導靈黑元的指引下，用她高強的超感能力去觀察此次元的現象，在《光之生現》(*Light Emerging*, 1993) 一書中，對意念體次元有精闢獨到且詳盡的敘述，她稱此次元為「赫拉次元」(Hara Dimension)，其間的導管為「赫拉線」(Hara Line，見圖 2-2)。

沿著意念體導管上有三個重點：其一為頭頂的「個化點」，其二為胸膛上部的「靈座點」，其三為下腹部的「丹田點」。

個化點

意念體導管的起點位於我們頭上一百公分處。布蘭能稱此點為「個人化起點」（point of individuation），簡稱「個化點」。個化點是從虛空或看不見的神聖本體轉化為個人的起點，也是靈性衍生為肉體之初，向下開始其振動旅程的起步，這是化身為人的初步過程。在圖 2-2 裡，我們看到個化點像個非常小的倒置漏斗，漏斗的直徑稍小於一公分。這個倒置的漏斗是能量和意識的轉化器，把本體的無形能量轉化成較低的頻率，成為我們的層次所能接收的意識。個化點接收「神聖計畫」的意識，並向下碰觸「高層自我」，進而幫助我們了解此生的使命。

如果個化點沒有被阻塞或扭曲，而與意念體導管穩定相通，那麼有關人生使命的能量意識就會在通過個化點之後，轉化成不同的形式再順流而下，停駐在下一點，亦即我們的「靈魂寶座」。

靈座點

「靈魂寶座」（soul seat）位於我們胸口上方的一個點，簡稱「靈座點」。布蘭能形容靈座點像個光源，它正如自性本體次元，光芒四射，只不過亮度和擴散範圍比較小，光圈直徑約為2.5

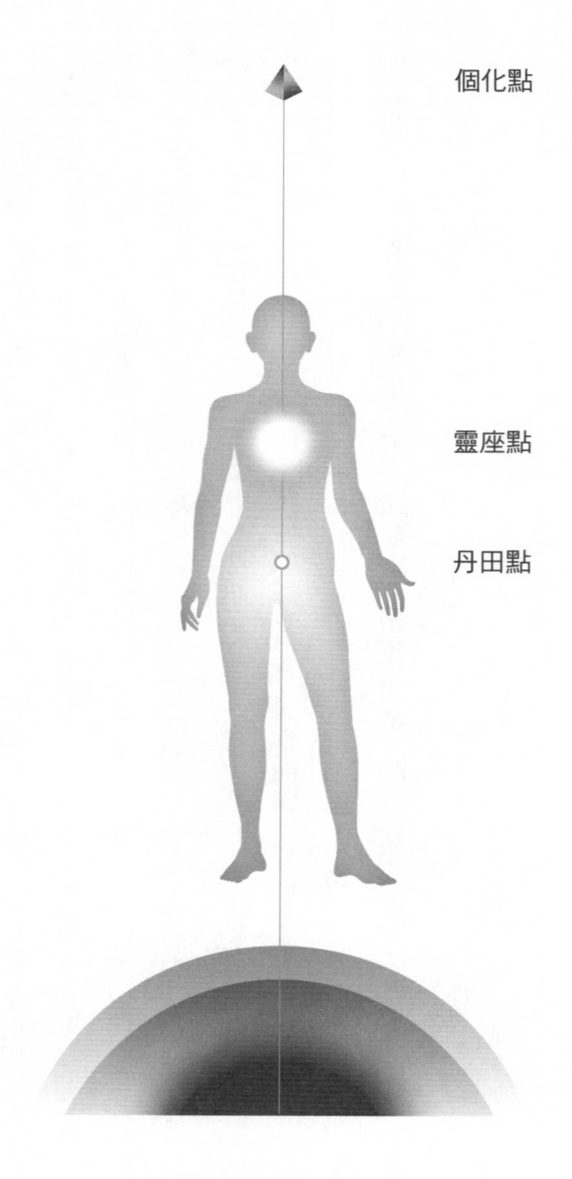

圖 2-2 意念體次元

～5公分。然而，當我們專注或禪坐時，直徑可擴展到約40公分。靈座點是貯藏我們靈性渴求的地方，幫助我們完成此生的目的。在靈座點裡，我們感受到追求一切事物的熱情，從生活上最瑣碎的小事，到宇宙間最偉大的事物都包括在內。這種從靈座點以高振頻能量形式帶來的訊息，可下傳到肉體次元，使我們的肉體感官有時可以隱隱約約地感覺到心中有一種渴望，雖難以言傳，隱藏在背後的熱情卻是如此強烈，使我們心中常有一種痛楚或燃燒之感，彷彿人生中有某件非做不可的事情卻說不出，也想不起究竟是什麼事。

如果靈座點處於清淨狀態，意念體導管也很穩固地與它相通，那麼導管裡的能量流就會下通導管的第三個點：丹田。丹田本身也是一種能量源，位於其上的靈座點由此汲取能量，點燃熱情之火，實現完成使命的渴望。

丹田點

丹田一向被東方武術認為是人體內「氣」和「力」的源頭。它汲取大地的能量，以備我們完成使命之用。丹田本身並沒有靈性訊息或更大的目標，但它擁有強大的潛力，亦即當它與靈座點相通時，能為靈魂的渴望服務。丹田的位置大約在我們下腹肚臍下方約三指之處，位於下腹部的中心，是個直徑1.5吋的圓點，大小不會改變。當能量灌注時，它會發出紅色的光，光的範圍也不像靈座點的光會擴散。

意念體導管從丹田繼續向下走，穿過熔岩到達大地核心，地心能量被輸送到我們的丹田內，然後丹田使這種能量產生一種電磁場，使各種形式的能量進入我們的能量體次元和物質肉體次元。

如果我們透過意念體導管使丹田與地心相通時（換句話說，如果丹田吸足了來自地心的「地氣」），我們就會覺得身心穩定，能掌握現在，充滿威力，腳踏實地，準備在這個物質星球上全心投入生活，也因此我們能享受當下，無憂無懼地充分感受到自己活在這個肉身軀體之中。所以說，丹田不僅是實現靈性渴望的動力之源，本身也是物質世界的樞紐。

在意念體層面，能量和意識是分不開的。沿著意念體導管的三重點都有獨特的意識，各以不同的能量表現形式，掌握著一致的人生目的。如果我們與神聖靈性相通，明瞭我們此生的目的，能感覺到自己的熱情，也能汲取大地的能量，就表示我們處於意念體之中。圖 2-2 顯示的是一個與天地相通之人所擁有的通暢無阻的意念體次元；此人的意念體導管沒有任何的障蔽或扭曲，而導管上所有點都相通相連。

我們的意念體次元和意念之間會以特定方式作即時溝通，正如我們的能量體會以特定方式與我們的思想感覺作立即溝通一樣。我們的意念有任何改變，都會立即影響到意念體導管。同樣的，意念體次元有任何變化，也會影響到能量體和肉體，也都會顯現在我們的思想、感受和健康上。接下來我們將討論意念體導管的扭曲及各點之間的阻斷所引發的問題。很少人能持久處於暢通的意念體次元。事實上，能讓意念體導管保持極短時間暢通無阻的人，都可說鳳毛麟角。

發生在意念體次元的問題

意念體次元能在我們化身為人時，把宇宙的創造衝動帶進來，並深植在我們的生命之中。如果導管暢通，我們的一生不但有清晰的目標，也會擁有熱情和力量來完成這個目標，導管的能量再向下個次元走，我們也因而可以透過自己的人格及此生的作為，把人生目的顯現出來。不過，如果意念體導管不暢通，或顯現神聖計畫的三個重點不相通，那麼，創造衝動也會扭曲或堵塞，導致各種不同的問題，影響到我們持正面意念的能力。我們就會感到非常困惑、有許多衝突慾望、雜亂的意念，不論是內在及外在都表現出目標不一致的現象。（見圖 2-3）

比如說，導管上的第一、第二點（個化點和靈座點）發展良好，使我們擁有清晰的人生目的和滿腔的熱情，但是第三點（丹田點）只要有一點小缺口，我們就無法從大地獲取精力，因而無法完成此生的使命。同樣的，即使我們擁有滿腔的熱情和精力（第二、三點），但若個化點（第一點）不通，就無法得知此生有何目的，換句話說，就算我們通過了各種阻礙或考驗，但若無法與神聖目的相通，那麼無論人生多麼有成就，都會產生未能實現自我的不滿足與失落感。

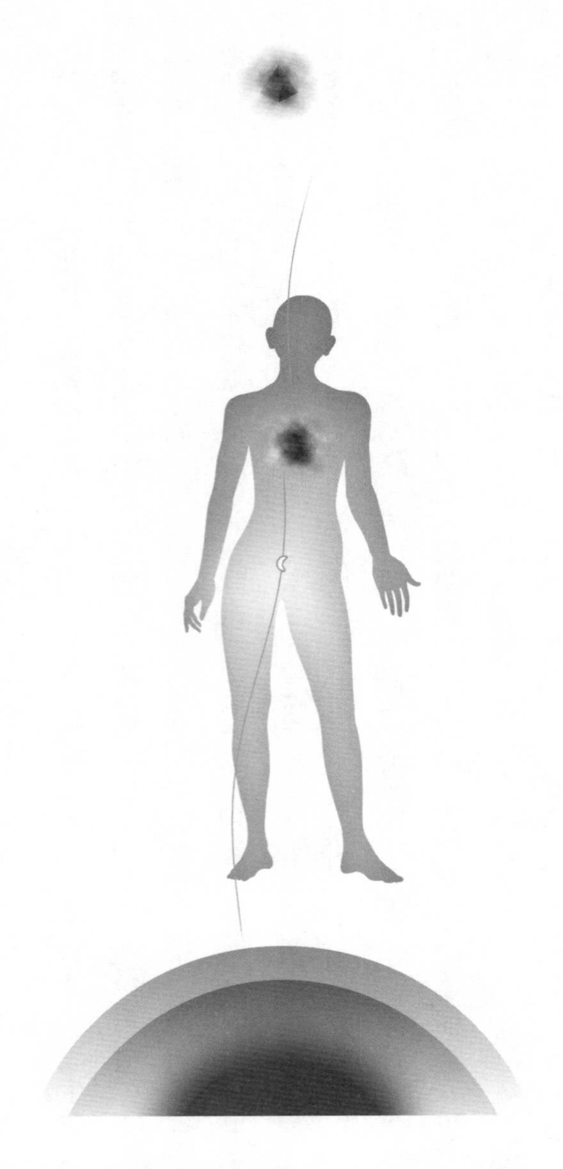

彩圖 2-3 意念體導管三重點皆出問題且互不相通

寫到這裡，讓我（安慈）想起「駭客任務」這部電影。男主角尼爾被大家認為是能把人類從幻境中拯救出來的救世主，他有一次去拜訪一位預言家，想請她幫自己找到人生使命。然而在兩人會面時，尼爾卻因心生懷疑而未能領悟到自己的使命，所以預言者告訴他，他不是救世主。她說：「對不起，尼爾，也許等來世吧。」意指尼爾本身沒有與自己的使命感應相通。我（安慈）記得自己聽到這句話時有著很切身的感覺，我心中暗想，也許這輩子走幾十年還找不到自己的使命，就別提在這一世能完成它了，體認到這種可能性讓我感到很難過。

這種事情都是發生在意念體。意念是創造衝動的一種比較低頻的呈現。雖然創造衝動在原初時是一種純粹的正面意念，但到達意念體次元卻可能歪七扭八，正面的意念可能扭曲成負面的意念或正負混雜的意念，使得我們在人生中追求相互衝突的目標，也導致人生的各種衝突局面。簡單的說，創造衝動成了意念，意念再透過個人的思想、情感和行動進行創造，而正是這些思想、情感和行動提供了資訊，反過來讓我們了解意念體導管暢通的程度。如果導管不暢通，原初的創造力就會變成負面意念，於是我們就會在人生中創造痛苦而非快樂；也就是說，我們是透過扭曲的人生目標，而創造出扭曲的現實人生。

所有個人及人際之間的問題，都出自於負面或正負混雜的意念。意念混雜時，經常不知道自己要什麼；或者，就算知道自己要什麼，也無法完成它。更糟的是，負面和混雜的意念使我們無法了解自己真正是怎樣的人，而且我們還會創造出一大堆無法帶給我們教訓的苦難折磨。

意念體次元扭曲後悲慘結果之一，可能是我們永遠不知道自己是誰，以及此生為何而來，或許更壞的狀況是，痛苦可能來自我們明知此生的目的，卻從來沒有努力以赴去圓滿完成，還有一種悲慘結局是，很多人從來沒有領悟到，他們慘痛的人生遭遇其實都是自己的負面或混雜意念造成的，他們受苦卻不知道為什麼，於是他們責怪別人或責怪命運。這種情況會讓他們一再受苦，直到他們看出人生遭遇都是自己創造的，目的是為了學習如何與真正的自我重新連結。

個化點出問題

漏斗狀的個化點可能堵塞、扭曲，或與導管上的其他意識點失聯，看起來像被一層烏雲遮蓋（見圖2-4），這麼一來，本體向下降的能量無法流過個化點，結果我們就不會知道自己是誰或為什麼在這裡。障蔽個化點會導致對人生抱持嘲諷的態度，也不相信世上有神、有高靈或比人更大的本體存在，和自己及別人的神性疏離了。這種障蔽現象可能是我們前世帶來的業，或今生創傷的濃密能量造成的。比如說，也許是我們在小時候被大人強迫相信某種神或某宗教，但在我們軟弱時卻發覺祂不太管用，既不和善也遙不可及，我們有求於祂時，祂並未回應，於是我們就認為祂不存在。

當我們關閉了與神聖靈性相通的大門後，也等於同時趕走了我們自己的神聖部分。我們對自己和宇宙的神性產生了很多懷疑，最後終於走到了對神性或靈性沒有感覺、了解或信仰的地

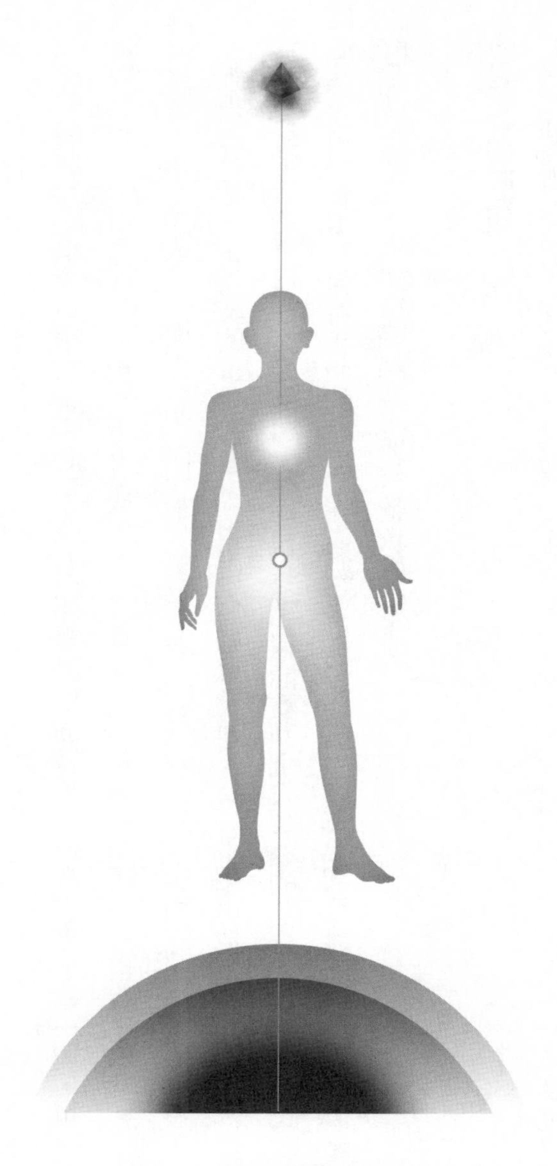

圖 2-4 個化點出問題

步。我們相信只有肉體、現世和物質世界的存在，相信人死了就一了百了。只要個化點不清朗通暢，我們就無法接收、接納或與能量體次元的「高層自我」溝通。我們不再祈求人生的指引，甚至可能懷有負面的形象或信念，比方說，認為這個世界就是狗咬狗、不是你死就是我活的世界。

由於創造性的生命力堵塞了，於是我們渾渾噩噩地活著，等待死亡來了結一切。可是我們還是害怕死亡，因為那表示我們不再存在了。這時候有人會開始回頭尋找自我，希望在死亡中找到平靜，另一些人則緊緊抓住人生不放，就像它是一種可抓得住的實體。

喪失對神性（靈性）的感覺力會導致另一個嚴重後果，就是不相信他人有神聖的本性，所以也看不見別人的「自性本體」或「高層自我」，只能看到別人負面的部分，我們無法擺脫防衛的心態，自然就很難保持正面的態度。這麼一來，不能用正面意念的清流去淨化自己濃密而沉重的生命，態度上自然冷嘲熱諷，變得憤世嫉俗了。

靈座點出問題

靈座點是讓我們終身保有一股渴望之情的所在地，隨時提醒我們，人生不只是度過這個肉體的生命週期而已，人生還有更大的目的。靈座點有一股微妙、持續又熱烈的衝動，促使我們非常熱情地奉獻自己以完成人生的目的。靈座點的意識像是「激情」的狀態，推動我們去創造、去體驗和擁抱人生，快樂地迎接人生所帶來的一切。

然而，在真實的人生過程中，靈座點可能會出現什麼問題？首先，連結上面個化點的導管可能被阻斷，導致我們無法醒覺自己有神聖的本性和人生目的，此時，如果丹田和大地仍有強烈的連結，我們很有熱力也很務實的過日子，但是卻缺乏清晰的人生目標的指引；不能與個化點相通，就等於切斷與自性本體的連結，不知自己內在的靈性，結果，靈座點那股追求靈性生活的熱情驅使我們整天向外求法、向外尋求靈性覺醒，我們不斷去找靈性導師，參加各種靈性活動，卻不知踏破鐵鞋無覓處，「驀然回首，那人卻在燈火闌珊處」。

靈座點另一個問題，是因為某些人生經驗障蔽了光芒，而顯得凝重昏暗（見圖 2-5）。我們都曾被人指出「沒有充分發揮潛能」，這句話真正的意義是，我們從創傷和負面的自我形象中發展出自己的個性，相信自己並非光芒四射的人，甚至還披上了幻想的自衛盔甲，種種的負面能量（如憂鬱、羞愧、或自尊低落等）遮蔽了靈魂寶座，使得本來想透過我們的人格、思想、情感而綻放的光芒黯淡下來，於是失去了看見希望的能力，並且放棄找出自己是誰，因此「沒有充分發揮潛能」。如果此時和個化點的導管被阻斷，使得我們無法接收從神聖本體流出的高頻能量，那麼靈座點的障蔽情形就更嚴重了，最後也無法把來自丹田的生命力轉化到行動之中。

另一個情況也可能是，我們的個化點和靈座點雖然暢通無阻，但丹田處卻阻塞不通。這時問題不再是不知人生目的，或是感受不到完成人生目的的熱情，而是我們無法凝聚精力（能量）

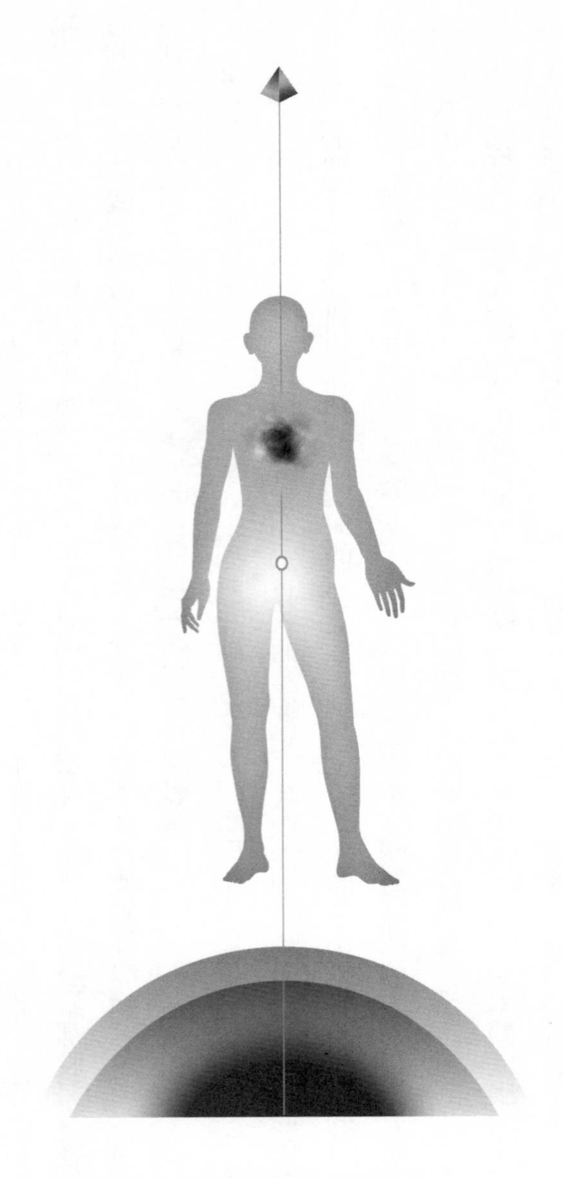

圖 2-5 靈座點出問題

去實現人生目的，因為我們的生命力被阻斷了！這種情形可以在靈性很強、也很有熱情的人身上看到，但他們就是無法把這些與生俱來的天賦實踐出來。如果丹田不通，那麼上升的地氣就一定受阻，地心能量的作用就是要幫助我們腳踏實地地生存於肉體和物質世界中。這種丹田能量不通的人，很難把天賦的靈性固著在此時此地，或說「釘牢」在肉體內。他們優柔寡斷，對許多事延宕不決，也無法專注或定下心來完成他們想做的事。這種人的肉體無法與本來設計好引導他走過此生的靈性渴望相結合，導致他的存在與人生目的產生了分裂狀況。

丹田點出問題

丹田貯存大地能量以供我們運用，使我們能以行動獻身使命，把體內的熱情發揮出來。然而丹田也可能變得扭曲、錯置或受傷（請見圖2-6），導致我們在汲取生命能量時產生嚴重的紊亂現象，對自己的肉體也沒有安全感。如果丹田在意念體導管上受傷或受阻，我們幾乎做什麼事都提不起勁、既缺乏生命力也缺體力。通常也會發現個性中有多種自我防禦傾向，一旦有自衛性格，現實就會被扭曲，我們就得與扭曲現象而產生的幻象奮戰。

丹田有任何損傷或堵塞都得花很長時間才能復原。過去幾年來，參加療癒集訓課程的學員中就有許多人有著這種丹田紊亂的現象，我們通常建議他們做些加強下盤的練習，在課堂上可做「落地生根」、「安住當下」（grounding）練習或做深沉呼吸，自己在家則可練太極拳或氣功

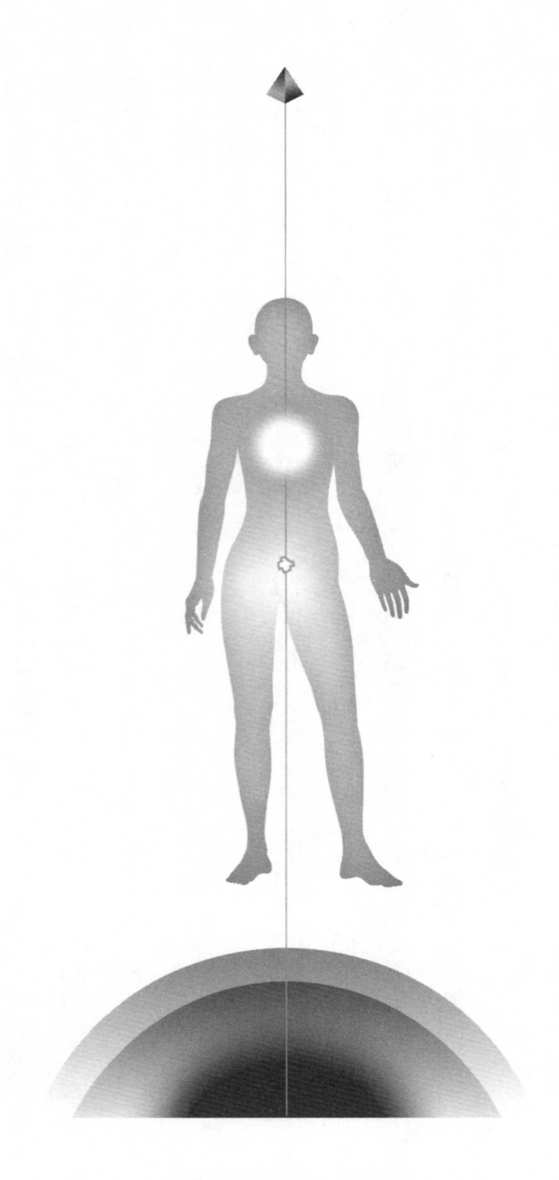

圖 2-6 丹田點出問題

等武術，用沉穩的肢體運動或昇華呼吸法把能量由地心引進丹田，讓人覺得在自己的體內很安穩。

丹田除了本身受傷或堵塞之外，也可能與垂直的意念體導管產生偏離現象。這時丹田的位置就不在身體的正中央，而可能偏左或右或前或後。這種偏離的現象顯現在肉體次元上就是背痛。如果丹田的位置太偏前方，骨盆就會後傾，我們會發現自己衝得太過頭了。如果丹田的位置太偏後方，骨盆就會往前傾，呈現一種太過自我抑制的偏離狀態，表示此人有所保留，或不願把完成人生任務所必須的熱情和行動付諸實踐。如果丹田位置太偏向右邊，就會太過激進，因為身體的右邊屬於雄性、表現、積極進取的能量。如果丹田太偏左，我們就會傾向只做個承受者，因為身體的左邊屬於雌性、包容、退縮、或接受的能量，此人的表現能力會受到很大的限制。

丹田也可能與地心隔絕。當然這會導致肉體很不穩定，不能安住在地球上。如果腳下沒了來自大地的力量，由於無堅實穩固的基礎，行動起來若不是毫無實力就是會連栽跟斗，這就像我們腳下踏著一塊會移動的地板，連站都站不穩，想在其上載歌載舞自然會出問題，本書第四章人格結構學中所提到的好幾型人格都是這類型的例子，比如控制型人格，丹田和地心可能斷了線，他們出於自衛而對別人的攻擊行為幾乎都沒有根據，完全出於不實的幻想，因此產生很多人際關係的問題。

日常生活中顯現的意念問題

當我們活在暢通的意念體之中，意指我們的個化點、靈座點、丹田點都在一條垂直導管上連結，並且也與地心相連，是處於正面意念的狀態。如果這些點沒有一個是相通的，通常就表示自己處於自衛心態中，被低層自我掌控，戴著自欺欺人的面具自我，這時候，會體驗到自己所作所為的負面效應。如果有些點相通，有些點不相通，我們與他人之間會有許多爭執，而這些爭執是從自己內在相互矛盾的目標衍生出來的。如果我們有相互衝突或正負混雜的意念，就會發現自己創造不出自己想要的事物，要不然就是無力完成它，內心中或工作上和家事上，都有遇事拖延或不盡全力的現象。

在團體裡工作時，也常有人際關係的困擾或部門之間的衝突，這都是因為大家在工作時採取互相矛盾的態度，以致引起誤會、困擾、競爭、毀約等情況。每個人都有一個意念體次元，如果彼此的意念體次元能和諧一致到相當的程度，那麼無論是神聖的目的或只是平凡的目標，我們就都能達成。如果彼此的目的不一致，當然無法達成任務。

過去這十多年來，幫助大家了解意念的重要性，一直是我們兩人主持的療癒訓練課程的重點。很多人都不了解意念對人生有重大的影響，同樣的，很多人也不了解意念體次元，以及暢通的意念體次元具有多勁爆的力量，它讓我們有能力了解並選擇自己的職業，創造並展現夢想，因為這與我們終極渴望所揭示的人生真正目的是一致的。

從圖 2-2 可見，一條健康的意念體導管是位於我們身體的正中央。這條垂直完整的導管，充滿活力，並且深植地心。導管上的三個重點都很平穩，沿著導管彼此相連。如果所有的點都相連無阻，那麼這個人就在生命之流中，並且活在當下。此人會對每件人生瑣事與背後隱藏的更高意義之間的關聯了然於胸、毫無困惑。也能與宇宙目的連成一氣、一貫相通。反之，如果導管不和諧到什麼程度，就表示負面意念嚴重到什麼程度，在人生中創造的痛苦也到那個程度。

也許有人會問，有沒有方法去了解意念體導管是否暢通？做法很簡單，試問自己：我是不是常在爭辯？這不僅是指與他人爭辯，也包括在內心與自己爭辯。如果你真的如此，那麼你的意念體導管就不暢通。這不是說我們不該有不同的意見，重點不在爭論，而在自衛的心態。要記得會頂嘴回罵的人，他的意念體導管也同樣不暢通。

意念體次元能讓能量意識了解並完成我們今生來此的任務。這需要我們抱持正面清淨的意念，才能讓原初創造的衝動流動無礙，這點對我們是否有自我成就感是個關鍵。清淨的正念讓我們清楚人生目的和應有的行動，沒有了它，不但產生很多困惑，也不能確定人生各層面應有的作為。此外，意念不清淨也會影響到我們的能量體次元，而損及思想上、情感上以及肉體上的福氣。

擁有清淨的正念並不是說我們就永遠處於高層自我的狀態，但表示我們能接收到更高振頻的本質和能量，以共振的方式來解決一些低振頻的問題，就像前述的點燭光便毋須費勁去驅逐黑暗的例子，把高層次的靈性之光（光屬高頻能量）帶進較低層次的思想、情感和肉體內，就能輕而易舉地化解難題或予以療癒。如果我們用正面意念替代負面意念，就能把負面意念釋放出來，並永久地轉化它，我們便可放心、不設防地在人生道路上邁進。但如果我們只一味釋出低層自我的負面意念，結果很可能是毀了別人也毀了自己，或引起病痛。

如果發現自己不知該走什麼路，那麼很可能是因為正負意念混雜不一，牴觸了人生真正的目的。這種情形會妨礙創造力的自然發展，使我們無法創造渴望的事物。所以如果想順心遂願地發揮創造力，必須找出自己混雜的意念，同樣的，用正面的意念把雜念驅除。如果我們沒有穩固地扎根於地球的現實世界，並且活在當下，譬如陷入負面的自衛心態，那麼我們就無法直接接收從自性本體流出的創造能量，意念體次元與能量體次元都會出現扭曲的現象。如果我們選擇以自衛的心態來保護自己，那麼我們就會創造出需要防衛的現象，這麼一來，就不可能坦然地活在當下，接受一切新的可能性。正如同創傷經驗一樣，自衛心態也會凍結我們的創造力。自衛心態是出於負面意念，想阻止創造力的流動，只因為我們唯恐傷口會暴露在外。就是因為這種負面意念反映在意念體次元，使得我們無法自在地做真正的自己。

不過，話又說回來，我們在人生中所創造的困難也是神聖計畫的一部分。要不是我們把煩惱帶進了生活中，我們可能永遠都不知道該怎麼做才能幫助靈性的進化。我們存在於一個可由失敗而走向安全的系統中，這個系統透過我們所有的次元，不斷提供一些實實在在的東西，讓我們能賴以回歸本體，這不是極其美妙的事嗎？也許有些人還是不以為然。要記住，如今我們人生中正在出現各種事情，會創造出這些事情，我們自己也有份。當初，在高層自我和其他指導靈的協助下，我們曾親自參與並設計了這人生的「神聖計畫」系統。所以，我們今天所遭遇的不幸該怪誰呢？而且，這些「不幸」真的是不幸嗎？

第三節　能量體次元

能量體是什麼？看得見摸得著嗎？

對一般人來說，能量場是看不見摸不著的，在你的身體外面大約一百公分左右，有一個橢圓形體把你罩住，你若張開手臂前後繞個圈子，大約就是你的能量場範圍了。能量體像個發光的彩色大蛋，在肉體的外緣發光。蛋的外殼閃著金色的光波，你的肉體就被這樣一個大金蛋包著。每個人都有這樣一個蛋形體，沒有人例外。

其實，不只是你我有這樣一個能量場，世界上所有的東西——不管是生命體、無生命體——都有能量場。雖說能量體看不見摸不著，但若稍加訓練，一般人可以看得見或摸得著在肉體之外淺淺的氣體外緣。在我們訓練的學生之中，經過兩三小時的訓練，再加點耐心，約有八成的學生可以感覺到能量體的第一層氣體，而這八成中的三成學生，可以看得見離肉體約兩三公分的氣體。

除了有超感能力的人可以感覺到或看得到能量體之外，現代的克里安照相技術（Kirlian Photography）也可以照得到人體或物體的能量場。我們的能量場收藏著大批資訊，所有你過去的歷史（包括你個人的前世和祖先傳下來的正負面能量的記憶檔案）、你的個性（人格）、你早年的歡樂和現在的痛苦，絲毫不差地烙印在能量場裡。你的身體健康、情緒好壞、心理狀態，也都能在能量體中顯現出來。

能量場的近代科學研究

各國歷史上有超感能力的人或療癒師對能量場都有留下記錄；近代科學發達，不少科學家或醫師也加入這個行列。就拿近代二十世紀初的歐洲來說，英國的克爾納醫師（Walter John Kilner, 1911）用X光技術研究至少六十位病人的能量場，他觀察到病人在生氣或情緒高漲時，能量場會擴張，而情緒低潮或憂鬱時能量場縮小，身體不健康時能量場也縮小，此外，重病人的能量場會出現一塊塊的深顏色。法國愛彌兒．波拉克（Emile Boirac）和奧古斯都．李耶比爾特（Auguste Liebeault）則發現：即使隔著遠距離，有互動之人的能量場仍會交流。英國的賴得彼特（C. W. Leadbeater, 1927）也在他的書中詳細描述人的能量場。

美國近代也有不少學者研究能量體，比如耶魯大學醫學院的哈羅得．勃爾（Harold Saxton Burr）早在一九三〇年代就談到「生命之場」（field of life）。又如第四章將談到的「人格結構學之父」威廉．賴克（Wilhelm Reich, 1897～1957），這位生於德國卻在四〇年代活躍於美國的精神科醫師，把能量場稱為「奧爾岡」（orgone），他早期觀察到所有有生命的有機體都被能量場包圍，但後來又發現，不只是有機體，連無生命的物體也有能量場。在加州大學洛杉磯分校（UCLA）教書的維樂莉．亨特（Valerie Hunt），在一九七七年進行人的能量場研究，她用科學儀器測量正進行羅芬按摩（Rolfing）的按摩師和病人所發出的微小毫伏特電壓。除了科學儀器，她前後請八位有超感能力的療癒師，當場同步描述他們所看到的兩人（按摩師和病人）能量體中的各種情形，描述者包括當時有名的療癒師羅薩琳．布魯耶（Rosalyn Bruyere，《光之輪》〔*Wheels of Light*〕一書作者；為教會牧師，至今仍從事講道講學及療癒工作），有趣的是，機器測出的能量體各種顏色之頻率，竟然和肉眼觀察出的能量場大致雷同。布蘭能和皮拉卡斯在一九七八年也對能量場做了不少研究。

朵拉．昆絲（Dora Van Gelder Kunz）是另一位致力於將超感能力應用在醫學研究的療癒師，在五十至七十年代的二十年間，她和紐約大學醫學院的腦神經專科卡拉古拉女醫師（Shafica Karagulla）合作，在卡拉古拉看病時，朵拉坐在離病人幾公尺處觀察病人的能量體，她花了很多時間和精力，詳盡描述病人的能量體和氣輪，研究的病症包括和荷爾蒙或腦部神經有關的病，如閱讀困難症、自閉症、唐氏症、強迫症、躁鬱症及精神分裂症。她們發現氣體（最靠近身體的一層能量體，離皮膚約幾公分）上的氣輪是最準確的診斷工具，也發現早在病人的症狀出現之前，能量場裡第一層的氣體已出現異常，而這異常又可追溯到更深層的能量體，舉個例說，甲狀腺有問題的病人，早在腫瘤形成之前，病人的第一層氣體的喉輪早已出現異常，但最早顯出異常的卻是病人更深層的情緒體。

本書沿用七層能量體的觀點

能量場是個總稱，至於到底有多少層的能量體，由於英雄所見略有不同，古今中外有超感能力的人或療癒師的敘述也有所不同。有的人把它分成三層（如 John Pierrakos），有的分成四層（如 Richard Gerber, Rudolf Steiner）或五層，有的分成七層以上（如 Jack Schwarz），本書採用布魯耶和布蘭能的系統，將人的能量體分成七個層級。

一般來說，能量越靠近肉體，密度越大（高）、頻率也越低，越向外走，密度越低（稀薄），頻率越高，正像地球表面的大氣層一樣，越靠近地球表面密度越高，越往高空走空氣越稀薄。本書一開始就談到振動就是能量，振動頻率越高，能量也就越靈性超然，振動頻率越低，能量也就越沉重且物質化。所以在人的能量場裡，最裡層、最沉重的能量最物質化，逐漸向外上升到最輕快、最飄忽的靈性力量。

氣輪衍生能量場

布魯耶的說法是，能量場是氣輪創造衍生出來的，在第五章我們將會詳述什麼是氣輪。當氣輪快速旋轉時形成自己的能量體，而此能量體跟其他氣輪產生的能量體相結合，因而產生能量場。就像透過呼吸，我們和周圍環境交換能量，我們能量體的每一個氣輪也都和周圍環境交換能量。這些能量經由氣輪進入能量體的經脈，再進入肉體的神經系統，然後進入內分泌系統，最後進入血液，滋養我們的肉體。

每一個能量體通常對應一個氣輪。能量場中的第一個能量體（氣體）最靠近肉體，所對應的氣輪是位於脊椎骨底部的第一氣輪，和肉體的安全、功用及感官有關係。（見彩圖 2-1）

第二層能量體（情緒體）則與第二氣輪相對應，與情緒和感覺有關。（見彩圖 2-2）

第三層能量體（智性體）與第三氣輪相對應，和理性分析、邏輯觀念、思考能力有關。（見彩圖 2-3）

第四層能量體（星芒體）與第四氣輪相對應，能反映此人如何付出或接受愛意。（見彩圖 2-4）

第五層能量體（氣體模型體）與第五氣輪相對應，與使用語言文字與外界溝通有關，也和

人是否接受神性意志、放下個人意志有關。（見彩圖 2-5）

第六層能量體（天人體）與第六氣輪相對應，與人類如何看待自己和萬物的關係有關。（見彩圖 2-6）

第七層能量體（因果體）則與第七氣輪相對應，和我們如何與最高源頭的靈性能量的連結有關。（見彩圖 2-7）

從第一層到第七層，是沿著人類成長的脈絡發展的，其意識從求生的本能、到發展性的能力、到擁有個人力量、到泛愛世人、到能表達、到有體會真理的能力，直到與宇宙合而為一。

小孩子的能量場不能過濾外來能量

嬰兒或兒童的能量場是完全開放的，因此很容易受外界影響；外在的能量他照單全收，毫無選擇餘地。父母對他的態度或父母之間的關係，不管是語言或非語言、有意或無意、開放或暗地裡進行，他都可以感覺得到，都會深深影響他的一生。比如說，母親生氣的情緒，即使不是因為孩子而起，也不是對著孩子發洩，但孩子的能量體可以感受這股憤怒的能量，孩子肉體的血液循環系統及新陳代謝系統也會依據這種發怒的訊息去發展。

七層能量體互相滲透

我們雖然把七個能量體叫成七「層」，這七層並不是像千層蛋糕一層層往外疊，而是像整套俄羅斯娃娃般，打開大的娃娃，裡面是個小的，打開小的，裡面有個更小的，這樣一層包覆一層。然而能量場也不同於俄羅斯娃娃，在能量場中所有的外層不但包覆內層，而且滲透至裡層的能量體，或說兩者互相滲透。

就結構上來看這七層能量體，其奇數層，即一、三、五、七層的結構嚴密有規律，由一條條綿綿密密的線條組成，至於偶數層，即第二、四、六層的結構卻截然不同，說不上任何實在的結構或組織，感覺上像行雲流水，無相無貌，或像棉花鬆鬆軟軟的。

以下將一一詳述這七層能量體，而能量體的解剖圖是以布蘭能的解剖圖為模型。布蘭能是個具有高度超感能力的療癒師，也是致力療癒的教育家，一九八二年首創 BBSH 療癒學院，教育了無數療癒英才，我們兩人都曾在她的引導下受教四年。這學院後來成為美國政府立案的療癒大學，並在德國和日本成立分校。布蘭能出身物理科學家（一九六二年在維斯康辛大學取得物理學學士，一九六四年取得大氣物理碩士學位），碩士班畢業後曾任職於美國太空總署的哥達德太空飛行中心，但始終不能忘情自己天生具有的超感能力，兩年後辭去這份人人稱羨的工作，從此外出旅行，向各療癒大師學習如何開發超感能力和療癒能力。她的第一本著作《光之手》（*Hands of Light*）可以說是世界公認的療癒經典之作，尤其是書中解說氣輪、能量場和人與人之間能量磁場互動的圖片，是經過她的天眼透視人體再畫出來的，準確而生動，許多研究能量之人或療癒師均將之列為「不可不看」之圖。

在講解各層能量體之前必須強調，我們真正見到的能量體並不完全像圖樣上的能量體，原因是本章所呈現的均為一層一層解剖開來的能量體，這麼做是為了解釋上的方便。日常生活上見到的活生生的人，是各層能量體的綜合體而非解剖體，因此在顏色上、形狀上、大小尺寸上，可能大不相同。

第一層能量體：氣體

氣體（etheric body）緊靠肉體，比肉體要大，大約離肉體1～5公分左右，厚薄因人而異，其結構緊密，由藍色的線條組成。氣體的結構類似肉體，具有肉體各個器官和各部位。我們的肉體是根據氣體打造的，也就是說，氣體是肉體的藍圖，它的存在早於肉體。我們的肉體細胞每幾個月要重新更換，就是根據氣體這個藍圖打造的，如果肉體生了病，氣體將起建築師的作用，提供藍圖來幫助修復肉體。兩者關係密切，氣體發展得越好，肉體也越健康，反之亦然，你若照顧自己的肉體，吃得好、營養夠、運動多，你的氣體也強壯些，其上的線條也相對的比較粗，且更具彈性。

若單獨看氣體，像極了藍色的蜘蛛人。一般人稍加訓練，可以在人體周圍看到一層藍色或灰色、如雲霧般的光圈，仔細觀察，可能還可以看到這個光圈不斷地向外擴張及向內收縮，一分鐘搏動約十五到二十次。

有不少關於氣體的發展早於肉體的研究。比如說，在傑佛瑞．郝德森（Jeffery Hudson）的書裡，他談到在受孕之後不久，一個狀似嬰兒的氣體就出現了，而此嬰兒氣體是由線條組成。他還觀察到，這些線條的反射或投射影響小嬰兒的肉體發展。一九六〇年代早期，在韓國的一位研究者發現，受孕十五個小時的小雞，早在牠肉體器官形成之前，其氣體的經脈就已經具體可查了。更早期的一九四〇年代，耶魯大學醫學院的哈羅得．勃爾也觀察到如腫瘤之類的疾病，早在肉體形成疾病之前，其能量就已存在，他用白鼠做試驗，證明白鼠在還未有腫瘤前，那部位的能量體已測出有大量異常的毫伏特電流，一直到六十年後的二十一世紀，在醫學上才見有人用皮膚電測量法去預測乳癌的出現。

佛家的經典也談到氣體的發展，雖然沒特別說明氣體和肉體的關係，但談到胎兒的氣輪及全身經絡系統的形成。釋迦牟尼佛在為難陀講經時，提到大約是受孕第十三週開始，胚胎內的氣機開始孕育出最初步的氣輪，到了第十四週，經絡網路逐漸形成。經脈系統看不見摸不著，即存在於最靠近肉體的第一層能量體。

第二層能量體：情緒體

情緒體（emotional body）滲透且大過氣體和肉體，離肉體皮膚大約3～8公分，其結構不如氣體緊密紮實，而是像綿花般的柔軟，或像行雲般的飄浮不定，顏色如彩雲般有著七彩。

情緒體呈現的全是你對自己的感覺。如果你對自己的感覺很好，或說你挺喜歡自己也愛惜自己，那麼你的情緒體通常較強壯、能量多且充滿活力。反之，如果你的情緒體衰弱或像是充電不足，通常表示你對自己沒什麼感覺，或你不讓自己去感覺。我們對自己的感受和情緒所形成的能量，在情緒體中一覽無遺，當你有著強烈而清晰的感受時，比如極端興奮、非常快樂或很憤怒，情緒體是明亮的；情緒低落時顏色偏暗，感覺上像泥土般又黏又重。

情緒體若呈現深顏色的污點或許多塊狀的烏雲，可能表示你對自己的感覺不好，比如看不起自己、討厭自己或背負著許多自責的情緒。必須注意的是，負面情緒造成的污跡或烏雲，會直接影響鄰近的第一層和第三層能量體，這第二層的烏雲阻擋陽光，使第一層氣體的生命力無法順利流向肉體。至於對第三層智性體的影響呢？負面情緒的意識到了第三層，將轉化成自我批判，而自我批判的結果往往又反過頭來影響你對自己的感覺，這一來一往就形成惡性循環，情緒就越陷越低落。

當然，一般的肉眼或感官是無法察覺情緒體顯現的「形式」（form）的，只有具備超感能力的人或非人類的「靈」才能捕捉到，伊娃的指導靈在談「高層自我」、「低層自我」及「面具」的分別時曾說：「並非所有的『靈』都有能力看見你們的微細能量體，只有那些靈性已發展到某些程度的『靈』才能看得見，我們『靈』類不但能解讀你們人類的『低層自我』，也能穿透『低層自我』去直視『高層自我』……當來自高層自我的訊息被低層自我的動機污染時，此人將產生情緒上的病變，所有的情緒傾向皆有不同的顏色、不同的調子或味道，……我們（高靈）看得清清楚楚……。」

在談到情緒體的顏色時，伊娃的指導靈有一段話極富趣味：「當一個人情緒出了毛病，通常表示他的『面具自我』早已存在，只是他對自己活在謊言中毫無自覺……它（面具自我）不像『低層自我』的黑色或陰暗……，面具的顏色是病態的甜美，如果你是藝術家你就知道，真正的顏色和甜美得病態的人造色之分別，……我們『靈』類還比較喜歡『低層自我』，雖然它並不令人心曠神怡，但至少它是誠實的……。」

第三層能量體：智性體

智性體（mental body）滲透且大過前述幾個能量體，離肉體大約8～20公分左右，顏色是黃色，這第三層的結構正如第一層能量體，都是由線條組成，如果說第一層能量體是藍色蜘蛛人，那麼這第三層的智性體就成了黃色蜘蛛人，只不過此處振動的頻率更高，因此線條本身更微細而不易察覺，而黃色線條交織出來的能量體，比起第一層能量體更精緻。

就如同我們的感受記錄在第二層情緒體一般，我們的心念和想法所形成的能量也儲存在第三層智性體，這些想法和心念在智性體裡具體可察，有顏色、可發光、有著不同的密度，心念越強、想法越明確，出現在智性體的強度也越大。思考清明、思路清晰的人，智性體可能又亮又大。不過，我們見過許多智性體又亮又大，但前面兩層（第一、二層）卻顯得充電不足的人，這樣的人通常只重「理」而不重「感」，愛用腦袋把事情「想」清楚，做決定時偏重道理，而不考慮自己的感覺。如果智性體衰弱或像是充電不足，此人可能對知識性的事物毫無興趣，絕不是知識份子。不好的心念則可能使智性體線條破碎、扭曲，或出現糾纏不清、打了結的線團。

人的許多心念想法是由情緒體衍生出來的，因此雖然第三智性體主要是黃色，但真正顯現在智性體的可能是除了黃色之外又摻雜了與情緒有關的顏色，這種情況反之亦然，兩個能量體的關係極其密切。伊娃的指導靈把人的感受和情緒稱為「未想的想法」——未意識化的想法。感受和情緒影響心念和想法，反之，情緒也同樣會受到心念和想法的影響。

人的想法或心念像塊磁鐵，會吸引相同的能量。喜歡負面思考的人，會吸引另一個有著負面信念的人，兩個愛抱怨的人碰到一起，互相強化對人生的負面觀點，這就是我們所謂的「物以類聚」。所謂的「禍不單行」也是如此，我們的負面信念創造災禍，而此負面意念會再吸引另一個負面信念，因而災禍連連。比如說一個常常擔心孩子被人欺負的母親，有著「我的孩子整天被人欺負」的想法，如果她想得越多且越經常，所賦予這個想法的能量就越大，這一句話付諸實現的機率也越大。「境由心造」這句話是有道理的。

能量體說明到這裡，進入了一個新的階段。最靠近肉體的三個能量體（包括肉體模型的氣體、情緒體、智性體）是屬於人間的、俗世的、或所謂「入世」的；包覆在外面三個能量體則是超個人的、非俗世的、出世的靈性世界。介於其中的第四層能量體（星芒體）則位居要津，是一個重要關口，所有屬靈的高頻率能量要降到低頻的人世間，和所有低頻率要升高到靈性的高頻率世界，都必須經過這一個關口。

正如之前「祕傳哲理」提到的對應原理：「在上的，也在下；在下的，也在上」，在低層次的意志（第一層主管存在的意志）、情緒（第二層主管我們的感受和情緒）和理智（第三層主管人的心念和想法）也同樣顯現在高頻率的靈性世界。因此，高頻率的靈性層也依照意志、情緒、智性等功用面可分為：第五層氣體模型體（意志面向，放下個人意志接受神的意志）、第六層天人體（情緒面向，感受神性之愛）、第七層因果體（智性面向，理解世事之完美性）。

布蘭能在她的《光之手》中強調，一旦你開啟了第三層以上的超感能力，你將會看到一些駐守在第四層以上能量體裡的「非人類」。第四層以上的每一層都是一個完整的世界，都住著非人類，而我們有著肉體的人類也住在其中。我們在靜坐冥想、入定或睡覺時，「意識」（consciousness）得以伸展提高，便會進入這些屬靈的高頻率世界，我們許多學生在接受訓練提高頻率後，向我們敘述他們進入另一世界的體驗：有人見到天使、有人和他的守護靈開了一次會、有人見到死去多年的父母、有的人經驗了天人合一的境界。以下將繼續說明第四層以上的能量體。

第四層能量體：星芒體

星芒體（astral body）離肉體大約15～30公分，若單獨看星芒體，像是柔和的粉紅色光彩透進第二層能量體的彩雲間，顏色美極了。第二層情緒體和第四層星芒體皆和感覺有關，但第二層情緒體呈現的主要是你對自己的感覺，而此第四層星芒體呈現的主要是我們對其他人類、其他生物（動物、植物、礦物），乃至於對宇宙星球的感受。

如果你在各方面（如家庭、工作、朋友等）的人際關係良好，通常你的第四層星芒體健康且電力充足；反之，若第四層充電不足且衰弱，你可能不注重人際關係，和你有親密關係的人並不多，即使有，關係也可能不太好。星芒體若充電不足或振頻太低，會出現很多感覺上像是痰或鼻涕般的東西，布蘭能稱之為「能量痰」（auric mucus）。

在我們兩人的經驗裡，能量痰很普遍，我們在對個案做療癒時，常在個案的第四層星芒體碰觸到這些「有重量」的東西，黏答答地黏在手掌心，特別是在有慢性病痛（如慢性疲勞）的個案更是如此。我們的做法是，將手指調到和能量痰一樣的頻率，伸長手指刮下能量痰，以一手盛托，小心翼翼地離開個案的能量體——有時稍一不小心能量痰像條橡皮筋般又彈回去——然後高舉盛痰的手，以意念讓它迎向光，它便會自動向天空飄散。

在這第四層的星芒體，人與人之間大量的互動，因此也包含著所有人際關係上所發展的情緒，互動的方式不外乎三種，第一種即本書第一章「萬物皆為振動」所談到的「共振」，當兩人不同振頻的能量體相遇時，強大振動的一方會使另一方的速率提高。這種溝通方式較不易察覺，但接下來的兩種卻可透過超感能力「看」到或感覺到。

第二種為像漿液的細長光線在兩人間流動，兩人只要開始有互動，兩人之間就有這種液態光投向對方。布蘭能記錄了人際關係和液態光的顏色與形狀的關係，比如兩人之間若有愛，液態光出現甜美的玫瑰色；若含著嫉妒，液態光呈深色、軟趴趴且黏答答的；憤怒的情緒顏色深紅，形狀尖銳，像一支箭似的射向對方。

以我（至青）舉個例子，記得多年前參加一個晚宴，當我一進入位於紐約一家豪華大旅店大廳堂中，突然心中升起了一股委屈酸楚感，像被人在心上刺了一刀、心絞痛的感覺，那感覺是每當我想起一個曾經在工作上，以各種方式打擊我的同行所特有的感覺。當時我的直覺告訴我，這位同行也在這裡，但我四處張望卻見不到她的人影，直到我進入另外一個房間，果然見到她背對著我跟一群人在談話。她可能不知道我在場，但我們兩人的星芒體早在肉眼看到對方之前就已經開始互動了。當然，人與人之間的互動不單是這麼酸楚椎心的，還可以是非常愉快的。布蘭能在描述兩個情人之間的互動時說，當墜入愛河時，兩人的心輪之間有一道粉紅色玫瑰光彩的曲橋連接，真是名副其實的心心相印。

第三種互動方式為氣輪帶。如果兩人之間建立了關係，在兩人的第一氣輪處生出帶子與對方連結起來，兩人的第二氣輪之間也有帶子連接，其他的氣輪之間也同樣有關係帶連接。關係越親密，關係帶的數目就越多。關係良好，帶子也明亮有彈性，關係不佳，帶子僵硬且暗淡無光。

事實上，第四層星芒體呈現的關係不僅是人際關係，也包括和宇宙間其他存有的關係，因此，黑元指導靈把第四層星芒體的氣輪帶分成五類，除了與其他互動的氣輪「關係帶」（以下簡稱「氣關帶」），還有與養育父母間的「父母帶」、與親生父母間的「基因帶」（遺傳自祖先的特質即透過此基因帶傳遞），以及與前世連結的「前世帶」、與最原始的神性連結的「原神帶」。

我們兩人對病人進行「手觸療癒」時，也常會碰到各種帶子，有的糾纏打結、有的撕裂破損、有的飄浮空中孤苦無依、有的縮成一堆像團線球。我們處理最多的是飄在空中或損傷慘重的帶子，通常發生在離婚、或一方不願分手而另一方強行離開、或至愛的人死亡的個案，療癒的方法第一步就是先為他清洗、整理、修補關係帶，並得另一方的允許（能量上），再把關係帶與對方聯結起來，或是將關係帶種回病人的氣輪根部，或甚至往下更深一層經過意念體次元，直接種植在病人的自性本體次元。

第五層能量體：氣體模型體

氣體模型體（etheric template level）離開肉身體大約45～60公分，它是第一層氣體的基本藍

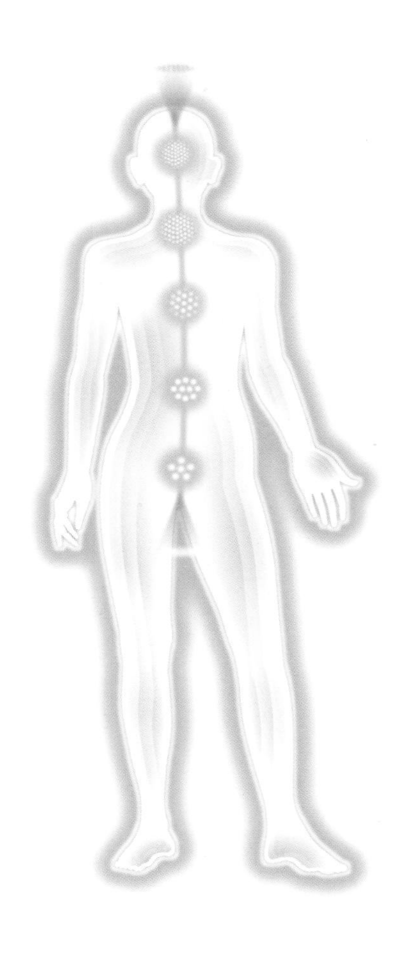

彩圖 2-1 氣體

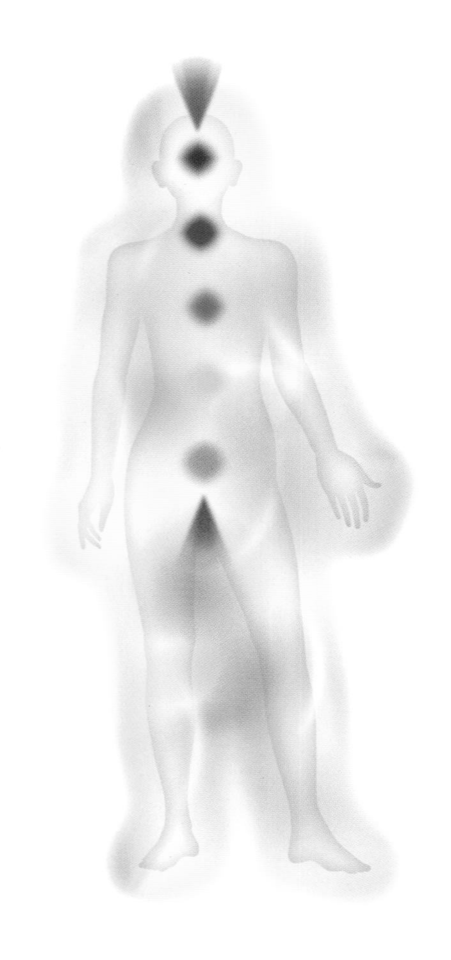

彩圖 2-2 情緒體

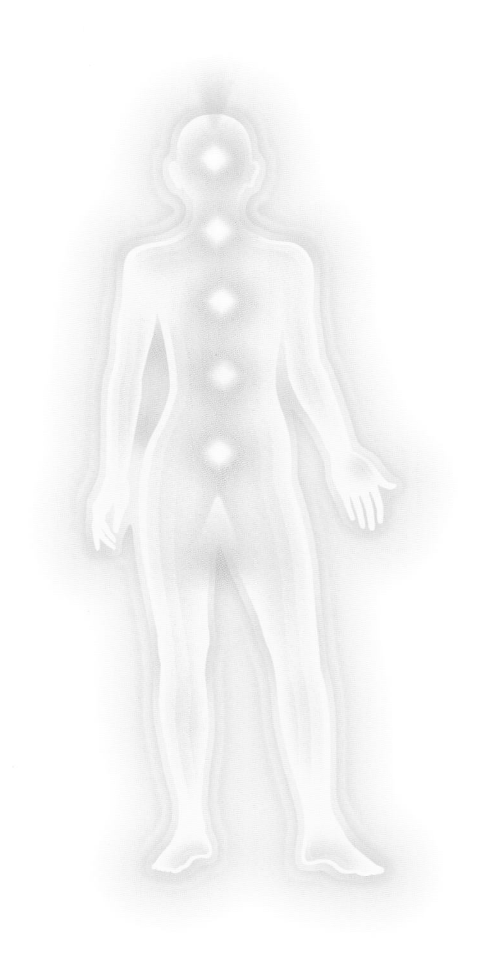

彩圖 2-3 智性體

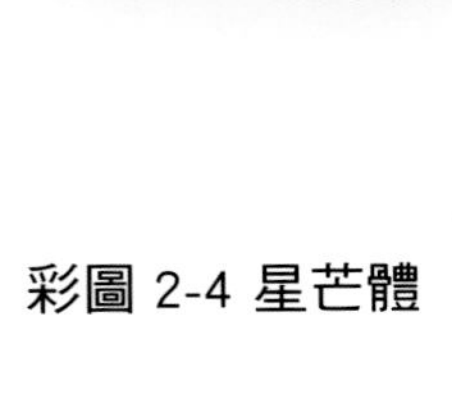

彩圖 2-4 星芒體

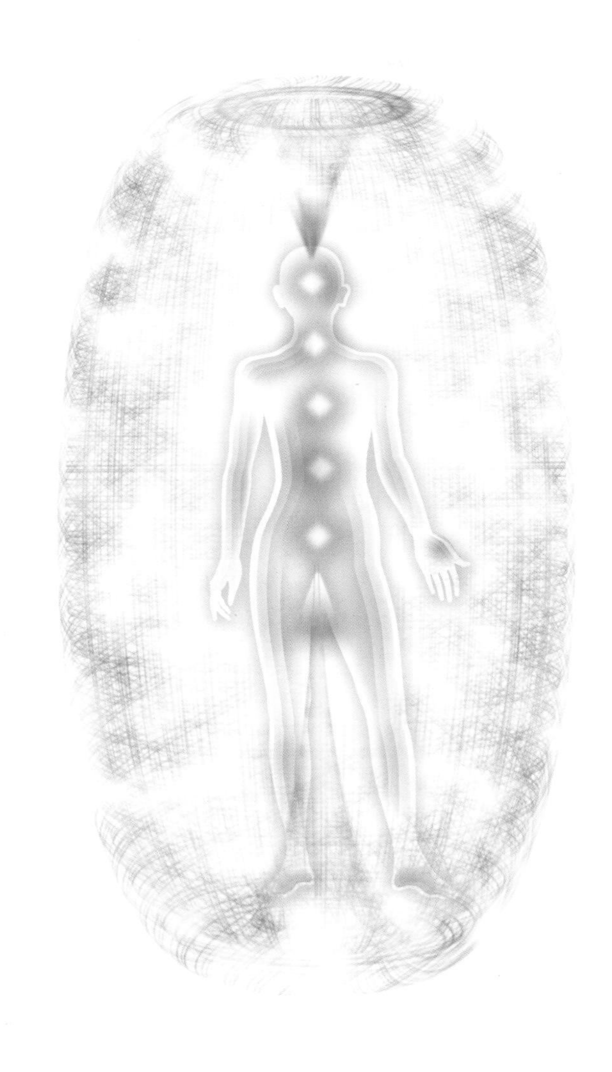

彩圖 2-5 氣體模型體

彩圖 2-6 天人體

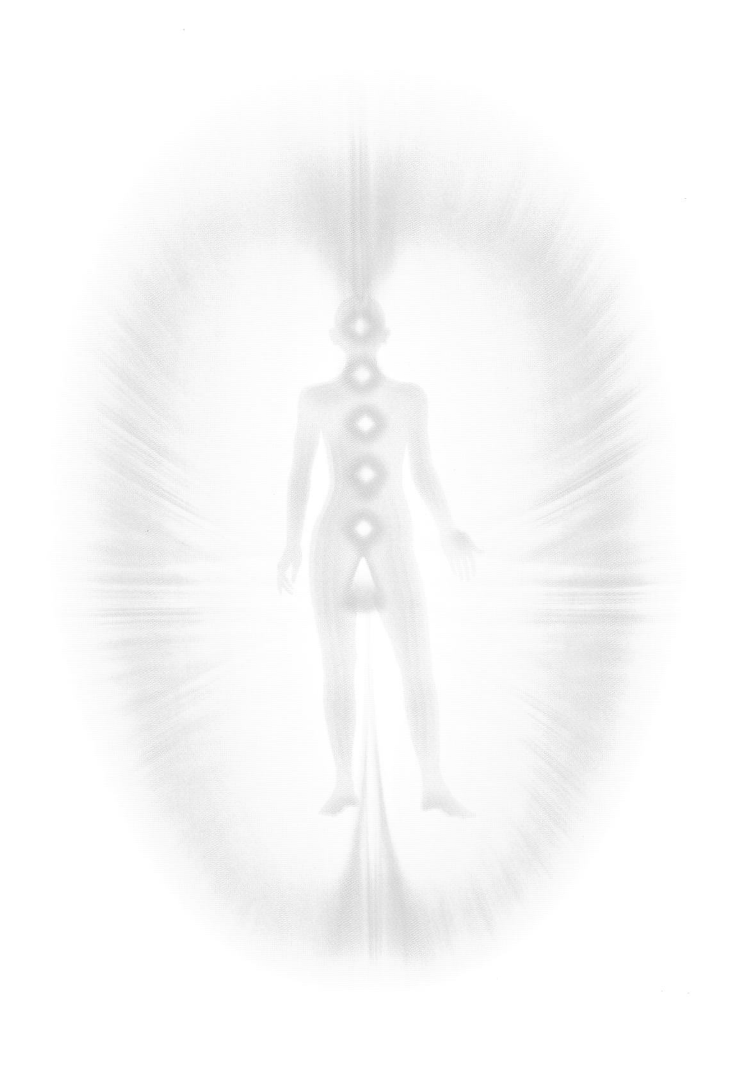

彩圖 2-7 因果體

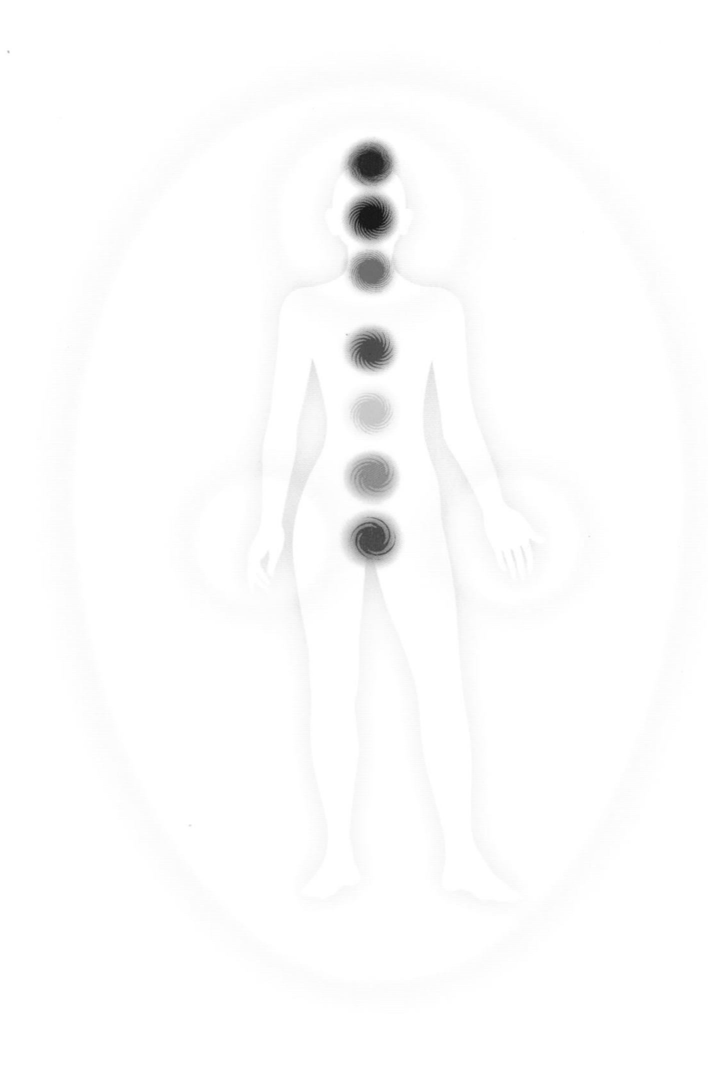

彩圖 5-1 人體七大氣輪

圖，氣體擁有的所有東西在這層都可以找到蹤跡；如果說氣體是照片，氣體模型體就是膠卷底片。前面說過肉體的藍圖是第一層氣體，而第一層氣體的藍圖就是這第五層氣體模型體，如果氣體生了病而變形，氣體模型體將起作用，提供原始藍圖幫助修復氣體。總而言之，這第五層的能量體是你生命最原始的藍圖，充滿著神性意志。

所謂「神性意志」，簡單的說，類似中國人所說的「天意」或「天理」，也是基督宗教所謂「神的旨意」或「上帝的旨意」。方才談到在第一、二、三低層次的意識；依次為「意志」「情緒」和「智性」，也同樣顯現在五、六、七高頻率的靈性世界。因此，這第五層的意識也是意志，但不同於第一層「人」的意志，而是「神」性意志，或稱神聖意志或屬靈的意志。

如果你向「神性意志」對齊，你的第五層能量體健康、強固、且能量充足，事實上，這健康強固的基礎來自意念體次元，你帶著目的來到人間，你知道你有個生命藍圖，生命中所發生的事，都是神聖藍圖設計的一部分，也都是針對你的人生任務應運而生的，因此都有深層的意義。你甚至也知道，自己當初曾參與這「人生藍圖」的設計，擬定「人生契約書」你也有份，換句話說，你即是自己人生的共同創造者。就這樣，你懷著人生目的，你安安穩穩地在你個人的位子上，你也知道世界上每個人都如你一般，各在其位各得其所，因此你不會多管閒事，強將個人意志加到別人身上，因為你不在其位不謀其政。因為你知道，每個人都在自己的位子即是宇宙的秩序，維持宇宙間自然的秩序就是「神性意志」。因此，你生活上自然也有次序不出亂子，比如說房子維持乾淨整潔、生活有規律、做事有條理、約會很守時、做人講信用。

如果你與神性意志不對齊，第五層能量體扭曲了，你不知人生目的，不知自己的位子在何處，也不知別人也有別人的位子，你感覺不到「次序」的重要性，你甚至害怕也不遵守「秩序」。在日常生活層次上，你可能很難保持乾淨整潔，生活沒有規律，做事也無條理，說得好聽是不拘小節，不好聽就是雜亂無章。你感覺不到自己的威力，也不能與高層次能量連結，這輩子渾渾噩噩就過去了。

第五層氣體模型體還有個特質，就是聲音能在此物質化，因此「音聲療法」（sound therapy）在這一層效果最大，我們兩人對病人進行「手觸療癒」時，有時必須調整自己的頻率進入病人的第五層能量體，如何調頻？最快速的方法就是發個單音，威力十足的單音震動全身經脈，我們能立即進入病人的第五層能量體，打通他淤塞的能量結，達到療癒的效果。

第六層能量體：天人體

天人體（celestial body）離開肉身體約60～80公分。單看天人體，像是夜晚的天空點燃的七彩煙花，光芒四射。第六層天人體正如第二、四層，都充滿著感受或情緒，但不同於第二層對自己的感受，或第四層對其他存有的感受，第六層則是對神性或靈性的感受。

怎樣是「神性感受」或「靈性感受」？當你靜下心來，能感覺到宇宙間的神性時，就是神性感受。當你面對美麗的夕陽、當你聽見廟堂的鐘聲、當你沉醉在溫柔美妙的音樂、當你盤腿靜坐、當你仰望夜晚的星空、當你聆聽牧師講道心起共鳴時，就在那既是短暫亦是永恆的一剎那，你心有所感，感受到神性之愛，心有所悟，悟到靈性之美，就是「靈性感受」。至於為什麼要靜下心來？當你靜下來時，你的心不再向外奔馳，不再對外界的事物反應，此時才能轉而向內，感覺到內在的自己，內在的自己與宇宙的神性是相通的，也就是說，你內在就有神性，神性就在你的裡面。

第六層天人體振動的頻率相當高，在其中，我們體會到自我跟最高能量（神、上帝、佛）不可分割的道理，不僅自己內心充滿著神性的感受，也在別人身上看到了神性。你若處在天人體時，看所有的東西都有光，每樣東西都是愛，許多學生向我們敘述他們在藉由呼吸調高頻率後的經驗，「我覺得我的身體不見了」、「我看到很多光，每一樣東西都是光，我覺得老師你們和我是一體」、「你就是我，我就是你，毫無分別」、「我只覺得自己變得無限大，充塞宇宙」，有的學生報告了他們有著無限的滿足感，「不是狂喜，但覺得幸福」。

靈性經驗對於第六層能量體，正如同食物對我們的肉體一般，供給我們養份，如果你常有靈性經驗和感受，你的第六層天人體可能豐滿、亮眼，並向外射出強光。反之，如果你的靈性經驗不多，日常生活中也缺乏靈性的滋潤，這種情況就像一個人若缺少營養，身體單薄瘦弱、皮膚不會有光澤，不可能容光煥發，因此，你的第六層天人體必然單薄、顏色黯淡，不會光芒四射。

你若有個健康的第六層天人體，如果再加上開啟了的第四氣輪（心輪），兩者的結合往往創造出所謂的「無條件的愛」，不求回報的大愛將源源湧出，你對人沒有批判，也不認為別人需要改變或修正，你能完全接受、欣賞、並原諒在地球上行走的每個人和他們所做的每件事。

第七層能量體：因果體

因果體（causal body）振動頻率最高，離人體約80～100公分。當人的意識到達這第七因果層時，等於進入了無限，我們已經和萬物合為一體了，是真正的「天人合一」。因果層外形像個蛋，正如一、三、五層，這因果層組織密實，是由美麗的金銀線編織起來，支撐所有其內的能量體。蛋型大小因人而異，一般來說是上寬下尖。外殼的厚度大約半公分到一公分，這金色的蛋殼非常堅固，將其中所有的能量體牢牢罩著，不讓外力入侵，可以說因果體在能量場中是最牢固的一層。

第七層因果體正如第三層智性體，其意識都和智能有關，所不同的，第三層為「人」的智能，而這第七層是「靈性」的智慧。靈性智慧是什麼？是你的自由意志去迎接由舊時業力加上新環境的挑戰，三者交互作用之後所產生的結果。因此，你在人生過程中增長了靈性智慧，意味著你提高了這第七層能量體容納高靈的能力，亦即你更具備讓更高頻率能量進入你身體的能力。

在第三章「忘了我是誰」會談到人的投胎過程是由指導靈引導，進入人體之後，這投胎過程產生的生命模型（其中包括業力的指令）將維持在這第七層能量體；這生命模式並非一成不變，而是隨時隨地因著你的靈性智慧增減而消長。

如果你具備著許多靈性的智慧，你必然有個健康牢固且光亮美麗的第七層能量體，你對科學、神學、哲學、療癒學等各種解釋存在本質的學問都有廣泛的了解，你知道「人」和「靈」其實是分不開的，靈到人間來實習獲取經驗就變成人，在人間取夠經驗做完功課後又回去做靈，你了解做人只能從第三度空間兩極化的觀點來生活，因此許多事、許多現象人類無從解釋也不能了解，你知道世上沒有「巧合」這事，任何事情發生都有原因，不管好事壞事從無例外，即使壞事發生不見得是因為我過去很壞，今天才接受處罰得此惡報，許多事發生的原因不是我們人類能了解的。由於你有了超越人間三度空間兩極化的智慧，也就是屬靈的智慧，所以你知道在神或靈的層次裡沒有好壞是非對錯，神只有無條件的愛，絕不處罰人類的，壞事之所以發生於每個人，有它極正面的原因，而且都是從神性的愛出發。因此你能接受並欣賞人間的各種不完美，且認為這不完美的本身就是最完美，因為所有不完美的發生都有其必要性，它們也是組成生命藍圖的重要拼圖。

當第七層能量體不健康時又如何呢？從外表上看，能量體單薄無力，撐不住其他能量體，有的地方薄到出現破洞，能量由此漏出或入侵，其上的金線不光鮮、不強固或不密實。在意識上來說，由於第七層的智慧是了解「人」存在的理由，能量體若不健康，你自然缺乏這層智慧，不知道自己來投生做「人」，是自己的「靈」要「進化」的必要過程；不了解人生所發生的事背後都有原因，都要讓我們學習愛自己也愛人，療癒自己也療癒別人。

第三章

忘了我是誰——投胎的過程

前面談到，我這個以皮膚、汗毛為界的肉身，並不是「我」的全部，真正的我比肉體的我大很多，除了肉身之外，還有其他三個存在次元構成一個「完整的大我」。只不過這另外三個次元的振動頻率一個比一個高，為了來人間做人，「靈」不斷降低振動頻率，並把密度加大，使自己能適應而最後進入粗重的肉體，這個過程我們稱為靈的物質化、肉體化或具體化（involution）。

靈大幅度降低高頻振動的同時，無邊無際的「高層意識」也必須大幅度收縮，為的是能適合這一世的生存，而原始意識殘留的痕跡也在我們出生後，透過肉體的五種感官覺知而重新組合，最後完全看不出原始的風貌。

用個淺顯的比喻來說明：我們將很大的檔案壓縮儲存在電腦硬碟裡。電腦好比人的肉體，而大我的其他三個次元就像是必須壓縮的巨大檔案，隨便舉其中記錄了我們所有的過去世及其累積的業力指令的能量體次元來說，其檔案之大不是人類所能想像的。這三個高次元的大我若不經壓縮，肉體小我有限的感官意識怎可相容？然而，正如同電腦裡壓縮的檔案處於冬眠或被遺忘狀態，除非主人有了需要記起這檔案的存在，才會將之取出應用；同樣的道理，大我一經壓縮，小我的意識就把大我給忘記了，這就是人類「忘了我是誰」的原因。

在喝孟婆湯之前，還有一個人生藍圖會議

記得小時候聽大人說，人在轉世前都會喝下一瓢孟婆湯，喝了這奈何橋上的一瓢藥湯，

會讓你在投胎後忘記前世種種。事實上，這個故事只講了後半段，對於重要的上半段卻隻字未提，那就是在喝孟婆湯之前，你先創造了一張「人生藍圖」，你是帶著這無形的神聖藍圖喝下孟婆湯來投胎人間的！

投胎的過程並非僅只於喝下孟婆湯，投胎的過程是漫長的遺忘過程，也是人生藍圖裡的各項計畫逐一實現的過程。投胎的過程正是人生的過程，雖然漫長艱辛，雖然荊棘到處，但充滿著各種機會和挑戰。

許多療癒前輩、靈媒大師都談到人類投胎的過程，雖然各家對人類「忘記我是誰」和「神聖的人生藍圖」的說法大同小異，但所用的名詞和方法卻各不相同，本書以著名的靈媒伊娃．皮拉卡斯——也是「道路工作靈修法」（Pathwork）創始者——的學說做基礎，同時綜合其他各家的說法，再加入我們兩人多年在這題目上的體驗和印證，在本章向各位解釋，我們是怎樣一步步逐漸「忘了我是誰」。

伊娃（1915～1979）是個極富傳奇性的人物，出身於奧國的文學世家，小時立志做個舞蹈家，卻沒想到在她二十四歲從維也納移居紐約後不久，就發現自己有靈媒的能力，她的手會自動書寫高靈傳達給她的訊息。此後，藉著長期的靜坐、改變飲食、以及在日常生活上實踐高靈教導的內省方法，伊娃成功地成為高靈的靈媒，公開演講並回答問題。由於這位（或眾位）高靈從未解釋自己的來歷，因此大家就把祂（或祂們）叫做「指導靈」（the Guide），指導靈開示的方式後來改為口述，也就是說，指導靈透過伊娃的聲音「顯靈」（channel）開示，教導世人如何與自我和別人做深度連結的修行法門。

從一九五七年到一九七九年這二十二年中，指導靈每月一次藉由伊娃的身體開示演講，場場開示皆爆滿，我們有些參與當年盛況的朋友，回憶起參加者中有不少來自外州或國外，他們定期搭飛機來聽講，回去後認真做指導靈指定的功課，功課包括自己選個課題每日靜坐、祈禱、在生活中實踐並寫下心得，如此「修行」一個月後，再回紐約市聽講受教。指導靈二十多年的演講，留下了兩百五十八篇記錄，在伊娃因癌症去逝後結集成《道路工作坊指導靈演講集》（*The Pathwork Guide Lectures*）。

伊娃在一九七二年於紐約創立「道路工作靈修法」組織，在她身後「道路工作靈修法」一度沉寂，但近二十多年敗部復活，逐漸發揮其影響力，許多世界有名的療癒師對此法門也都讚揚備至，近二十年來更成為所謂「新世紀運動」（new age movement）的里程碑，其訓練營、讀書會、研習營遍佈美國和世界各地。多年來，我們兩人也從中學習並受益良多。

回頭來談神聖的人生藍圖是怎麼來的？伊娃的指導靈和其他指導靈，以及許多療癒前輩、靈媒大師都不約而同地強調，我們每個人絕非空手而來，你我都帶著一張神聖的藍圖投生人間，這藍圖正是你曾簽名蓋章的「人生契約」。

在投生之前，你曾參加過一次重要的超大型會議，說它重要，是因為這會議是為你而召開；說它是超大型，是因為和你將來或過去有關係的「存有」都會來參加，這其中包括許多的高靈、指導靈和你的「高層自我」，也包括你這一生將遇見的人，不管是你將愛的、你將討厭的，也不管是將傷你的或將愛你的，大家聚集一堂，開始討論幾個重大課題：其一，為了幫助你的靈性成長，你這一生需要什麼考驗？其二，你這一生需要處理的業力是什麼？其三，你有哪些負面信念（形象）需要在這一世清除？這幾個大課題就形成了你的「人生功課」或「人生目的」。

為了幫助你做功課，大家開始分派各種角色，舉個例子說：你這一世的功課若是和本書將談到的第二型口腔型人格的「滿足需要」有關，那麼會議上和你前世有因緣的某個靈會自告奮勇的說：「我願擔任你的母親，雖然愛你，但在你最需要母親餵奶的時候突然拋下你離去，為你這生的遺棄創傷打下基礎。另一方面，我和你之間尚有前世未了的功課，我沒把功課做好，這一世正好讓我有機會和你一起做功課」，另一位深愛你的靈魂也接著說：「我也願意幫助你，何況我和你也還有前世未了的業力關係，因此我願做你這世的丈夫，在你四十歲時有了外遇，讓你覺得自己人老珠黃、一文不值，而後你開始做人生功課，重新為自己的生命找價值，重新和你的高層自我接軌」，就這樣，在大夥的協助之下，你的神聖藍圖出爐了，藍圖裡記載著你所選擇要做的功課、投生的目的，也就是這一世預定要完成的任務。當然，這紙契約書裡也記載著所有將在你生命舞台上登場的人物、在這一世和你錯綜複雜的關係、你們之間的互動等等。

大夥簽名蓋章後，你便帶著這份無形的人生契約書投生了。

不過，凡此種種記憶，都在我們的靈進入母體時，或說意識投生於受精卵或胎兒肉體時消失殆盡，即使有一些殘留的記憶，也會在意識發展到第三氣輪時喪失、而至完全遺忘，當然，遺忘並不代表消失，正如電腦中被壓縮的檔案仍完整如初地存在記憶中，等候著主人開啟。我們和眾多高靈在神聖的藍圖會議訂下的協議，會因著人生中遭逢的挫折、磨難和人生經驗，一點一滴逐漸喚醒，這些挫折、磨難和人生經驗統稱為「創傷」。當然，大多數人對創傷背後所代表的意義是毫無知覺。

以下將從創傷開始，逐步說明我們是怎麼在出生後，一點一滴地「忘了我是誰」。（見圖3-1）

第一節　創傷是福份

談到創傷，我們的印象裡多半是血淋淋的痛楚或錐心刺骨的傷痛，創傷所呈現的都是負面的感覺。我們從小到大都受過創傷，這些創傷被我們埋藏在身體的深層意識中，不見天日。很多創傷，也許我們根本沒有記憶，但它們確實存在，不但如此，還深深影響我們成年的生活，就如農夫春天播種，也許忘記在田裡播下多少種子，但只要因緣條件俱足，到了秋天，每顆種

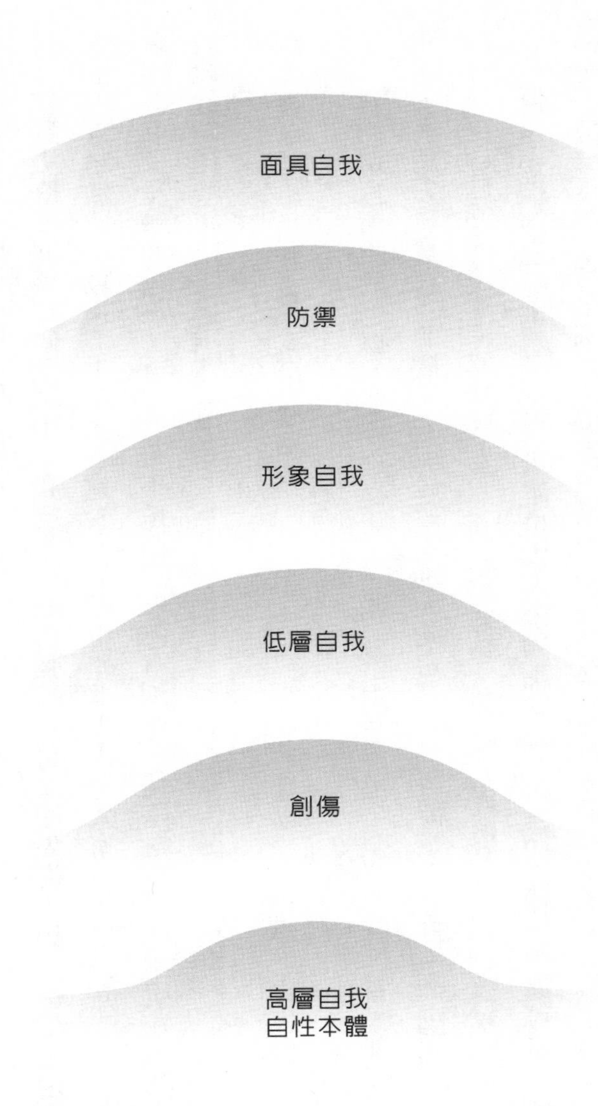

圖3-1 從真我到假我的六段人生歷程

子都會發芽成長。創傷也正如此，我們每個人的一生都會遇到許多的痛苦、障礙和困境，絕大多數都是因為我們在孩童時播下創傷的種子。除非我們能關懷、擁抱並療癒這些創傷，否則就無法解決我們不斷面臨的痛苦、障礙和困境。

在過去許多演講和研習營中，我們兩人一再強調，每一個人從小到大都受過創傷，有些人會很不以為然地反駁說：「我從小到大，父母親非常疼我，大家對我呵護備至，生活環境也很優渥，我怎麼會有創傷？」他們若不是否認自己有創傷，就是對自己毫無所知；其中有些人對於擁抱創傷的說法，更是嗤之以鼻。

創傷是以「小孩意識」為出發點

我們這裡所說的創傷，並不是從大人的角度出發。以大人的角度來看，創傷可能是在肉體上被人用刀實實在在的砍一刀或是遭到別人的毒打，也可能是在心理上的因另一半感情的背叛，或是心愛的人遭逢變故身亡。諸如此類的經驗，才被大人稱為創傷。

但以小孩的意識來看，創傷可不是大人想的那回事，小孩以為的創傷可能是微不足道，甚至不值一提的小事。例如：母親只是因為忙碌無暇照顧哭鬧的孩子，母親轉過身去的這個動作，都可能讓孩子覺得自己對母親的愛遭到拒絕而受到創傷。

我自己（至青）本身，就是個很容易受傷的孩子。記得我母親曾告訴我，在我很小的時候，有一次，父親拿了一杯水給我，喝完了水，我把水杯交還給父親，原本我希望父親把水杯放回水壺的旁邊，但父親並沒有這麼做，他只是隨手將杯子放在一旁，這個動作讓我覺得很受傷，小時候我可能很渴望父親的愛，希望能得到父親的注意力，父親當時的舉動，讓我覺得他心不在焉，沒有重視我的需要，為了水杯放置的位子，母親說我整整哭了三個小時。同樣的情形換到其他孩子身上，可能根本不會在意。

為什麼我會在這樣的情況下受到傷害？當時的我又怎麼會因為自己沒有受到重視而覺得受創傷？這就和我們每個人來到這個世界的目的有關。

我們來到這個世界，其實是為了我們生生世世所累積的「課題」而來，這是我們的任務。所謂的課題是指我們這一生必須學習的功課，只有生為人才有機會和福氣來面對並解決這些課題。

要解決這些課題，我們必須攤開來面對它。而這些課題都變成了我們生活中的痛苦、困境和障礙，不斷提醒我們來這個世界的目的。用什麼方法來提醒我們呢？就是用創傷的方式重複地製造路標和路障，讓我們意識到這是一條錯誤的道路，提醒我們不要盲目地繼續向前，要及時回頭，回到我們的自性本體，重新找回自我。

當然，創傷有輕有重，早期出現的通常是小創傷，若不加理會，時日一久，正如銀行貸款的利息會越加越多，小創傷也會像滾雪球般的變成大創傷。小創傷也像高速公路上出現的路標和警語，讓我們自覺身處異地而能及早回頭，然而，我們若不理會路標的指引而繼續往前開，用來提醒我們走回頭路的不再是不痛不癢的路標，而是實實在在的路障，讓我們非將車頭轉個方向不可，這路障往往就是令人痛苦萬分的大創傷了。

創傷是量身訂做的

我們每個人來到這世界的課題不同，所以每個人所受的大大小小創傷也不盡相同，這些創傷，都像是高級的訂製服，專為個人量身訂做。以我個人來說，我清楚自己前世的種種，及這一世必須經歷學習的課題，在眾多課題中包括被遺棄和自我價值低落，所以，我這一世投生在中國男尊女卑的傳統社會中，同時還以女性的身份出生，這一切都不是偶然形成，而是有脈絡可尋，也有其特殊的意義。我出生的時代背景，出生的身份和家庭，甚至我的父母親，都是為我個人的課題而量身打造的，而我的父母親愛我的方式，就是用不斷製造遺棄的方式來讓我受到創傷，時刻提醒我來到這世界的目的。

以我的母親來說，我的母親是全天下最慈愛的人，並不是因為我是她的女兒才這麼說，而是所有認識我母親的人都會認同這個說法，但這並不表示我完全得到她的慈愛。

在我小的時候，我從不記得母親抱過我，她並非從未抱過我，我有很多母親抱著我的合影，但印象中我卻不曾有過這樣的記憶。母親在一九四九年和身為新聞記者的父親從廣州來到台灣，離開了她深愛的母親和一大家子的兄弟姐妹，隻身來到陌生的地方，本以為只是短暫的分離，未料戰爭爆發，返鄉之日遙遙無期，我母親當時住在高雄，她每天就望著大海，盼著早日回家和親愛的家人團聚。

母親在晚年曾告訴我，她當年常有跳海游回家的衝動，但日復一日年復一年，當她察覺回家的不可能時，游回家的衝動就成了跳海自殺的念頭。我就是在這樣的環境下出生、長大，打從娘胎在羊水裡呼吸的就是母親濃濃的鄉愁，在我成年之後，幾次經歷人生重大挫折時，多次萌生自殺的念頭，想必是遺傳自我的母親。

家中的孩子就在母親濃濃的哀愁中陸續出生，在這種氣氛圍繞下，母親當然沒有太多的心思照顧孩子。我的母親容貌十分美麗動人，但大家都叫她「冰山美人」，在我的印象中，我不曾看見母親笑過，也不記得她曾抱過我；在很小的時候，我從不曾感受到母親的溫暖。

我的父親，又是如何以不斷製造遺棄的方式來愛我？在我五歲的時候，有一天，我在門縫裡看見父親在床上用手和腳勾抱我的母親，我不記得接下來我看到什麼，但這個景象讓我受到很大的傷害，在我內心深處，我非常渴望父親的愛，我頓時覺得自己被父親遺棄和背叛。

水杯事件和門縫景象，只不過是眾多算是較「大」的自認為被遺棄事件的一兩件，後來我的生活中繼續出現更多的被遺棄事件。

父親在我小時候，在台北松山地區開鐵工廠，但後來因為經營不善而倒閉。父親在香港的朋友，建議他到香港擔任電池廠的工程師，於是父親離家到香港工作，每年只有農曆過年回台灣和家人團聚。父親並非存心拋棄我們，但當時的我內心卻有很強烈的失落感，覺得自己被遺棄。自然，父親離家也只是我童年期屬於較「大」的遺棄事件，我的童年日常生活裡更常常發生「小小」遺棄事件，使我強化「被遺棄」的感覺。

創傷有明顯主題，有脈絡可尋

我們每個人所受的創傷，都是專為我們量身訂做的訂製服，全世界只有一個人可以穿得下，它是依我們每一個人這一世的課題而設計。因此創傷自成系統，創傷絕不是偶然，有著明顯的主題，更是有脈絡可尋，這一世的創傷有一個源頭，爾後因時間而發展成個別的系統，而繞著這個源頭和課題逐漸成為複合體。

關於創傷，伊娃的指導靈和布蘭能的指導靈黑元傳授許多寶貴的經驗給大家。伊娃指導靈就曾經教我們，要療癒自己的第一步，是找出目前現實生活中所面臨的痛苦，不論是肉體的病痛、生活的困境，任何事情都可以，然後依著這些事，回頭去找創傷的源頭，也就是去找生活中最原始的痛。

現實生活中的困境或病痛，也正代表我們有著想要回頭療癒童年時代創傷的念頭，而這念頭往往是當事人意識不到的。正因為有了這個念頭，現實生活中才有許多不順心或障礙出現，換句話說，我們目前生活中的痛苦，其實就是我們創造出來的，目的就是讓我們恢復覺知，回溯源頭來解決自己孩提時候的創傷。

要解決孩童時期的創傷，我們就必須再次經驗那個創傷，要把自己敞開來徹底去體會創傷的痛苦，才有辦法真正解決痛苦。伊娃的指導靈也說，我們今天的創傷就是孩童時代的創傷，它們是同出一個源頭。祂同時也建議，當我們找出那個傷時，要再度以大人的眼光去對待那個傷，這種以「大人意識」去經驗從前因用「小孩意識」去經驗而受的創傷，是極佳的自我療癒方法。

黑元指導靈更進一步說，如果我們能找到原始的創傷，我們就能知道自己來到這個世界上的目的，同時也能回到我們的「自性本體」。祂讓我們回到童年找創傷，如此一來，我們就會找到內心深處的渴望，同時也會明白我們的人生課題，和來到這一世投生為人的任務。

我們可試著問自己，當我小的時候，我們的夢想是什麼？回想自己孩童時候玩的遊戲，我們常對未來的角色有許多幻想，有些人想做一位出生入死的大英雄，有些人希望自己是位美麗又高貴的公主。於是，黑元指導靈問我們：你，現在這個長大成人的你，成為什麼樣的人？現在這個人，和小時候的夢想角色是否相同？如果你成年後的角色和小時候的夢想不同時，這個不同和你最大的痛苦之間又有著什麼關聯？

當我們尋著脈絡追溯創傷的源頭，當我們找到這個創傷時，黑元指導靈要我們去真切且實在地體會這個苦，並去尋找這個傷對我們有什麼影響？造成怎樣的疼痛？當我們找到這個疼痛時，就用手去感覺，去感覺分離意識造成我們離開自性本體的痛苦，找到這個痛苦之後，我們就可以找到最深的渴望，接下來，我們就可以為自己進行療癒。

黑元指導靈說：我們本來就是來到這個世界尋找痛苦，然後淨化昇華它。為了讓痛苦能昇華，我們必須給自己充分的時間整合我們體內的痛苦，最後能回歸成一個完整的個體，也就是我們的自性本體。

否認創傷反而消耗更多能量

我們兩人從事療癒工作的這些年，發現很多人對於創傷是渾然不覺；有的人知道有創傷的存在，但因為創傷太痛而極力否認，他們認為只要忽視這些創傷，創傷就會消失。但事實上，傷痛就像其他任何能量，一旦生成即永遠存在，它可轉換存在的形式，但不會被銷毀，創傷是永遠也不會消失的。

其實，否認創傷反而要消耗更多的能量，不論是孩提時代的傷或是現前的痛，否認是需要在創傷上覆蓋更多負面的能量。這就好像一張長滿青春痘的臉，為了遮掩臉上的瑕疵，用更多的粉妝遮蓋，青春痘還是存在，而且還會因為遮蓋過多的粉而惡化。

如果我們不去療癒創傷，創傷就會像磁鐵一樣，不斷吸引更多的創傷能量、更多的人來傷害你，用來提醒你走回頭路去治療，這也就是為什麼類似的創傷會一而再再而三的發生。

除非我們指認並承認創傷的存在，否則我們就必須不斷地經歷它。創傷雖然在我們身體都會留下疤痕，但以另一個角度來看，創傷其實不過是一個空空如也的假象，當我們確實看清幻象的本質時，創傷當下就會化解。創傷其實是我們自己創造的，為的是提醒我們來到這個世界的目的和任務。每個人在遇到創傷時，都會產生許多負面情緒，要認清創傷是假象，我們就必須穿過這些負面情緒所衍生的防禦系統，才能感受到藏在裡面的創傷。這個創傷的中心就是我們的精華本質、我們的自性本體，本質是一塊瑰寶，尋找創傷的過程，就如同一個尋寶的遊戲，我們扮演的就是尋寶的探險家。

有人覺得我們不需要經過尋寶的過程，寶藏就會自己出現，以我們兩人及許多人的經驗來說，這是極端錯誤的想法，如果我們不經過挖瘡疤的過程，我們是無法尋到我們自性本體的精華，而這本書，就是帶領各位進入寶山的藏寶圖。

第二節　低層自我

一般人會認為，「低層自我」是我們每個人人性中的黑暗面，醜陋不堪而且不值一提，這樣來定義低層自我不但籠統而且過於武斷，對於一直守護我們的低層自我來說也有欠公平。

低層自我的形成，要從我們小時候說起。我們從小到大都有許多不愉快的經驗，在我們孩提時代，面對這些痛苦和創傷，通常都是束手無策，只能一併概括承受。小時候對於痛苦的概念還很模糊，面對生活中的不愉快，多半反應很直接。我們可能生氣大哭，或是掄起小拳頭想搥人，痛苦的情緒在這時候雖然還沒有完全發展成低層自我，但已經開始嶄露頭角了。

低層自我是本能的防禦機制

不管是生氣、報復、嫉妒或悲傷，這些因受了創傷而衍生的負面情緒都是不被父母、大人或整個社會所接受。以小孩的眼光來看，這些負面情緒就是壞成份，如果我有生氣或報復的念頭，我就是壞的、邪惡的、不好的。

想想我們小時候，有多少次母親對我們說：「不許哭，再哭媽媽就不喜歡你」。或是爸爸語帶威脅的說：「不可以生氣！有什麼氣好生？小孩子不許生氣。」要是有人搶了我們的玩具，父母還要求我們要大方，似乎我們沒有一絲一毫自私的權利。如果我們嘴裡含了一顆糖，也不允許再多要一顆，因為再多要一顆就表示我很貪心，貪心也是個壞成份，當然我們也不能有這成份。

身為小孩，每天要聽多少個「不能」、「不行」、「不可以」，而這每一個「不」都在提醒我們自己有多壞。孩子必須靠父母的愛以生存，如果不照做，父母就不愛我們了，為了得到父母的愛，我們必須鎮壓這些成份，這些成份全是一些痛苦的情緒和衝動。我們把這些壞成份全掃進了潛意識層，於是低層自我就開始逐漸發展。在榮格（Carl Jung）的心理學中通稱這種現象為「陰影」（shadow）。

身為孩子的我們沒辦法合理化這些痛苦，也沒有能力去想清楚這些創傷是怎麼回事，更無法逃離出生的家庭環境。為了生存，我們本能地保護自己不要受到痛苦的傷害，於是我們用「分離」的方式，把原本的自己和創傷所帶來的痛苦分開。而這股保護自己的防禦力量，久而久之就物化成了低層自我，低層自我說穿了是一種本能的防禦機制，一種保護自我的力量。

而低層自我和之後會提到的「面具自我」，都是為了逃避創傷帶來的痛苦而形成的保護機制。但我們都忘了，我們來到這個世界的目的，就是為了治療創傷而來，也是早在我們出生之前就計畫好了的。

從很久很久以前開始，我們人類的低層自我都是由負面經驗啟動。什麼是負面經驗？負面經驗有的是來自前世的創傷，有的是和父母之間相處時的創傷，以及生活上種種的挫折、困境和不如意，都是負面經驗的來源。

低層自我就好像一個大倉庫，我們把所有見不得光的成份，全掃進了這個黑暗的大倉庫。一開始，我們把父母不能接受的部分掃進去，慢慢的，我們掃進的是兄弟姐妹不能接受的成份。接下去是戀人、上司、同事和權威人士所不能接受的東西，全被我們掃進了倉庫，越埋越深。年紀越長，掃進的東西就越多。

和大部分人一樣，我們會盡量表現好的一面，所有的缺點和不好的一面都要想辦法隱藏起來，隨著時間，這些不好的部分就越埋越深，甚至我們忘了它的存在。被埋在深處的部分就形成了低層自我。

低層自我是個令人驚豔的大寶庫

我們每個人都有低層自我，有些人並不知道有低層自我的存在，有些雖然知道卻一味的否定。否定它是因為我們以為低層自我表現出的是生命的黑暗面。

我們都錯了，低層自我其實並不是個見不得人的垃圾桶，而是個令人驚豔的大寶庫，這其中藏有很多寶貝而我們卻不自知。如果我們認真的往下挖，我們會發現，我們如果曾經埋下恨，在恨的下面，我們會發現愛。如果我們埋下的是小氣，在小氣的下面，我們會發現大方。（還記得第一章「祕傳哲理」所說的，相反的其實是相似的，極端的狀況會彼此相遇。）

這是一種彌補的心態在作用，也和下面的章節要講的面具自我關係重大，因為我們常會把認為是壞的成份埋起來，例如：當我們害怕別人指責我們小氣的時候，我們就會表現出很大方，發展出一種和別人指責完全相反的成份。我們會變成另一個人，用來彌補別人對我們的壞印象，以這種方式不斷的向別人和自己肯定，我們不是有那種壞成份的人。對於這些壞成份，我們如果壓抑的越厲害，就越會發展更多完全不同於這些壞成份的好成份。

我曾有一個來求診的個案派特羅（Petro），他說他不知道這一輩子為什麼這麼大方，他非常努力工作，但對於薪資和金錢卻毫不計較，他常買一些超過自己能力負擔的禮物給朋友，他很想知道為什麼。於是我們請他回想小時候，他憶起了那個食指浩繁的貧窮家庭和一大家子的兄弟姐妹，排行老五的他，只要食物一上桌，他一定一馬當先盡可能搶取麵包和奶油，只要慢一步，他就有可能餓上大半天。

他不會和兄弟姐妹分享戰利品，小氣成了他個性上的壞成份。出身貧窮是他長大後一直引以為恥的事，所以長大之後他就很努力想去除別人對他貧窮和小氣的印象，為了擺脫這些壞成份，他發展出慷慨大方的個性。

最後他終於明白他為什麼這麼大方，派特羅說他這一生就像是錢的奴隸，他花了很多時間去證明自己是個不小氣的人，也花了很多能量去遮掩貧窮和小氣的壞成份，他雖然證明自己不是個小氣的人，但他同時也付出了很大的代價。

我要派特羅回憶小氣的好處，他沉思了一會，回答說：小時候，小氣確實發揮了保護他的作用，小氣讓他得以溫飽，在一大家子的兄弟姐妹中免於飢餓。小氣讓很早就出社會工作的他，省吃儉用半工半讀完成學業，在那之後更建立自己的事業。回頭想想，小氣也未嘗全都一無是處。

於是我們反問他：如果小氣曾帶給他這麼多好處，難道不該感謝它，甚至抱抱它或親親它嗎？低層自我在我們小時候，就像隻忠心耿耿的狗，時時捍衛著小主人，免於受到傷害。我笑著告訴派特羅說，在中國有些像是陳世美和秦香蓮的故事。陳世美在功成名就之後，就覺得有這黃臉婆是件丟臉的事，想把陪他苦半輩子的糟糠妻給一腳踢開，欲去之而後快之。

問題是我們除得掉她嗎？只要一有機會，她就跑來找你，時時提醒你她的存在。這個黃臉婆就像我們的低層自我，她要從我們這裡得到一點愛、一絲感激之情。

我們可以坦然面對低層自我，承認它、接受它，甚至擁抱它、感謝它，並且告訴它，它可以不要再像小時候那樣守護你，因為你已經長大了，需要一點空間，同時也請低層自我給你一些自由。很重要的一點是，低層自我是非常愛護我們，它並不想傷害我們，在外人看來，低層自我可能是缺點，但它完全是站在保護我們的立場。我們甚至可把低層自我納入成生命藍圖或整體自我的一部分，而不是一味地壓抑它。

我們否認低層自我，那是因為我們有幻覺，誤以為我們有很多壞成份，誤以為只要我們承認有低層自我的存在，就意味著我們同時向別人和自己承認「我是個壞人」。如果我們能了解，低層自我是建立在保護我們的基礎之上，同時低層自我是為了幫我爭取別人的愛，努力隱藏「壞成份」而形成的，我們就會接受，甚至愛上這個低層自我，也就不會否定它的存在。

再從另一個角度來看低層自我。我們因創傷所衍生的痛苦，和為了避免受傷而生出的低層自我，是多生多世以來負面經驗的累積。我們的意識中保存著業力的能量，而這中間的低層自我只不過是把由業力累積的原始材料，赤裸裸展現在我們的面前，好讓我們趁此良機消除所造作的業。

因此，以這個角度來看，我們所投生的家庭環境和父母，以及我們所受到的創傷，其實都是早就安排計畫好的，為的就是能讓創傷展現在我們的面前，活化我們的低層自我，用來提醒我們來到這個世界所要面對解決的課題，不要將這些課題繼續帶到下一世。

這世的創傷或是為了避免創傷所衍生出的低層自我，對於你我這些不斷在輪迴中浮浮沉沉的古老靈魂都不陌生，不論是創傷帶來的痛苦，或是低層自我抗拒的事情，都包含在我們來到這個世界的目的之中，這兩者都是我們創造出來的，而每個人創造的都不相同，也就是說，這兩者是專為你一人打造的，這是為什麼同一個家庭中的孩子，同樣的父母，同樣的教育方式，在面對同一件事情時卻有著完全不同的反應。

當我們了解到低層自我其實是源自於過去世的經驗，而且還根深柢固地種植在我們靈魂深處時，我們就能夠用一個比較寬容的態度來看我們的今生今世，同時也會明白，我們來到這個世界，為的就是淨化我們的靈魂。

指認低層自我絕非易事

然而，說了這許多低層自我的好處，要真心迎接低層自我這個陌生人並不容易，這就好比你正在吃晚餐時突然有人敲門，這時你打開門一看，一個臉色陰沉、穿著黑衣的陌生人站在門口，你會如何反應？歡迎他進屋和你共進晚餐？還是立刻關上門，請對方吃一碗閉門羹？你的反應正代表你對低層自我的態度，門外站的人，其實就是我們的低層自我，除非你有能力指認他，否則你一定以為他是陌生人。

因此，我們在 **BBSH** 療癒大學四年的學習時間，每一個學生都至少花上一整年甚至更長的時間，來指認自己的低層自我。若指認不出或指認錯誤，會被留級或重修一年，若四年後仍不能在當下就指認並處理妥當，當然是畢不了業。**BBSH** 療癒大學可以說網羅了世界各地的精英，許多人在來之前就已經是頗有成就的療癒師或功夫已達某一程度的修行人，他們尚且無能在當下指認低層自我，就更不用說普通的一般人。在我們癒療工作中經驗到的一般人，絕大多數都不知道、甚至不承認自己有低層自我的存在。

那麼我們要如何才能知道，自己正處在低層自我中？伊娃的指導靈告訴我們，要知道答案，可以從生活中各個面向中去尋找，因為低層自我有很多面向，而且還同時出現在意識的各層面中。

在我們意識層中，存有許多我們個性上的缺點，譬如，我們看到別人好，激起內心要比別人更好的競爭心或妒嫉心。有時候，我們聽到別人的八卦，也有忍不住想加入說人長短道人是非批評別人的傾向，我們甚至有莫名奇妙地自覺高人一等的優越感，這些都是顯現在我們意識層上的低層自我。

低層自我還存在更深一層的童年意識中，在童年意識中存在許多我們在孩提時代對事情的誤解，或為了保護自己免於五種痛苦（恐懼、遺棄、入侵、背叛、不能感受，請參閱第四章五種人格結構）所生的防禦機制。因為低層自我覺得有責任要保護我們，不再受痛苦的傷害，因此低層自我就站出來控制大局，將我們和痛苦（創傷）分離。

例如有人指著我們的鼻子，指出我們的負面品質和缺點時，防禦機制可能立刻啟動。每種人格（請參閱第四章）的防禦機制都不相同，有人只想逃跑，有人更加看不起自己，有人把怒氣塞回喉嚨裡，有人反駁指責我們的人，有人自覺高人一等而否定對方所說的話。然而，別人指出我們的缺點，就好比放了一面鏡子在我們的前面，希望我們能往鏡子裡看一看。但低層自我通常都不讓我們照鏡子，它認為有責任保護我們免於痛苦，如果我們回應了別人的指責，我們內心就會產生痛苦。低層自我有先見之明，知道鏡子的後面潛伏著一個很深很深的傷痛，伺機想要傷害我們，一旦喚醒傷痛，我們將會受到極大的痛苦。

但我們今天就必須喚醒創傷，必須穿越創傷，才能找到自性本體，如果一味地逃避創傷，我們將永遠也無法找到自性本體。試問我們是希望穿過創傷找回真我，還是受低層自我生生世世的控制？這問題的決定權其實就在我們手上。

低層自我的三個面向：我慢、意志、恐懼

在談論低層自我時，伊娃指導靈指出低層自我包含三個面向：傲慢（pride）、自我意志（self will）和恐懼（fear）。這三者都是低層自我的基礎，很少有人會說自己不曾擁有這三種特質。

我慢使你以為你優於你所看不起的人

首先談談傲慢，在這裡我喜歡翻譯成「我慢」，它是一種情緒，同時也是一種防禦機制。如果以情緒來說，它可能是你成就某件好事之後沾沾自喜洋洋得意的感受，但如果變成一種防禦機制時，它就變成一種面具，這層面具可以保護我們免於受到和別人比較之後所產生不足或不如人的痛苦，我慢在這時候變成一種優越感。

一般來說，我們很容易就會看到別人的低層自我，也就是說我們很容易就看到別人的缺點。當我們看到別人身上有一些我們不喜歡或不能接受的特質時，我們心裡同時會想：「如果換成是我，我一定不會這樣。」

比如說，我們看到一個胖子，內心可能有個聲音告訴自己，我才不會像他這麼不節制，讓

自己變得這麼胖。我們知道有人得了性病，我們馬上會下批判：這個人不知是不是做了什麼見不得人的事。我們甚至會想，這個人活該，惡有惡報，我潔身自愛，才不會得這種病呢！

這都是低層自我的我慢正冒出頭，而它正想控制你，它完全是站在「分離」的角度去看事情，讓你誤以為你和這些事情完全沒有關係，事實上，你和那個得性病的人是一樣的，他有的特質你也有，你和他並無不同，只不過他在某種特定的情況下表現出這些特質罷了，而你尚未表現出這種特質並不代表你就沒有。

我慢是低層自我非常主要的部分，它相信，為了生存「我」必須讓自己變得很特殊，而且還要凌駕在別人之上，更要優於其他人，如果不優於其他人，我們就會感受到被自己或別人認為是一文不值的痛苦。

自我意志使你毫無耐性、不肯妥協

低層自我的第二個面向是「自我意志」(或稱個人意志或私我意志)，自我意志的形成，最早始於孩童時期我們還沒學習到如何等待和自我滿足時的遺害，「我要我所要的，而且我現在就要」，在小時候當我們要求一件事或一樣東西，常常是一有要求就要立刻得到滿意的回應，想想你小時候是否如此？想不起來，也可從觀察小孩的行為去了解這低層自我的意志面向，育有子女的家長或任教於小學的老師對這種私我意志的原始面貌應不陌生。比如你正忙的時候，像正打電話或和別人談話時，孩子是不是不斷的吵、或不斷地拉你的衣服，不讓你「等一下」？

在我們長大之後，要如何得知個人意志冒出頭了？我們可以觀察自己，當我們將意志力強加到別人身上，不肯妥協、不願讓步，同時壓迫性提高時，這就是自我意志出現的時候。自我意志可能是有意識的（我們能自覺），也可能是藏在潛意識之中（我們無法自覺的），當我們長大時，自我意志自然不像小時候那樣外顯，但常常還是會冒出來，甚至會無理取鬧。

我們只要撫摸自己的身體就可以知道了，在第五章解釋「氣輪」時提到背後的氣輪是表達意志力的氣輪，喜歡強迫自己去達成目的或喜歡將意志力強加到別人身上的人，不僅從氣輪的大小和運轉的方向可看得出來，肉身上也會遺留能量淤塞的痕跡，終至背後肌肉硬梆梆。肌肉之所以僵硬，乃因為受了意志力的壓縮，密度因此變得極高，於是肩膀、脖子之後、上背部或腰部，就形成許多硬塊，甚至感覺痠痛，一般人的解決之道是做些休閒活動如緩和運動、瑜伽、按摩或泡三溫暖，通常做過之後覺得身心放鬆，但過幾天那種僵硬的感覺又會回來。

除了背部之外，從第三氣輪即太陽神經叢部位也可感知意志力是否運用過度，這個部位較不如背部肌肉那樣容易用手測知，但從一個人的呼吸模式可以看得出來。在我們兩人主持的呼吸療癒研習會上，照例做一次「呼吸解析」的示範講解，我們會問前來參加集體療癒的學員中，是否有人志願躺下來，讓我們從呼吸模式來分析其創傷和痛苦。通常我們將人的軀幹分成三部分來分析：胸部、中廣區（即太陽神經叢部位，肋骨之下及上腹部）及下腹部，我們發現，在台灣有許多人的呼吸皆由中廣區開始但卻到達不了胸部，換句話說，許多人中廣區的肌肉起起伏伏，但胸部或下腹部卻毫無動靜，由於中廣區也是個人意志力掌控地帶，這表示此人的私我意志可能過度發展，但心輪部位無法接收或表達外界及自己的愛。

再往下分析，他的童年時期可能是在一個嚴苛或壓抑感受的家庭或社會下成長，孩子的主要「感性區」的心輪本是開放的，可感受喜悅、表達愛意，可接收豐足、釋放快樂，但在一個受壓抑而嚴苛的環境下，心胸太過開放的結果通常是受傷慘重而徒增痛告，孩子為了保護自己，不得不緊閉心房並設下防禦工事，而全力發展其個人意志力以求生存。因此，在我們要求被分析者開始照指示呼吸之後，這一大塊位於太陽神經叢的肌肉在呼吸「啟動」（身上有癢麻冷熱痠痛感）之後，會變得極其僵硬。

恐懼使你不能信任

低層自我的三個基礎之中，最後一個就是恐懼。人人皆有恐懼，有的人怕上台，有的人怕高，有的人怕電梯，有的人怕老鼠，有的人有曠野恐懼症而怕出門，有的人怕聽或看到任何跟「死亡」有關係的事或字眼。意識層的恐懼我們可以自覺，比如說：一朝被蛇咬，千日見蛇驚，然而，有些恐懼深植於潛意識，我們不得而知。事實上，只要一旦曾經驗過恐懼，我們的身體（包括肉體和能量體）就永遠忘不了，即使意識上不記得了，肉體的細胞和記錄恐懼的杏仁核（omygdala，位於太陽穴附近）已經記錄下來了；至於能量體，則記錄在第二層的情緒體中，因此，恐懼永遠如影隨形的跟著我們，影響我們的行為模式。

雖然我們對潛意識層的恐懼不得而知，卻又擺脫不了它的陰影，總覺得好像有什麼恐怖的事情要發生，因此對於許多事情或許多人都不信任，但若追問為何有恐懼？恐懼從哪來？卻又說不出個所以然，也正因為我們不理解恐懼，就越覺得無助絕望，因而就越不信任世界，越不信任生命。

因此，理解自己為何恐懼變得非常重要，正如同夜晚時分我們躺在床上，突然聽見房間裡有奇怪的聲音而心生恐懼，我們若不理會而繼續躺在床上，可能因自己豐富的想像力——可能是鬼怪——而越來越恐懼，終致不能成眠，但此時若能鼓起勇氣爬起來，甚至開燈查看，可能發現，那作怪的聲音不過是自己隨手放置的購物袋經微風吹過發出聲響罷了，有了這層理解，恐懼自然化解，而我們也能安然入眠。

這麼說，恐懼是能理解的嗎？是能化解的嗎？我們能找出恐懼嗎？答案是肯定的。之前曾提過，低層自我的出現是為了保護我們不受因創傷帶來的痛苦，它的作用像是夾心餅干中間那層奶油，用來離間「我」和「創傷」，因此，循著找創傷的路走就可找到恐懼。恐懼不但因此生的創傷所產生，往往也可追溯到過去世的創傷經歷。由於每個人經歷的創傷皆不同，因之體驗到的恐懼也都不同。

人類的恐懼五花八門，但若仔細觀察分析，其中還是有些固定的變數可以讓我們將之分門別類，本書第四章將談到防禦機制的五種人格結構，每一種人格結構都有特定的恐懼，比如第一型的分裂型人格有著強烈的「生存恐懼」，更具體的說，是害怕被拒絕或不受歡迎的恐懼；第二型的口腔型人格有著強烈的「被遺棄和匱乏的恐懼」；第三型的忍吞型人格有著「被侵略的恐懼」；第四型的控制型人格有著「怕背叛的恐懼」，第五型的刻板型人格有著「不完美的恐懼」。

我慢、意志、恐懼這三個基礎是一家人，而且牢牢地綁在一起，我們也緊抓著這三者不放，低層自我漸漸形成。我們誤解了宇宙萬物所給予的，便以為我們和自性本體是分離的；誤以為要在這世界生存，必須在自性本體之上創造一個活生生的低層自我，才能保護我們自己免於因創傷而引發痛苦。

因為我們一直受著低層自我的控制，所以接受低層自我變得非常重要，如果一味抗拒低層自我，不願接受它，就永遠無法知道我們投生的目的，如此渾渾噩噩、糊裡糊塗過一生，那可能真是浪費大好光陰，枉走一遭。如果我們能指認低層自我、面對它，甚至邀請它走出黑暗，我們就可以轉化它、淨化它、昇華它，將這股混沌的能量，轉換成光華的本質。

透過別人指認低層自我

談到如何指認低層自我，除了之前我們提到從生活中的各個層面去尋找之外，還有一個快速的方法，就是透過別人去找。我們兩人在療癒研習課程時，常會要求學員去列出低層自我的一些特質。

當我們進行這個項目時，常會聽到學員會說，「老師，不是我自誇，但我真的找不出任何缺點，或任何成份。」聽到學員這樣說，我會回答：「沒關係，找不到自己的缺點，就找別人的缺點。」要怎麼找呢？你就想，哪一個人讓你覺得不舒服，哪一個人讓你覺得噁心討厭，又有什麼人惹到你，就把他們身上令你反感的特質列出來，然後換上你的名字就對了。

我們看不慣別人，或是別人讓我心煩、氣憤、討厭，往往就是我們的特質，**這些在別人身上看到的壞成份，往往就是我們還沒解決的問題；我們對別人的審判或批評，常常是我們自己低層自我的投射。**對於低層自我的投射，肯．韋伯曾說：「如果對於環境的人或事，我們只感覺他們的存在，那可能不是投射，但如果這些人或事影響到我們，那我們可能就是投射的受害者。」

什麼是「投射」？在什麼樣的情況會影響到我們？那就是當這些人、事、物，讓我們覺得討厭或反感的時候，就是我們受到影響了，但這同時，我們也正投射自己的意識到別人身上。

在無意識的情形下，我們把自己認為是壞的，或自己也不願碰觸的部分打到潛意識層。我們以為壓住了，其實不然，低層自我被我們打到潛意識層，但這些特質卻是時時刻刻都蠢蠢欲動。當我們看到別人身上有這些特質時，我們身上的特質就以防禦機制的方式，轉到別人身上，我們以這種方式讓自己以為自己身上沒有這種特質，其實，正是因為我們有，才會看到別人身上有。投射作用其實是以防禦性的自我，或是以錯我來看世界，雖然如此，這卻是轉化自我的大好機會。

在過去十多年，我們主持癒療研習會時，有時會用到拜倫・凱蒂（Byron Katie）的「紙上作業法」（The Work），用這種方法來幫助學員轉化負面能量。我們要求學員選定一個對象，這個對象可能是你平常憎恨或讓你不安的人，以小孩子的心情來回答四個簡單的問題，每一題都只用一個句子。例如：（一）你不喜歡誰或你恨誰，為什麼？（二）你希望他做什麼改變？（三）他不應該如何？（四）你認為這個人是怎樣的人？

在一次研習會上，參加的學員中有個美麗的琳，四十出頭，來參加研習會前診斷出罹患乳癌，這件事情令她又驚慌又忿怒。參加研習會，許多學員志願開誠佈公讓我們公開討論自己的問題，我們徵得琳的同意，請她唸出寫在紙上的問題和答案。她說：「第一題，我恨我的母親，因為她不照顧我，只照顧我的繼父。第二題，我要我的母親向我道歉，還要和我說她愛我，我要她擁抱我，同時我還要她為我的乳癌負責。第三題，她不應該只注重浮華的外表，一心一意只想討男人的歡心……。第四題，我認為我母親是個不要臉虛偽無恥的賤女人……。」當她念完她寫下的答案，早已淚流滿面、全身顫抖不已。

等她情緒平撫之後，我們將句子逐一討論，討論完之後，我們就將句子大反轉，我們把所有的第三人稱都轉為第一人稱，如果用這個方法，句子就會變成「我是個不要臉虛偽無恥的賤女人，我不應該只注重浮華的外表，一心一意只想討男人的歡心……」。琳聽到之後睜大眼睛，露出一副不可置信的表情告訴我們「做不到」。

於是我們告訴她：「如果妳不喜歡某一種特質，但這種特質偏偏就會出現在妳周遭人的身上，特別是妳的雙親，因為，這是妳人生藍圖的一部分。」聽完我們的話，她還是無法接受。

接下去的課程，是一場集體呼吸療癒，如果說拜倫．凱蒂的「紙上作業」是著眼在意識層，幫助我們清理低層自我，那呼吸療癒就可以深達潛意識的深處做一個大掃除。琳在這場療癒中大哭大叫，還不時用手搥打地板，她抒發了心中許多情緒和忿怒。因為情緒起伏太大，課程結束之後，她無法立刻和我們分享心得。

第二天，琳帶著紅腫的雙眼來上課，但臉上滿是笑容，她說：「昨天的課程教了我許多，我不會再否認我有這些特質，我和母親的心結打開了，覺得輕鬆許多。」她終於可以指認她的低層自我，並將低層自我整合到她的整體自我之中，我們都為她的轉變感到高興。

第三節　形象自我

之前曾提到，創傷在我們的靈性發展上，留下許多不可抹滅的痕跡，而且對每一個人來說，創傷是一份珍貴的禮物。因為創傷的產生，讓我們知道我們投生的目的和人生的課題。然而，對一個孩子而言，很難去體會創傷是一份禮物，當創傷來臨時，第一個念頭就是想逃跑，這時候就產生了低層自我。低層自我是個忠心耿耿的衛兵，當創傷找上門時，低層自我就帶著我們從創傷中抽離。

創傷和自性本體之間只有一線之隔，當低層自我把我們從創傷中抽離時，同時也把我們從本體和投生目的中抽離。被抽離後的我們一無所有，我們既不知道自己是誰，也不知道為什麼要來這個世界。這時的我們，就像活在一個大洞之中，這個空洞的感覺給當時還是孩子的我們提供了養份，也提供了一個庇護所。而「形象」（或稱信念）也就在這個時候逐漸形成。

什麼是形象？形象是我們扭曲實相之後所得到的結果，這些因扭曲而產生的印象，會隨著時間融入我們的生活中，成為我們的一部分。形象在我們受到創傷之後開始形成，而我們最早受創傷的時間都是在小時候，也就是我們在很早的時候就開始壓制我們的傷痛。因為我們不能面對痛苦，也不能面對羞辱，所以就埋葬痛苦或選擇忘記羞辱。在小時候，「忘記」確實給我們相當程度的安全感和慰藉，但我們相對地也壓抑了其他的感受和需要。於是我們發展了形象，用它來讓自己相信，我們的需要將不會被滿足，我們傻乎乎的以為，藉著忽視或忘記我們就不會再有需要，這也成了低層自我發展的基礎。

孩子靠有限的經驗生出形象

我們對於自我的好壞，對於自我的價值，甚至對於別人的批判，也就在這個時候建立起錯誤的信念，當時的我們並沒知覺，而且越來越麻木，對於自己離開自性本體渾然不知。

離開本體的我們一無所有，我們人人都害怕一無所有，害怕空，更害怕沒有東西可以認同。於是我們靠自己有限的經驗，去生出一些形象來做為依靠。這有限的經驗是什麼？就是自出生以後，我們和環境互動（包括和父母或其他親人之間）的經驗。

前面提過，低層自我的產生是我們避免經歷創傷的一種方式，**而形象的產生，則是避免我們在心裡產生空洞的無依感。形象形成的基礎是建立在我們有限的經驗上，和父母之間的互動之後，所產生一種以偏概全的結果。**

這些錯誤的結果，在能量上進入我們的生活之中，形成許多不同顏色的鏡片，我們就透過這些鏡片去看我們自己，也去看發生在我們四周的人、事、物。這些形象是如此深深烙印在我們內心深處，直至今日仍在我們的潛意識中神氣活現。

這些從小就形成的形象，唯有在我們深入探討之後，才有辦法讓之現出原形。我們可以從檢視自己的想法開始，例如：為什麼我們對身邊的人有一些先入為主的觀念？對於一些不熟的人，為什麼看第一眼就覺得討厭？進而去探討，自己為什麼怕見真我？為什麼自己不能卸下武裝，毫不設防的過日子？

很可惜的是，大部分的人，並不會去尋找自己的自性本體、去追尋真我，因為我們沒榜樣，我們沒有追尋自性本體的父母可供學習，學校也沒有專門的課程教導我們。於是這些狹隘的形象就變成了百頁窗，限制了我們的視線，使我們不能看到世界的全貌，也限制了我們的人生經驗。

其實每個人，都是毫不自覺的把狹隘的觀點投射到外面的世界，而這些觀點的形成，大多視和父母之間的關係而定，在孩童時期，我們沒有其他的經驗可以比較，我們所有的經驗都是來自父母和家庭。

我們只知道發生在自己家庭中的事情，這個家庭發生的大小事就是我的實相，也是我們經驗的來源。我們武斷的認為，別人的家庭一定也和我的一樣。久而久之形象就開始形成。

因為形象的形成，使我們產生狹隘的觀點，便開始鎮壓在身體之內別人不接受的部分，同時以小孩的眼光去批判這些不被人接受的部分，是令人討厭而且是不值得人愛的。於是乎也用這些狹隘的觀點，去認定身邊的人、事、物，非好即壞。這些二元論觀點，無意識的存在我們的潛意識中，威力強大無比。

我們開始養成一種習慣，去篩檢身邊的事物，凡是和自己認定不符的事物就輕輕略過，和自己信念相近的就收為己有。同時也產生期待，期待每一個和小時候經驗相類似的情形都會產生痛苦，而我們的防禦機制會更進一步地擁護我們的期望，保證事情的結果都在意料之中。

這也就是說形象產生了，繼而有了期待，然後防禦機制接著強化，於是乎這三者成了自給自足，且生生不息的惡性循環。是什麼樣的惡性循環？就是我們會期待人生中有些負面的事情產生。

我們依循這種期待行事，如果負面情況果真如預期發生了，那就更加強化了原本錯誤狹隘的形象。於是這種形象就更加牢不可破，而負面事件的發生就更如預期地發生。

在這裡舉些例子，讓大家更明白。例如：有一個小女孩，在出生時是被醫生用鉗子夾出母體的，這個痛是會留在她的記憶之中。如果出生不久，母親的疏忽使她從床上摔了下來，形象就逐漸產生。等她稍長，又有一個老是欺負她的哥哥，這個孩子對這個世界或自己的形象就會是「我是個受害者，隨時都會被攻擊」。對於這個世界，她可能會認為極不安全，隨時都有危險發生。這些形象，可能在她小時候起了些保護作用，但等她長大之後，這些形象就會對她產生負面的影響。

是怎樣的負面影響會在她生活之中起作用？也許在她很小的時候，母親就告訴她：不可以和陌生人交談，陌生人是絕對不可以信任的。這些告誡很符合她從小的經驗，於是，她就很快的把這信念收進自己口袋。

在學校時，師長又告訴她，晚上不要出門，隱約中，這句話似乎也透露著外面的世界很不安全，這個瀰漫著危險的警告，也和她對世界的形象吻合。於是她又把這個信念收入了自己的形象。口袋裡的信念就越來越多，儼然成了一大形象家族。

「形象家族」收養許多符合她的形象，例如：她可能認為自己是個受害者，女人都是不能保護自己的弱者。因為小時候有個常打她的哥哥，所以她覺得男人都有暴力傾向。等到她長大，不幸被強暴或是有男人對她暴力相向（如家暴的情況），這些符合她小時候的經驗法則，所衍生出的形象，就會是「我早就知道我是個受害者，而且男人都是壞東西」，對於自己的形象就可能是「我是個壞胚子，不值得人愛」，對世界的形象是「世界是個黑森林，隨時有凶暴的虎狼等著吃我」。這些偏頗狹隘的觀點，會不斷地收入，而她的形象也如雪球般越滾越大。

我們寧願活在謊言中，也不願面對空洞的感覺

在我們多年的經驗裡，見過許許多多的形象，從「我是個殘忍的人」到「我是個笨蛋」，從「我是個沒人愛的老處女」到「我是個人盡可夫的浪蕩女」等各式各樣千奇百怪的形象自我。這些形象為他們提供安全的避風港，因為他們已依靠這些謊言生活了大半輩子，當負面事件如預期中發生時，他們也不足為奇，他們認為，生活都在他們的掌控之中。如果要他們放棄這些形象，反而會讓他們覺得沒有安全感，他們寧願活在謊言中，也不願面對空洞的感覺。

就這樣，我們相信只有這些形象，也認為這些形象就是我，我們忘了自己是誰，更不知

道還有一個真正的我存在。於是我們從這些錯誤的形象中建立了另一個我，於是就有了「心理上的誕生」（the psychological birth of the child）的說法，這個名詞是心理學大師瑪格麗特・馬勒（Margaret Mahler）所創。這個心理上誕生的生命，是因為我們忘記自己是誰，只憑藉在地球上有限經驗而形成的。也就是說，父母對我們生命的影響要大大超過我們的人生目的。

我們以創傷做出發點，開始建立另一個新我，然後由錯誤的形象去判斷周遭的人、事、物，甚至自己。這個「新我」雖然是個「錯我」，卻是我們所誤以為的我。我們因為過去痛苦的經驗而限制了我們的心智，我們在狹隘錯誤的形象中，去經驗我們的人生。

經驗其實是中性的，沒有好壞之分，但信念則不然，已加上價值判斷的信念可以是正面或負面的。例如：下雨天，你望向窗外，這時你心裡想：哎呀！真糟糕，下雨天真不好。其實下雨天沒有好不好，但如果你的信念是負面的，認為在下雨天一定會有倒楣事發生，那這一天你就會過得很不好。

以我（至青）個人做個例子，小時候，根據個人的經驗，我發展了一個小信念（或稱小形象），我總覺得快樂以後痛苦一定緊接著而來，父母師長的訓示、古書上的教誨，我們每個人都應該「未雨綢繆」、應該時時刻刻「如臨深淵、如履薄冰」等的觀念很快就被我收進形象口袋，所以當快樂來的時候，我都沒有真正享受過，只是不時地擔心痛苦將緊接而來。如果我繼續以這樣的方式過日子，那我終其一生都要在憂心忡忡中過日子，永遠不會快樂。同樣的，要是你的信念是「我不配擁有財富」，那麼你一輩子也不會有錢。

這樣的信念，讓我們在快樂來臨時不能盡情享受，反而在快樂未來之前已經預嚐痛苦千百回，這不但不值得，而且還會大量消耗我們的能量，實在是個不智之舉。

到目前為止，我們一直在探討在孩童時期那一段比較脆弱的時日中，我們是如何建立起對自己和對別人的錯誤形象，但我們的形象的形成過程並不只在這一世，形象的建立早在前世就存在了。而孩童時代的經驗正好提供機會，讓前世錯誤的經驗繼續以錯誤扭曲的形象出現。

形象像個大磁鐵，不斷吸引負面的經驗

我們把錯誤的形象帶入這一世，它就會像一個大磁鐵繼續吸引負面經驗，這些負面經驗提供了絕佳的機會讓我們解決前世未解決的課題，釐清前世未釐清的障礙，做完前世未做完的功課。

事實上，我們大多數人的形象多是從前世而來，極少部分是今世所創。也因為這個原故，當衝突或災難發生時，某甲會特別激動某乙卻無動於衷。但這不表示某乙完全免疫，某乙也有他自己的痛處。就好像有些孩子在面對父母的離異可以泰然自若，但有些則反應激動，是一樣的道理。

當形象由前世帶到今世，人就會投生在被這些形象引發的環境中。而這環境中的父母和家

庭成員，多半都會符合投胎人的形象，我們也可以說，形象帶出我們累世的課題。只有當它變成問題時，我們才會開始去注意它。如果我們這一世輕忽它，甚至不去理會，形象就會像滾雪球般越滾越大，最後變成無法忍受的痛苦。

這些年，我們依著自身修行的經驗，和在療癒時對人的了解，我們發現，由於每個人前世的經驗不同，呈現在能量體上的形象也有所不同。形象形成之初，在能量場上會呈現輕柔如雲霧狀的特質，有時則是凝聚成黑點，漸漸，形象的能量會以稠密的狀態顯現，接下去在肉體上就會形成阻塞，終至產生病痛。

我們要如何指認自己的形象？首先，我們要去檢查每一個尚未達成的願望和每一個需要，經由這種方式，我們常會找到一些不能釋放的能量阻塞，此階段，我們只能隱約感覺到形象的輪廓，卻還沒真正經歷形象的本身。我們繼續向下探索會發現，我們的人生中，好像相同的悲劇不斷發生，或總是遇到類似個性的人，這些都讓自己覺得不舒服，這其中就內藏玄機，很明顯的這其中有形象在作祟。

這些形象常以潛意識或無意識的方式存在，所以我們必須很清楚的將這些形象訴諸成語言，將它有意識地表達出來，我個人的作法是，把形象一個個寫下來，將之歸類、分析，最後列成一張表格。如果不將它從潛意識變成有意識，形象就會繼續存在我們的潛意識層中，以強大的力量支配我們。

我們會找出自我形象，通常是在重大事件發生之後，例如在經歷失戀風暴痛失所愛之後，這些形象可能是「我早知道自己不值得人愛」，或是「沒有人是值得信任的」。而當你再次經歷類似的情境時，這些訊息就會收入到你原有的形象中，使得你離真我越來越遠。

形象有許多的面向，比如愛、友誼、玩樂、性、創造力或工作等面向。當我們指認出各面向之下的錯誤形象時會發現，許多不同面向的形象都有共同的分母，而且互有交集，如果我們找出這些共同的分母和交集時，就找到「主要印象群」，也就是說，主要印象群就是由許多小印象、小信念所組成的大印象主題，這些印象群決定我們人格中的課題。主要印象群常是我們對於自己或生活所下的錯誤結論。這些印象群都是從創傷中衍生出來，而且是以一個小孩子的眼光創造出來的，這些創造出來的結論，常是：「生命很不安全」、「人生如戰場，我必須隨時戒備反擊」、「男人沒一個是好的」，或是消極的認為，「生命真是令人失望，我的夢永遠也不會實現」。

我們將這些印象概化到我們的生活和靈性層面，這些錯誤扭曲的形象，就不斷地影響我們這一世，甚至下一世。如果，我們有機會能看得出這些主要印象群，就可以進一步探討，進而了解我們是如何為了自我防禦而扭曲自我和對別人及對世界的形象。當我們意識到將錯誤的形象誤以為是真我時，我們就可以透過療癒，逐步找回真正屬於我們的自性本體。

第四節　防禦

你有沒有這樣的經驗？在某種情形下太過激動而反應過度，說了些不該說的話，甚至動了些不該有的念頭，而在事後常自責當初怎麼會說那些話、做那樣的事。我們一生中，多多少少都會有一些過火反應，我們稱這些過火反應為「防禦」。想想，有多少次當別人說了一些我們不想聽的話，或是語帶威脅時，我們的防禦系統就立刻啟動。這種反應在當時看來既正當又合理、既自然又不違反人性，它為我們即時擋去威脅，讓我們的心理得到片刻的安全。

因假想的恐懼而產生的防禦行為也是一種疾病

以印地安人的眼光來看，當生命受到威脅而產生的恐懼，是為了保護自己而有的防禦行為，防禦是動物性的本能，不但健康而且必要。這裡所說的防禦並不指生命受到威脅時的反應，而是指將這種反應發展到一種心理狀態。這種心理狀態是在面具自我或錯我受到挑戰時，跳出來捍衛的一種行為。因心智扭曲所產生的恐懼而生出的防禦行為，不但沒有必要，也很不健康。《地球醫學》(*Earth Medicine*）一書的作者詹米・山姆斯（Jamie Sams），也有類似的觀點，他說：「因扭曲心智產生的恐懼，是一種疾病，因為它是由語言和在當下對未來毫無根據的假想所傳播的。」

我們這裡所談的防禦，和精神病學或心理學上所談的防禦也有所不同，精神病學或心理學上有許多防禦，如鎮壓、壓抑、否認、昇華、投射，這些都屬於防禦。但這裡所說的是限制在因創傷而生出的防禦，我們把防禦視為來到這個世界需要學習的功課和課題，我們需要防禦的幫助，重新和這個世界接軌。因此，當我們談到防禦時，我們所指的是人格上的防禦。這種防禦行為，對我們並沒有太多的好處，但它和創傷一樣，在我們的靈性發展上都是一份珍貴的禮物，它就像是為我們開啟一扇窗，讓我們窺探自己，是如何可笑地窮畢生的精力去維護一個錯我。

換言之，隔離我們和真我之間的這些障礙，如創傷、防禦、面具自我……等等，就像是高速公路上的路標不斷提醒你，來到這個世界的目的，為你指出真正的方向。

防禦早在我們出生、甚至出生之前就出現，我們已經無意識地在我們人格之中一層又一層的加蓋保護層。這就好比女性化妝，化妝水之後上乳液，接著打粉底、撲粉、畫眉、上眼線、抹眼影、塗口紅，經過這一層層的變妝的我，早已失去本來面貌，我們創造了另一個我。我們不知道還有一個真我，而不遺餘力地為維護那個創造出來的假我，不時補補粉抹抹口紅，為的就是維持一個完美的錯我。

很多習慣濃妝豔抹的人是無法不畫妝就出門的，對她們而言，不畫妝就出門無異是裸體上街，覺得毫無自信而且沒有安全感。這種情況和習慣啟動人格上防禦機制的人一樣，要他們放棄防禦，會讓他們覺得掉入萬丈深淵，感覺如同死亡。但我們卻忘了，只要我們緊抓著錯我不放，沒有活出真我的一天，我們就是死的、毫無生命可言。如果我們不是踏上靈性的道路，開始自省和修行，我們是不會知道我們還有一個真我。因為我們毫無線索去知道，原來還有一個真我的存在。

如果沒有走上修行的道路，我們永遠也不會知道，自己所受的苦完全是出於對人生的幻覺和誤解。因為我們都害怕空，害怕一無所有，我們把錯我當成一切，如果放棄了錯我，不也就等於失去一切？要我們立刻放棄錯我，談何容易，也因此使得追尋真我的過程格外艱辛。

我們投資了許多的精力來維護錯我，進而發展出防禦系統的綜合體，這其中包括創傷、低層自我、主要形象和面具自我。防禦常以許多不同的面貌呈現，有時十分細微精緻，甚至難以察覺。這就好像霧，起霧時無聲無息，一開始只是覺得有些模糊，等到大霧瀰漫時才發現已經阻擋了前方的視線。

起霧就好比我們的防禦，在我們和人互動時，當防禦機制冒出頭，我們常不自覺，而對方也不察覺，反而和我們同時掉入防禦系統之中。想想，你有沒有一種經驗，想試著和某人溝通，但突然之間，場面變得有些失控，當時沒有察覺，總要等到好一陣子之後才發現當時自己好像反應過度。就算事後察覺，但下一回相同情形發生時，我們還是很難第一時間就指認自己冒出頭的防禦反應，在當下那刻適時地給予糾正，除非我們對自己下過很深的內省工夫，否則我們還是會一而再再而三地掉入防禦的深谷而不自知。

要當場知道自己是否正在防禦的這種自覺能力，通常是因人而異，防禦是一種能量，因此它的密度和振動頻率也因時、因地、因人的不同而有所不同。有些人如果一直在運用很強烈的反應時，比如有著火爆脾氣的人一發起脾氣的當時，自己和外人都可能立刻發覺，但有時候防禦反應比較溫和、精細或內斂時，外人和自己都感覺不到。

不論防禦反應是外顯的攻擊或內縮的逃避，對我們的傷害和痛苦都是一樣。如果在我們覺得受到威脅時，能夠客觀地在當場察覺到自己的防禦反應已啟動，就能在第一時間調整自己，這樣，我們就能避免自己有過火的反應發生。

防禦的面貌：退縮、服從、攻擊、凍結

大家或許很好奇，防禦反應有那些反應，當我們遇到危險時，又是用什麼方式來保護自己？防禦行為大致上可分為四種：退縮、服從、攻擊、凍結。防禦如果再加上面具自我和其他自我，就形成了人格結構。

防禦因為每個人的創傷和主要形象的不同而有所不同。以退縮而言，有些人覺得活在肉體之中是不安全的，於是他就會用退縮的方式來保護自己。有些人不願意說真話，因為擔心一旦說實話，對方不高興會引起衝突，或是把事情弄得一團糟以致於場面亂到不可收拾，於是他就

把真話藏心裡，而一味地順從別人的意見。

另一種完全相反的情況則是攻擊，這些人不能接受一絲一毫的錯，他們認為錯就是壞，相信所有的人都是敵人，只要一出錯自己就會死，所以他們不斷要別人順從他們。

還有人以凍結能量來自我防禦，當他們受到威脅時，把自己從當時的情境中抽離，不向外輸送能量、也不往裡吸收能量，不讓自己去感覺，好像外界的人或事和自己無關。

布蘭能用她的超感透視力，去觀察每種能量上的防禦行為，也發現不同的人格結構會生出不同的能量防禦模式，而防禦模式在發生那一剎那的能量，常會發出如閃電般炫目的光芒。布蘭能將能量上的防禦行為細分成十二種不同的防禦行為，比如有的人好像全身長滿刺，你稍微靠近他，就會被刺得渾身不自在，這種防禦的目的就是要你保持距離、別太靠近。其實，每一種人格類型都有慣用的防禦行為，下章討論五種人格的防禦行為時將會細講，此處不再贅述。

防禦的行為是在受到威脅時產生的反應，這些反應都會對人格產生不健康的影響，約翰·皮拉卡斯（John Pierrakos）就談到防禦的害處，他說：當一個人在防禦狀態中，他們無法區分真正或假想的威脅，因為防禦狀態已成了第二本能，它擋住了視線，看不清對自己、對別人、或對人生的真相。也讓人看不到可以做出正確決定的可能性。這些壞處，全都是因為整個系統（包括靈性、肉體、情緒和能量系統）全部被啟動用來擋掉假想的危險。問題是，這面臨假想危險的作業程序，和面對真正危險時毫無不同。在真正危險中，我們的知覺會被凸顯，使我們決定要反擊、逃跑或躲藏。面對假想敵，防禦機制的反應一樣是反擊、逃跑、順從、凍結四選一。要不就是選擇反擊，以作戰的方式解決問題，或是從生命中懦弱地逃跑，再不就是虛偽地順從或凍結自己的感覺。這些防禦都起源於對可能曝露在危險之中所升起的恐懼。

當身處防禦狀態之下，是感受不到愛、慈悲與溫情，更遑論體諒或了解別人，也就無法伸出雙手真心擁抱實相、無法和真正的自我接軌，也沒辦法連結其他人（也包括了我們摯愛的人）。

每個人都有恐懼，我們都錯誤的認為，只要我們曝露缺點，別人就會拒絕、甚至不愛我們，因為我們無法忍受被拒絕，為了去除假想的危險，於是我們就用防禦機制去維護我們的形象和一個錯誤信念的自我，好讓我們變得可愛而且討人喜歡，於是在防禦機制之後再創造出一個面具自我，以下將討論這面具自我。

第五節　面具自我

「當你鼓起所有的勇氣，做一個真正的自己，這個真正的自己和理想自我相比，看起來可能略為遜色，但你會發現，真正的自我要比理想自我更多更豐富。」這是伊娃指導靈第83號講話中的一段話。南非的人權領袖曼德拉，在對政治受難者的談話中談到恐懼時，也引用瑪莉安．威廉森的談話：「我們深沉的恐懼，並不是因為我們有所匱乏，我們最深的恐懼是我們有無限的力量。真正令人膽顫的不是黑暗，而是光明，我們自問，我是誰？膽敢如此耀眼、敢如此聰慧、如此的有天賦和優秀，事實上，你誰也不是，你是上帝之子。你縮小自己並無益於世界，縮小自己無法令你周遭的人感到安全。我們人生來就是要實踐內在的神性，那是上帝的榮耀，這份榮耀不只存在某些人身上，這份榮耀存在每一個人心中。當我們點亮了內心的光芒，我們在無意識中也允許別人內在的光芒。當我們從恐懼中解放出來，別人也會自動解放自己。」

面具就是被美化的理想自我

去尋找藏在面具背後那個美麗又完整的自我，實在需要勇氣。我們都忘了我們曾經創造一個理想自我，用來補償自己不如人、不值得人愛的遺憾。這些遺憾的形成，都是因為對於「我是誰」這個問題，在認知上有所不清而造成。

我們以十分細膩的方式來催眠自己，要自己相信這個戴了面具的人——被美化的自我——就是真正的我。這個被塑造出的理想自我，是一個假人，其目的是用來面對這個世界，為的就是遮蓋我們人格中不完美的部分。

我們以為，這個面具自我比真正的我更理想也更令人滿意，所以我們依賴它。它位於人格的表層，是用來遮蓋我們的創傷、低層自我、主要形象、防禦和高層自我的工具，它是我們的表層自我，也是我們用來面對世人的一張臉。面具自我是我們認為自己應該呈現給他人的樣子，也是基於理想而去刻意塑造的自我。它包覆了我們脆弱且容易受到外在干擾的一面，也同時是隔離我們和自性本體的最外層，它像一面鏡子反射出影像，讓我們誤以為鏡子裡有一個真正的我，除了一些走上靈性修行道路的人，一般人很難發現自己戴著面具。

有時候，我們會聽到朋友說：「你不要這麼做作！」，或是其他批評我們的話，當我們聽到別人這麼說時，我們不但不承認，甚至會反駁說：「做作？怎麼會，我一直都是這樣的啊！這就是我呀！」特別是最後這一句話，反應了我們一直戴著面具而不自知。

關於自己戴著面具卻毫不自覺這件事，我（安慈）有一個切身的經驗。年紀稍長的人對於莎莉麥克勞這名字可能不陌生，她是電影「愛的故事」的女主角，也是著名影星史蒂夫麥昆的妻子。莎莉的弟弟是精神分裂症患者，住在紐約市哥倫比亞大學附近，當時我還在哥大念博士班。

我幾乎每天都會遇到他，他每天穿著同一件破爛衣服，但把自己打點得還算整齊，稱得上是亂中有序。雖然我和他每天見面，他卻對我視而不見，但我心裡明白，他知道我每天都注意他。

有一天，他終於正眼看著我，我們四目相交，於是我想也沒想地問了一句：「你好嗎？」他瞇了瞇眼，腳步突然停了下來，然後直挺挺的站在我面前看著我，問我：「你真的想知道我好不好嗎？」

我被他這個舉動嚇了一跳，因為他當場撕下我虛偽的面具。我嚇得後退了幾步，忙說：「不，我一點都不想知道，抱歉。」他一言不發繼續往前走，臉上帶著困惑不解的表情，他可能心想：為什麼人們總是這麼虛假。

他的反應讓我意識到「你好嗎？」這一句是多麼的虛假。我們在說這句稀鬆平常的問候語時，常是言者無心，原來我們都戴著虛偽的面具去面對人。多年後，我終於明白，莎莉的弟弟是菩薩現前，給了我一個當頭棒喝，提醒我一直戴著的虛假面具，但這個領悟已是在多年之後，當時我雖然知道自己虛偽，卻不能指認自己戴著面具。

我們都從小就開始戴著面具，為什麼會這樣？回想從我們小時候，我們就被教導要乖、要聽話、要有愛心、要勇敢……，達不到這樣的理想，父母或師長就會收回對我們的愛，甚至處罰我們。

做為孩子，對世界的認知有限，對人類行為的理解有限，對世事的領悟力也仍在發展之中，以小孩的眼光來看，如果我們沒有達到父母的要求，父母生氣或是責罵我們，就代表我們不再被愛。因為我們害怕不再被愛，於是我們在下意識做了一個決定，那就是我必須變成另一個我，一個不同的樣子，如果只做我，是不值得人愛的，所以我們創造出一個自以為比較得人愛、討人喜歡的「理想自我」，用來掩蓋那個原本不夠好、不夠完美的我，而這個我看似理想，其實是虛偽、不真實而且是錯誤的「我」。

但以孩子的眼光，並不能了解這個戴著面具的我並不是真我，因為孩子無法了解這個「假我」，是在遺忘了「高層自我」、而且是扭曲實相之後所產生去討好別人的我。

我們以為我們必須完美

這個面具自我的產生，是因為兒時傷痛的經驗，於是，我們將壞的、被處罰和不愉快的經驗歸類在一起，而好的東西就歸在會被人愛、會討人疼的項目之下。於是我們得到一個錯誤的結論，以為我們必須完美，但在血液裡我們也知道我們並不完美、也不可能完美，因此我們必須把自己不完美的部分掃進低層自我的黑幕裡。

我們建立一套美麗的謊言，這一套謊言和別人的期待相符，我們就依著這套謊言加上面具自我，而產生了一個不真的假我，以為只有當我們戴著面具才會討人喜歡、受人歡迎。

看到這裡，大家千萬不要自責，更不要討厭自己為何如此虛偽，因為這副假面具人人都有，而且在我們還是孩子的時候就形成了。以孩子有限的領悟力使他以為，要能得到愛，他就必須隱藏不被接受的不完美的一面。

也許看到前面的敘述，會認為有面具自我是一件很不好的事，因為它讓我遠離真實的自我。事實上並非如此，面具自我是我們人生藍圖的一部分。我們創造面具自我有其意義和目的，面具自我並不是全然一無是處。

如果我們深入探討人生和業力的關係會發現，覆蓋在本體之上的如：創傷、低層自我、形象自我、面具自我，這些其實都是早就設定好，如果了解這點就能體會面具有它存在的必要性，而且每個人的面具，都是只為每一個個人量身訂做的限量產品。

從本我到假我這一段演化過程，每一個細微的變化都是功課，更是活生生的教材。而這些創傷、低我、形象、面具同時扮演著警語的作用，一再提醒我們投生的目的和今世的功課。

佛家常說「人身難得」，能投胎為人原本就是一份難得的禮物，要生而為人，才有智慧從苦樂參半的人生過程中去體會、修正、圓滿一切功課。人之所以會投生，都是因為過去世的業累積的結果。人因為有感官，所以能想、能做、能創造、能做功課。而我們的肉體和靈體，正是依我們在多生多世所累積的業形成的。

我們每個人從小開始就受創傷，也被我們所選擇不完美的父母所傷；也都用面具自我來遮蓋我們的傷痛，我們以為這樣就能避免受傷、避免痛苦。但事實正好相反，帶著面具自我，反而會招致我們原先想要避免的痛苦。一般人無法察覺這一點，除非有長時間內在自省的經驗，否則我們永遠都不知面具自我是毒藥而不是養份。

我們戴著面具的時候，多半忙著應酬別人，它同時也切斷了我們和內在精華本體的連結。當我們戴面具和人說話的時候，會不斷地去思索接下來該說些什麼，這麼一來我們就很難「活在當下」，麻木的從這一秒到下一秒，如此過下來，這一生不過是由許多小死亡串成的大死亡，而且，當我們戴著面具時，我們會很習慣將錯誤推給別人，而不願對自己的感受負責。

在我們出生之後，在第一次受到創傷之後，我們忘了，我們原本有一個光輝燦爛的自性本體。在歷經創傷、低我、形象、防禦這一層又一層的覆蓋和鎮壓之後，面具自我距離本體之間已經很遠了。不過別擔心，本體並沒有消失，只要尋著線索往回找，我們還是可以找到自性本體。因為「面具自我」是按照「自性本體」所打造成的理想自我，這個理想自我是個「冒牌貨」，其品質和價值當然比不上真貨，但若要了解真貨，看看這假可亂真的冒牌貨也未嘗不可。

三種面具：愛心、威力、平靜

伊娃的指導靈指出面具自我有三種，分別是愛心的面具、威力的面具和平靜的面具。我們先前提到，面具自我是本體被扭曲之後形成，所以在被扭曲變形之後原本是極具愛心的就變成了依賴、順從。本來是極具威力的就變形成了控制和侵略，而平靜則成了退縮和退隱。

這三種面具就像是變色龍，會隨著環境或不同的需要而變化，如果一個人想要從別人那裡得到愛和關懷，這時就可能戴著愛心面具，變的非常關心別人，關心和愛的程度可以像慈父慈母對人噓寒問暖、無微不至，很願給也很能給，這麼做為的是想要得到別人更多的關懷和讚美，以補償不足或不如人的感覺。

當人戴著威力面具的時候，會看起來獨立超然或積極進取，很能幹又具魅力，這個面具是很具防禦性的，想控制自己也想控制別人。我們認為，為了安全必須保持自尊，必須要贏。這時候人會變得緊繃無法放鬆，不能接受自己本來的面目。因為不能犯錯，所以這時候戴著威力面具的人，會極力地想控制這個難以駕馭的世界，不只是想控制外在的世界，也投入大量的精力去控制內心的世界。

當人戴著平靜面具時，會給人一種安寧祥和自在無牽掛的感覺，然而面具之下其實埋藏了恐懼。他們怕別人發現身而為人所擁有的恐懼和衝突，這些恐懼和衝突是低層自我的負面品質，人人都有，只是他們不知道，因此他總擔心別人看到自己的缺點。有著平靜面具的人要求完美、要求純潔。他們表現得超然、沒有牽掛，比如說在靈修或宗教領域上，有些人會去批判別人修行的功夫，或是想去評判別人開悟了沒有，但這並不意味他們擁有和本體一樣的高品質。

面具因為是透明的，所以我們很難發現自己到底是真正的平靜或是戴著假面具，所以我們必須透過修行的方式來檢驗自己。但有些在靈性修行上走的人想抄捷徑，不願意去碰創傷，也不願去碰低層自我，想直接跳過這一切而和自性本體直接接觸，這種現象稱為「靈性改道」。事實上，靈性道路沒有捷徑，改了道是不可能到達終點，要直接和自性本體接軌，是不可能不去揭自己身上的爛瘡疤的。

如果要回歸自性本體，那就要先了解自己是戴著面具的，其次再客觀地觀察戴著哪種面具？要知道這個面具自我是高層自我扭曲變形之後的產物，是我們心裡希望變成的樣子，但卻不是真我。我們如果一直戴著面具，也就同時表示我們否認我們在小時候受過的創傷，我們每一個人都受過傷，拒絕承認的結果是我們很難走上修行的道路。

如果我們能夠深入地發現自己其實並不願意面對面具之下那個不完美的自我，並反覆地去正視自己的逃避，那麼，面具自我對我們傷害就會逐漸減少。這個方式，不但會察覺有面具自我的存在，同時還能在情緒上接受它。這種和自己深層的連結，可能會讓創傷不斷浮現，但我們同時也會發現，自己是有缺點的，原來自己時而害怕、時而貪心、時而軟弱、有時還有些壞心眼、時而麻木不仁冷心腸，即使有這麼多缺點，自己還是很可愛也值得人愛，並非一無是處。

進入 BBSH 療癒大學的第一年，我們兩人都自認頗有修行，不必和其他同學一樣做一些內省的功課。有時我們甚至對其他同學感到不耐，老覺得他們腳步太慢，心裡常想，如果他們的腳步快一點，我們也可以進步快些。以我（安慈）舉一個例子。

在學期第一年的最後一個星期，班上有個小組互動會，在這個互動會上，班上同學會做很深層的內省，由兩三個老師帶領，然後同學會把自己的創傷或不想讓人見到的事情說出來，而其他同學在旁協助把內心負面的情緒發洩出來。

當其中一位同學正在處理他的情緒時，一位老師突然轉向我、問我：「安慈，你為什麼看起來這麼悲傷呢？」我沉默了一下，然後回答：「我為這位同學感到悲傷，也為自己感到悲傷」。問話的老師剛讀完我的功課，了解我備極艱辛的童年和青少年。

老師說：「安慈，請你和同學分享你的童年故事好嗎？」

一開始我是以一個第三者理性的態度來說一則好像是別人的故事。但隨著我的敘述，童年的情境一一浮現到眼前，我的情緒開始起伏，臉上的肌肉也開始抽動。我馬上控制自己，讓自己的情緒跳回成一個理性的敘述者。然而我感覺臉上的肌肉再次抽動，而且越來越頻繁，我弄不清怎麼回事，覺得自己像一座正在崩塌的山，滾下無數大大小小的落石，伴隨著大雨，我釋放了小時候的傷痛。

這時候幾位老師扶著我躺下來，班上的同學圍著我、抱著我，這時候我有了一股麻木感，這感覺很熟悉，因為小時候我用這個感覺來保護自己，而我在此時也用這個感覺去抵抗同學和老師的愛。

就在這個時候，其中一位曾和我在達賴喇嘛法會上不期而遇的老師，開始吟唱六字大明咒，而同學們也伴隨著一起唱誦，就在這瞬間我打開自己，把自己徹底交出去，讓同學和老師愛我。我張開眼睛看著他們，我知道，這一刻只有愛沒有批判，同時感受到其他同學內心的痛苦，這是我之前所無法感受到的。

我帶著威力的面具卻栽了一個大跟斗，面具有些部分跌得粉碎，原以為自己控制得宜，卻隨著外洩的忿怒和眼淚而卸下武裝，我深刻感受到卸下面具的自在，也因為卸下面具才能深刻感受到，即使卸下面具之後的我並不完美，周遭的人並沒有因為我的不完美而責備我、處罰我、看不起我，他們反而更愛我、更支持我。

第六節 高層自我

你我都是降生在「人」肉身的「靈」，我們降生人間是為了能擁有人類的生活經驗，也就是說，「人」原本是具有高悟性的靈體，投生人世絕非偶然，是為了求成長而學習，並且能繼續之前的靈性旅程。

地球像是一個大的學校，它提供了各種機會，好讓我們能完成累世累劫未完成的功課。就像我們在學校念書的情形一樣，有各種不同的科目，每個科目有不同的功課。有些人早早就把功課做完，有些人遲遲無法交作業，因為每個人做功課的速度不同，而速度的快慢則和高層自我是否連結，以及連結面積的寬廣及深度而定，如果這一世的功課未做完也沒關係，下一世還有機會繼續。

從靈性的角度來看，我們投生為人是為了得到做功課的機會，做功課是為了要證得我的自性本體，要達成這個目標，唯有身而為人才有機會做功課，因為靈是無法做功課的。

在靈性的旅途上，如果能得到高層自我的協助，把意識提昇到某種程度，我們在地球上的體驗也因之轉化提升，而能體會到來這個世界的目的，簡單的說，我們來這個世界的任務就是能和高層自我連結。當然，它不是唯一的任務，我們還要幫助我們所愛的人，讓他們和我們一起成長，除此之外，我們還要去愛那些前世沒被我們愛過，或是與我們緣份未了的人。

我們所稱的高層自我就是真我。根據療癒的傳統，用高層自我這一個名詞，是為了要和低層自我做區分。低層自我就是人格自我，不是真正的我，所以我們也稱之為假我。

低層自我是摻雜了私有慾望的自我，而且永遠渴望自己尚未得到的東西，一旦得到了，新的慾望又升起了。到最後，假我成了幻象，讓我們誤認為那才是真我。如何去除幻象？方法很多，透過意識的提升，如靜坐、呼吸等的練習，透過日常生活中的體驗和身體力行，我們不但能如抽絲剝繭般的和高層自我相連結，最終能感知自性本體，只要能感知本體，就能超越肉體，而超越肉體，正是我們靈性修持的目的。

高層自我和自性本體有何不同？

也許讀者會問，高層自我和自性本體有何不同？高層自我是自性本體經由投生人間而形成的一種精細能量。自性本體是我們投生之前的一種原始自性，是一種宇宙萬物合一、沒有特定的形狀，非個人化的一種狀態。本體是我們存在的本源，在投胎的過程中，原本振動頻率極高的自性本體，必須調低頻率才能適應人類低頻的肉體和能量體，這個過程是絕對必要的，自性本體必須經過這個過程，才能變成「有形實體」的東西。

頻率越高的物質就越以無特定形狀的狀態呈現，而頻率越低的就越實體化，所謂實體化就是看得到摸得著的有形狀態。當自性本體變為有形，就越實體化，也因為這樣，我們也越容易抓住它。在本體從高頻率調到低頻率的過程中，其中還有一個玄機，那就是意識層頻率隨著降低，低到人類感官能力可以感受到的程度。因為這種意識上的轉變，使得我們對前世的記憶越來越模糊。相對的，我們對投生到這個世界的目的也越來越不清楚。因為這個原因，我們的人生藍圖也就因應而生，目的是將本體和高層意識轉化到人可以觸及和感知的程度，讓我們開始知道我們投生的目的。

說到這裡，我們必須在自性本體和高層自我之間做更詳盡的解釋。本體是種宇宙現象，我的本體即是宇宙，宇宙即是我的本體，然而當本體投胎來到人間開始更「個人化」時即成高層自我。舉個簡單的例子說明，假想眼前有一盆水，你用杯子向下罩著，杯子所罩住的水仍然是水，與杯子之外的水毫無分別，所不同的是你用了一個有形的杯子罩住這本是無形的水，當你拿開杯子，杯子裡的水即刻失去杯子的形狀又成為盆子的水。兩者都是水，有何分別？可以說本體即是這盆水，而杯子的水是個人化的高層自我，至於杯子，則正是我們有形的身體。

自性本體和高層自我之間，沒有如楚河漢界般的界限，正如高層意識和低層意識也沒有清楚的分隔，是一樣的。雖然我們常說，我們遺忘了投生的目的和任務，但並不是說我們真正徹底的遺忘，因為我們還是可以從自己的人生渴求中找到線索，藉此來喚起我們投生的目的和任務。我們人生的渴求擔任了領航的工作，在很多時候都能引領我們去追求真我，去找尋我們投生的目的。

這裡所說的高層意識、低層意識、高層自我、低層自我、自性本體，都是如太陽光譜同一連續體上的精細能量。這些精細能量之間沒有明顯的界限，既非黑白分明也不是互相分離，而且還是有連續性的。正如第一章「萬物皆為振動」談物質和能量時所用黑白「漸層連續體」做例子，連續體黑白兩極間包含著各種灰色，我們無法自其中劃一條界線，去界定線的一邊為黑一邊為白。

自性本體正如連續體上偏高的一極，對一般人來說遙不可及，因此它降低振動頻率，進入人類所處的空間「個人化」之後就成了高層自我，自性本體沒有「我」，也沒有形狀，但高層自我則不同，高層自我是人類可以感知到的個性上的特質，如慈悲心、創造力、領導力、正直、智慧、毅力、坦誠、熱心公益等，我們可以循著高層自我給予的線索，去尋找那個隱約存在的自性本體。換言之，**高層自我是依著自性本體去打造的，因此，我們能請高層自我做我們人生和靈性旅程的嚮導，以這樣的方式去喚醒我們投生的目的。**

在投胎之前，我們都曾和高層自我和指導靈會面，訂下我們此生要完成任務的合約，我們稱為神聖藍圖，每個人都是依著這一份神聖藍圖的合約來經驗我們這一生一世。合約有效期一直到肉體死亡那一刻，或是當我們實際履行合約上所有項目時終止。高層自我隨著我們投胎，幫我們履行神聖藍圖，協助我們和自性本體接軌，也是我們連接自性本體的橋樑。

高層自我的振動頻率很高，實際顯現在我們身上，就是一種極美的品質。如何和高層自我銜接並且產生互動，是我們靈性發展上很重要的一環，因此我們可以說，高層自我是我們生活中知識的總合，高層自我就是最完美的我。它掌握了我們累世累劫所堆積的智慧，從這個角度來看，高層自我是我們的良師也是益友。

高層自我教我們去愛別人、去心生慈悲、去感受喜悅，去和其他的「存有」共處，它有無條件的愛，不批判我們，對我們全然了解。高層自我依循著宇宙自然的法則，從不強迫或規定我們要去做什麼事情，它打從心裡希望我們成為最好的，它在我們的意識中潛移默化，讓我們發出愛、美、慈悲和勇氣的特質，來提醒我們還有一個真我。高層自我也會透過預感、巧合、冥想、靜坐和直覺、夢或是靈媒，向我們發出訊息，提醒我們投生的目的。當我們本身的覺知能力提高後，不但我們的洞察力會提高，高層自我的特質也會外顯。

超越二分法的思考方式

要散發高層自我的特質有個先決條件，那就是我們的意識必須先超越三維空間。本書一開始就提到，我們所處的這個三維空間，是個二元化（兩極化）的空間。在這個空間存活的人，都是用二元化或是兩極化的觀點來看世界。我們把世界上的事情分成這個、那個，黑的、白的，好的、壞的，光明、黑暗，仁慈、邪惡。我們眼睛看的、耳朵聽的、所感覺的，都被我們一刀分成兩半，並視這些為實相。會造成這樣的原因，是因為人的感官是非常粗糙的，因此對於周遭的事物只能做約略的區分，不能精細的分別，更無法看出表面上看似相反事物背後的共同性。

「祕傳哲理」集合高靈談話內容，其中就提到人常在靈性、情感或實體之間，設下一些界限的現象。而肯．韋伯在他的著作中也大力闡述這樣的論點，他認為沒有界限這回事。由於我們習慣用語言、文字這些有形無形的符號來為實相設下限制，最後就養成以二分法的觀點來看世界，也用界限分明的分類法，去看精微能量轉換的變化。

二分法的好處是幫助我們將整個靈性發展的過程區分成不同的階段。但它也讓我們盲目地看不到精微能量變化的過程，這個過程並不是用粗略的分類法所能概括的，也不是如肉眼所看見的靜止不動的狀態。二分法視所有三維空間的實相都是相對的，當我們說：「我信任你」時，背後也相對地藏著「我懷疑你」。為什麼人會生出這種實相？因為人把自己看成是分離的，我們和別人分離，我和真我分離，我們和宇宙分離。我們如果繼續用二分法將自己視為和萬物分離，自然就無法了解這個多次元的自己擁有一種振動本質，更不能了解自性本體和高層自我，甚至於這兩者和創傷、低層自我實出同一個源頭。

有人曾說過這樣一段話：「到目前為止，有許多關於高層自我的理論，但我感覺只有極少數人了解什麼是高層自我，高層自我是一直和我們在一起的，但一般人的認知，卻認為高層自我是如此的高高在上遙不可及，人類怎可能知道它的存在、觸到它的光芒？說起高層自我其實很容易，不外乎我們投生的目地包括學習、做人生功課、發展意識、自我療癒、自我平衡，若再深入的細談高層自我也不困難，也不外乎是哪一門人生功課需要學習，哪一種意識需要發展，我該如何療癒或平衡自己？我們甚至可以說我們人類「靈性進化」的過程就是回頭去找高層自我，說起來都很容易，然而，這個高層自我到底是什麼？」

所有需要了解高層自我的字眼都包含在這短短的一段話中，然而，真正的關鍵卻是在靈性進化這個詞彙，因為靈性進化的過程並不是清楚分段的，而是一個能將人類的物界及靈界兩者所呈現的從某現象轉換到另一現象的一個有連續性的過程，然而，我們人如何去觀察這些現象，而現象又變化到什麼程度，都只能靠我們有限的感官去識別、去察覺，因此，我們所察覺的就成了我們意識，而我能識別多少全看我當時的意識而定。回頭再來談高層自我，事實上，高層自我、面具自我、形象自我也是源出一體，也不能用一刀切兩半的分類法去截然劃分，但這三者在意識上是有不同程度的分別。高層自我可以在短短的剎那或長時間顯現出來，怎麼說呢？當我們自覺到自己戴著面具，或察覺到自己的創傷和低層自我，或是察覺自己某一句話的背後是有防禦機制做後盾，這種種「覺知」都表示我們在那一剎那，已將意識從較低的層次提昇到高層自我的層次。

伊娃的指導靈曾談到高層自我，也解釋了為什麼人類察覺不到自己擁有這最精華的部分，她說：「每個人都有一個稱為高層自我的神聖光芒，這是能量體中最精細也是最光亮的部分，有著最快最高的振動頻率，因為靈性發展越高，振動頻率就越快。天使在墮落之後，有一層又一層密度較大的物質逐漸環繞在高層自我的四周，這些層次密度小於肉體，卻大過高層自我，而低層自我就在此刻生成。這些環繞在高層自我四周的層次，是我們肉眼無法觀察到的精細能量」。

了解高層自我就是我們真正的身份之後，我們就可重新發展這個具有真善美的人格特質，即使在現有的人格之中，有些部分已經扭曲走樣，但這個高層自我卻可能在某時某處，穿透這些使我們人格扭曲變形的煙霧，發出耀眼的光芒。此刻我們會體驗到宇宙合一和諧平衡的感覺，這可能只有短短的一瞬間，但這一瞬間我們已和高層自我接上頭了。

高層自我在肉體上的感覺是能量愉快的流動

高層自我具體落實在肉體上的感覺又是什麼？高層自我是一種愉快能量的流動，就像呼吸和血液一般，這個能量是由神靈激發，而且具有宇宙生命的節奏。我們都有觸及很深沉實相的時刻，這時候我們的精神很集中、意識清楚，好像自己和一種強大的力量接上線，而自己和這股力量之間界限很模糊，不論在肉體靈性上似乎都合而為一。什麼情況下我們有這種感覺？當我們打開心房接受愛時，身處大自然中時，在創作、靜坐及冥想時，都可能會有上述的感覺。這時，我們有機會去一窺較大的自我，我們開展了自己的意識，就像站在一扇通往宇宙的窗前，深刻感受到宇宙就是我，我就是宇宙，而神性就在我心裡。

只可惜，很少人會有這種偉大的感覺。為什麼我們會失去這種感覺？因為很多人拒絕承認自己有高層自我中偉大的成份。近年來，從我們兩人為人療癒的經驗中，發現有許多人為有著高層自我的品質而覺得羞恥自卑，他們抵制高層自我，一如他們抵制低層自我，他們不單拒絕黑暗和殘酷，也拒絕光明和慈悲。否認高層自我是因為我們對於高層自我的品質引以為恥，當我們是小孩的時候，我們的天賦和高品質都被壓抑了，愛我們如父母師長的人，否定且不許我們在感官上感到快樂，比如他們把孩子純粹感官上的快樂和「性」連結在一起。身為孩子的我們，自發且豐富的內在衝動一旦被誤解，我們開始認為內在衝動是不好的、是壞的、是髒的。我們不但被拒絕、被嘲諷，甚至被處罰。我們被教導自己不夠好，不夠完美也不如人，這使得我們對於原本具有的高層自我引以為恥，這就像把點燃的仙女棒投入水中，瞬間熄滅。

我們年事稍長，想回頭尋找自我時，卻被忠心耿耿的低層自我阻擋去路，而我們也對低層自我的存在感到不自在，於是立刻退回去建立一個面具自我，以為那才是我們應該有的樣子。然而，我們雖一再地向面具自我認同，內心卻有個聲音，要我們穿透面具自我，去揭露完整實相的高低兩極。如果我們仔細觀察，生命其實是有固定脈搏，每件事情也有起有落，事情不論悲喜，本質上是相同的，如鐘擺之擺盪，雖然在兩極間來回，但始終都在同一個軌道，從來沒偏離過。

為了要找回高層自我，我們必須穿過重重障礙，但不要因為有障礙而氣餒，因為這障礙只是暫時的，只不過是由恐懼和羞愧所形成的紙老虎。要重新找回高層自我，必須再去感受父母師長當初拒絕或壓迫我們時內心所產生的忿怒和痛苦，此時我們會發現，小時候這些拒絕或壓迫我們的聲音，早已內化成為我的一部分了，因而長大成人之後，我們就用這些聲音，來壓迫自己，成家後再用這些聲音壓迫我們的子女。

要啟動高層自我，首先必須改變我們對人生困境的看法，因為當我們開始做人生功課時，我們會經歷比以前更多的創傷，面臨更多困境，忍受更多痛苦。表面上看，我們好像是被處罰了，事實上，我們是進入了速成班，正以迅雷不及掩耳的方式學習。當我們了解到這一點，才能向靈性的道路上邁進。

第四章

我變成了誰——五種人格結構

前面談到人自投胎後所經歷的「忘了我是誰」的人生過程，從「接受創傷」到發展「低層自我」、「形成形象」，到最後「戴上面具」，這過程漫長而複雜，你我皆須度過，沒有例外無人倖免。另一方面，我們也從人類的四次元觀點來看這「忘了我是誰」的人生過程，從振頻最高密度最低的自性本體一步步下降，經意念體、能量體次元，經過千山萬水的蜿蜒路程，最後落實到振頻最低的肉體次元，終於忘了我是誰。

這兩種不同的觀點都是在解釋忘了我是誰的人生過程，那麼，「我」變成了誰？這「忘記」的過程是否產生了任何產品？這自性本體經過千山萬水最後落實到肉體次元上的終端產品到底是什麼？我們到底變成了誰？換句話說，我到底「不是」誰？這一章節主要是回答這個問題。

回答這問題必須先提一個關鍵人物：精神科醫師威廉．賴克。賴克原是心理學大師佛洛依德的得意門生，但他所提出的論點和老師大相逕庭而不容於師門；他一生坎坷，最後以現代觀點會笑掉大牙的莫須有罪名卒於獄中。就心理分析來說，他雖不及佛洛依德有名，但他對人性的精闢見解，為西方心理學開創一個嶄新局面，對後世影響極其深遠，傳統的心理分析面貌經他巧手一轉完全改觀，從治療師坐椅子傾聽躺在療床上的病人回溯童年往事的靜態畫面，轉為治療師診斷時要病人脫掉層層衣物以觀察全身線條和肌肉發展脈絡，治療時要求病人大嚷大叫、頓足捶地或打枕墊等以發洩積壓情緒的動態畫面。

人格結構學的濫觴

如果說佛洛依德是近代心理分析療法的開山祖師，那麼賴克就是近代肢體療法的開山祖師，許多以身體為中心的療法皆可說是賴克的後繼者或受了他很大的影響，包括心理學上的「焦點療法」（Focusing, Eugene Gendlin）、「夢境過程取向療法」（Dreambody, Process-oriented Psychology, Arnold Mindell）、「神經語言方程式療法」（Neurolinguistic Programming, R. Bandler & J. Grinder）、「羅芬按摩法」（Rolfing, Ida Rolf）、「生物能療法」（Bioenergetics, Alexander Lowen）、「全方位呼吸療法」（Holotropic Breathwork, Stanislav Grof）、「重生呼吸法」（Rebirthing, Leonard Orr），乃至於我們兩人在療癒時常用的「哈口蜜療法」（Hakomi, Ron Kurtz）及「核心能量療法」（Core Energetics, John Pierrakos），以及我們在台灣教學時用得最頻繁的「昇華呼吸療法」（Transformational Breathwork, Judy Kravitz），或特殊教育界普遍運用的「感覺整合療法」（Sensory Integration, Jean Ayres），我（至青）個人在治療語言專業上常運用的也是物理治療界熟知的「神經發展療法」（Neuro- Developmental Treatment, NDT; Bobath），或台灣所知的屬於肢體動作治療類的「舞蹈治療」（Dance therapy, Marian Chace）等等，均受賴克的影響。

賴克追溯病人的背景資料發現，如果在幼年時期受到類似的創傷，長大之後就會形成類似的體型，而這些體型相似的人也會有類似的心理狀態，他把自己的觀察再加上前人的研究（如桑鐸．費倫奇〔Sandor Ferenczi〕等人），使得以下所要談「人格結構學」（Characterology, Character Structure）有了初步的雛型（1949）。當然，任何一個成型的思想學說絕不是一個人的功勞，接下來的亞歷山大．羅溫（Alexander Lowen, 1958）、史坦利．凱勒門（Stanley Keleman）、法蘭克．雷克（Frank Lake, 1966）、大衛．柏德拉（David Boadella, 1974）、約翰．皮拉卡斯及伊娃．皮拉卡斯、丹麥的麗斯柏．馬歇爾（Lisbeth Marcher, 1990），及布蘭能對此學說都極有貢獻。

特別值得提的是羅溫和精神科醫師出身的約翰．皮拉卡斯持續賴克的研究，兩人後來攜手共創「生物能量療法」（Bioenergetics），使得原本侷限於生物學和病理學的人格結構學，加進了物理學和能量學，內容更形豐富。約翰後來自立門戶，手創「核心能量學派」，特別是在他結識通靈的伊娃後，他的學說加入了嶄新的觀點，使得人格結構學更多元化。

約翰在一九六七年四十六歲時遇見五十二歲的伊娃，四年後結婚，伊娃即是本書常提及的「道路工作靈修法」創始人，兩人的結合傳為佳話，也深深影響了約翰的思想意識型態，更為約翰的學說添上濃厚的能量靈學觀點。「道路工作靈修法」的訓練課程遍佈歐美，「核心能量學院」總部位於紐約市曼哈頓，提供各種長長短短的訓練課程，我們兩人曾從這兩處受教多時，獲益良多。這兩大派雖然不似 BBSH 療癒大學是政府立案的大學，可頒發學士學位，但它們聲譽卓著，許多已擁有營業執照或碩士學位的心理分析師、社工人員、各種療癒師或精神科醫師都曾在這裡接受再教育。

「人格結構學」後來加入的能量靈學部分不只來自伊娃和約翰，也來自另一位也是靈媒的布蘭能。布蘭能以上述從賴克一脈相承的人格理論為基礎，再用她天賦異稟的超感透視眼所觀察到的現象，更深入討論每一種人格的能量體和能量模式，把人格結構學說再度發揚光大。

最後要提的人物是創「肉體動力學」（bodynamics）學說的麗斯柏・馬歇爾。馬歇爾是丹麥人，有「北歐的賴克」的美稱，她研究人身上每一塊肌肉的心智體能活動發展過程，為人格結構學在肌肉發展方面打下更深厚的基礎。她聯合二十多位治療師，花了長年功夫記錄、整理、分析一萬多個個案的治療資料，將人體每一塊肌肉的反應靈敏度，及其所啟動的心理議題、啟動的時段連結起來。他們發現，人身上的每一塊肌肉都有其心理意義，每一塊肌肉被啟動的時段各不相同。啟動是指小孩可開始「有意識」運用某肌肉（在此之前可能只是反射動作），若孩子運用某肌肉的衝動過早被壓抑，或創傷的壓力過於巨大，這塊肌肉對外界的反應過低（hypo-responsive），當這孩子長大成人後與這塊肌肉有關的心理反應則為退縮、消極、躲避的態度；反之，若創傷是在肌肉已發展完全後才發生，孩子必須抑制運用這塊肌肉的衝動，或將之保留在身體內，肌肉會因反應過度（hyper-responsive）而出現能量阻塞的現象，其心理活動則為僵硬或抗爭的態度。譬如說上臂後內側一塊三頭肌是嬰兒學習爬行階段啟動的，此時的孩子正學習自立自主，常拒絕大人的協助，比如說當孩子不想吃大人餵的那口飯時，用手臂向外推開別人

第一型分裂型人格	出生前至三個月左右
第二型口腔型人格	一個月至一歲半左右
第三型忍吞型人格	一歲左右至三歲左右
第四型控制型人格	兩歲左右至五歲左右
第五型刻板型人格	三歲至六歲或青春期

的手，就必須用到此塊三頭肌，由於孩子的意念為「我不要」，因此三頭肌的心理議題便是與拒絕或接受別人的給予有關，換句話說，和設定自己的「疆界」有關，有經驗的治療師可根據觸摸這塊肌肉的感覺，而得知個案在「疆界」問題上是否有健康的觀念和態度，從而給予適當的治療。

總而言之，上述所提許多大師分別注入個人畢生的智慧結晶，為人格結構學說奠下結實的基礎，因此而有了今天要和各位分享的內容。

五種人格依據童年受傷的時間而排列

以下將談人類的五種人格，這五種人格大致上是依據童年受原始創傷的時間先後而排列分類的，比如「第一型分裂型人格」受傷時間最早約為出生前至三個月左右，「第二型口腔型人格」為出生後一個月至一歲半的母親哺乳期間，「第三型忍吞型人格」則為一歲左右開始發展自主權期間開始會表示 NO，一直到訓練大小便的三歲左右，「第四型控制型人格」則為兩歲至五歲左右，而「第五型刻板型人格」為三歲乃至六歲以及青春期。

為了討論上的方便，此處為每一型人格界定一段時間，事實上每一型人格的原始創傷發生的時間並無明確的分界，就如同每個孩子發展的速度因人而異，比如我家小明一歲叫媽媽，小明的弟弟到一歲三個月才叫，而隔壁鄰居的孩子九個月大就會叫了。

至於怎麼會受傷？受傷的原因是什麼？此處的創傷是針對需要來說的，人類在孩童時期發展迅速，為了成長，每一階段都有其特定的需要，當需要不能滿足時創傷就形成了，比如第一型剛進入人間的孩子最大的需要是要感覺受歡迎且受人疼愛，第二型的孩子的需要是吃喝拉撒有人料理，第三型忍吞型人格需要自立，第四型控制型人格需要經驗對權力的掙扎，第五型刻板型人格需要發展肉體和能量體上的感官能力，若這些需要在當時未予滿足，就種下了此人此生創傷的種子。

以下分別以創傷、低層自我、形象自我、防禦模式、面具自我、高層自我、肉體特徵、能量體特徵等面向，一一詳述這五種人格。或許是因早期對人格結構學說有貢獻的人物大多為精神病理學家出身，所以五種基本人格結構的名稱都帶著濃厚的「精神病」味，但本書不直接翻譯，而是根據每種人格的特質重新命名，原文名稱則附在標題之後。

第一節　分裂型人格（Schizoid）

創傷

前面提到，五種人格大致上是依據童年受原始創傷的時間先後而分類的，分裂型人格受到創傷的時期，以今世而言，多半是出生前、出生當時、或出生後幾個月之間這三個階段。

創傷發生的原因是需要不被滿足，初入人間之胎兒的需要即是對存在有安全感，正如一個初入陌生之地的外鄉人，他需要感覺生存不受威脅，也需要覺得自己受歡迎。想想，你若剛搬入新居，你最需要的自然是：（一）新屋有安全感，（二）受街坊鄰居歡迎。孩子若感覺自己不安全，創傷於是生成了。

這出生前、出生當時、或出生後這三個階段的胎兒會有什麼樣的創傷？

出生前的創傷

當胎兒在母體時，胎兒生存的一切完全仰賴母親，母親不只透過臍帶供給胎兒食物和養份，兩者的賀爾蒙系統和化學作用也緊緊相連，母親的感受和情緒都能傳達給嬰兒，比如說母親的肌肉會收縮，包圍著胚胎的胎盤縮緊，胎兒能感受到壓力，胎兒小身體（此時尚未有肌肉，只有一些結締組織）也收縮。胎兒能感覺父母親的爭吵，能感受到父母親內心的憤怒，若是父親對母親拳腳相向，孩子感受到的恨就更強烈，有時，母親心裡想要墮胎，即使從來沒向任何人提起，肚子裡的胎兒也能感覺到。

又比如胎兒在34週左右開始具有「驚嚇反射」（startle reflex 或 mono reflex，在受到驚嚇時，四肢和脖子同時向外伸張），此反射約在出生後三、四個月後消失，「驚嚇反射」是傳統醫學上用來測試出生嬰兒中樞神經是否正常的重要指標。若胎兒常常受驚嚇或長期處於不安的警戒狀態，會有什麼情況產生？由於驚嚇反射能啟動下枕骨肌肉群，我常常從撫摸小病人下枕骨處就能知道孩子對生存是否有安全感，我所治療過的孩子下枕骨附近的肌腱不是太緊就是太鬆，其神經發展自然也不會正常。

還有一種情況屬於出生之前，但與這一世的「新居」可說毫無關係，那就是胎兒對以前的世界仍戀戀不捨，或極度不願卻又不得不投生此娑婆世界，這樣的情況，即使新居再堅固安全，父母親再歡迎，胎兒仍滿心不悅也不願住進這人的世界。

出生當時的創傷

出生當時可能有什麼情況使孩子受到驚嚇？想想原處在母親溫暖的羊水出生前的胎兒，自母親狹長黑暗的產道經過千辛萬苦把自己擠出，一旦出來，眼睛所看到的是刺眼的日光燈、烏黑黑的陌生人，耳朵聽見冰冷金屬器械相互碰撞的聲音，身上的毛孔呼吸到的是產房裡冷冰冰的空氣，更糟的是有的醫生大力的在幼嫩的小屁股打一大掌，凡此種種，都可能讓胎兒受到很大的驚嚇。在孩子出娘胎後，傳統的醫院大都馬上將孩子和母親隔離，先抱去清洗，之後大半的時間都待在育嬰室裡，嬰兒沒有辦法隨時獲得母親的關愛和撫摸。這種和母親沒有連結的情形，也可能在他日後的生活中發生和人互動的問題。好在現今有些先進的醫院已意識到產後身體接觸和吸食母奶對母子關係發展的重要性，也有研究證明無人撫摸的嬰兒其猝死率也高。十多年前我認識一位女士退休後在醫院裡擔任義工，她的工作就是撫摸安慰初生的嬰兒，好讓他們感受到人的連結而去除恐懼感。

出生後的創傷

出生後有什麼情況使孩子受到驚嚇？比如說母親由於在生產時遭到巨大的痛苦，因而沒有多餘的心情和體力時時刻刻給予孩子所期待的愛和關懷，疲倦的母親有時只是一個眼神，或只是母親轉過身去，都會讓這個時期的孩子，心理遭到創傷而感到生存的痛苦因而要逃跑（能量分裂）。

不管原因為何，所有這時期所受的創傷都殊途同歸，都對生存產生恐懼感，都使嬰兒一開始就抗拒這世界，因為世界太讓我失望了，只好縮回自己的殼，別人都不得靠近。分裂型的創傷比起其他幾型，可以說更具威脅性、危害也更大，因為它早在嬰兒還未發展自我之前就已存在，否定了嬰兒的生存權利。有許多療癒大師認為出生的創痛對長大成人的個性要負至少百分之五十的責任。

做父母的請勿自責

我們討論孩子創傷的同時，絕不是指責母親不夠好或不稱職，有時孩子受傷和母親好不好一點關係也沒有，因為孩子是用他們自己的意識去感覺周遭的世界，也許孩子的母親充滿慈愛，而且非常期待這個孩子的出生，但如果孩子的意識認為這個世界對他是有敵意的，即使母親只是轉身去做其他的事情，孩子可能會感覺：「糟糕，她怎麼沒有看到我，大概不想要我」，或是「天哪！眼前這個女人根本不喜歡我，她肯定很討厭我」，因而對世界、對母親（此時期母親就是全世界）產生敵意。

你也許要問我們嬰兒的意識是如何形成的，我們的回答便是，新生嬰兒投生人間絕非空手而來，它帶著過去的創傷、此生的課題、此生要做的功課和要完成的任務，以上所述的綜合體能決定它將受哪種傷，所以每個人所受的傷都不同。

同樣的情況使胎兒甲受傷慘重，對胎兒乙卻毫無影響，比如說媽媽因為重男輕女的觀念使得她對自己懷著女胎甲非常不滿意，而這種不想要女兒的心念使胎兒產生強烈的不安全感，女兒長大成人始終覺得自己沒有生存的權利，可能終其一生都活在恐懼中，媽媽繼大女兒之後又懷第二個女胎乙，媽媽又心生厭惡，甚至希望胎兒死去，然而這種心念對小女兒一點影響也沒有，她長大後照樣生機盎然、照樣熱愛生命。我們過去世的傷正如一塊磁鐵，能吸引讓前世的創傷物質化的能量，也許大女兒甲的創傷是與「恐懼生存」有關，她的人生功課可能是要找到人間生存的意義，為了讓前世的創傷在今世「物質化」，所以她找的媽媽是一個不歡迎她的女人，好讓她一入胎就經歷這從前世帶來的創傷。而小女兒乙的創傷和人生議題與生存關係不大，因此對媽媽可能造成的創傷有了免疫力，即使媽媽再怎麼傷她，在小女兒身上卻完全不著痕跡。

追溯前世的創傷

如果要探討前世什麼原因會造成這類型人格的人，多半是在前世時肉體上曾受到攻擊或折磨，產生巨大的痛苦，其中包括因靈性上或宗教上的信仰而被迫害或凌虐，甚至成了殉道者的人。

低層自我

以上種種在出生前後所生出的恐懼，會刺激孩子的中樞神經不斷發出訊息告訴這孩子：這個世界不安全，而且對他存有敵意。這會讓孩子因為受到驚嚇而想逃跑，內心產生強烈的恐懼和敵意。這種害怕和敵意，都將記錄在身體各處，不但肉體的腦袋（如太陽穴附近掌管恐懼情緒的杏仁核），乃至於全身的細胞永誌不忘，即使意識上不記得了，也會深刻地鑲嵌在我們的潛意識和能量系統之中，而這些都是我們無法察覺的。

恐懼存在於生活中的點點滴滴，會不斷地在生活中重複，像這樣的孩子，只要一感覺恐懼，馬上生出負面意念：「我要逃跑」、「我將分裂」（靈與肉分裂），久而久之習慣成自然，他的靈和肉體常會呈現分離的狀況，我們稱這類的人為分裂型。

逃跑成了他自我保護的一種方式，不管是因為害怕生存於此世界，或是留戀原來的世界。只要靈與肉一分裂，只要一離開他的肉體，他就覺得很安全。在我多年治療孩子各種疑難雜症的經驗裡，我認為自閉症（封閉自己，逃離人群）即是這種防禦方式最極端的一種表現。自閉症的孩子極害怕存在，很本能的生出了「我要逃跑、我將分裂」的負面意念（如自閉兒踮腳的現象即是準備隨時逃跑），因而啟動逃跑的自我保護的機制，久而久之他的低層自我「我不存在，你也不存在」就落實在生活中成了習慣，因之不但否定自己所存在的物質世界，也無視於別人的存在（許多自閉症的孩子視而不見、聽而不聞，對人無眼光接觸，聽不懂人說的話，周遭的人對他來說像是傢俱）。

形象自我

分裂型的一生，對生存有莫大的恐懼，他們普遍有個根深柢固的形象：「我若存在肉體，我將被消滅。」，常覺得自己沒有生存的權利，只要存在就會面臨被消滅的危機。害怕人親近，疆界感很強烈，一旦別人進入他的能量體就感覺受了侵犯，會很強烈反抗。他偏偏生就敏感的身體，為求自我保護，常常得把自己的身體空掉，只要受到威脅或感到害怕時就立刻逃跑，肉體跑不掉就跑靈體（能量體），只要離開肉體就會覺得安全。

對生存的恐懼表現在人際關係上的就是欠缺社交能力，分裂型人格社交能力通常不佳，在見到一大堆不認識的人時常手足無措、手腳冰冷，他平日極力避免和人接觸，費盡心思逃離人群，不得不接觸人的時候，也得找個較無壓迫感的小團體躲起來，最好不要被人注意到。一般來說，他們不依賴別人，也不需要任何人，最好不要為任何人負責任，這樣才不會被人套牢，可以隨時隨地逃走。

在親密的人際關係中，分裂型的人也不容易相處，他們似乎喜怒無常，今天相談甚歡，明日見面卻形同陌路，讓人摸不著頭腦，不知何時得罪於他，他若即若離，有時熱情、有時冷漠，著實令人費解。

防禦模式

分裂型的人最常用的防禦模式，即是布蘭能所稱的「刺蝟」或「退縮」反應。

當分裂型之人感覺受威脅或不安全時，靈體（能量體）離開肉體，像是將自己放空，當我們說一個人「神跑掉了」、「心神不寧」、「有聽沒有到」、「有眼無珠」、「視而不見」、「不活在當下」、「心散」或「注意力不集中」，都是在形容這種狀態，布蘭能把這種防禦行為稱為「退縮」，能量體退到一邊，通常是退到肉體的後面。

另外一種模式為「刺蝟」：分裂型在受到威脅時，不自覺地發出一種帶刺的能量振動，目的是引起你注意他的存在，讓你保持適當的距離離他遠一點，甚至他的言語上也可能帶刺，因為言語攜帶著能量，也是一種能量形式，像這個人身上到處長針，刺得你渾身不舒服，想早點離開他。

面具自我

分裂型覺得害怕，一心一意要離開肉體的物質世界，逃跑的方式通常便是將能量上抽，進入頭部第六和第七這兩個振頻高的靈性之輪，以追求靈性體驗，避免和人或和世界連結而產生焦慮。分裂型人格的面具表層，是用來遮蓋他的創傷、低層自我、主要形象、防禦和高層自我的工具，他用來應酬世人的一張臉：「我不在意物質生活，追求靈性比較重要」，用這樣的靈性面具以避免和人或世界連結，因為他的潛意識知道，若開放自己和人連結，他將產生莫名的焦慮和絕望的痛苦。因此，分裂型所戴的面具可能極其平和、寧靜，然而，這面具真正代表的卻是「我知道你會拒絕我」或是「我在你不理睬我、拒絕我、恨我之前，先不理你、拒絕你、恨你」。

高層自我

上面談到分裂型的能量體容易被周遭能量滲透，從負面的角度來看，他們的情緒隨著環境的能量或別人的情緒起起伏伏，有些人甚至怕上街因而痛苦不堪；但往好的方面來說，容易感覺到周遭的能量其實也是上天的一種恩賜，正是分裂型的高層自我品質，他們聰明伶俐有慧根，容易進入靈性世界，因此也容易去感受生命深奧的涵義，對於自己投生在這世界的目的也較清楚。

除了本身具有靈性之外，他們極富創造力，直覺力也很強，或許我們可以說，這型的人有較高的通靈能力，我們有不少分裂型人格的朋友就具有特殊透視力，能看得見一些非人類的存有。分裂型高層自我的特質還包括他不斷在靈性上求發展，也同時將靈性帶入物質生活中，和這樣的人在一起，人生豐富美妙。

分裂型的人生功課為何?是要學習如何面對恐懼和內心深藏的恨意,讓自己天生敏銳的靈性融入今生的物質世界中,將他特有的創造力顯現於肉體層次上。

肉體特徵

典型的分裂型在體型上有一些特徵:體型修長、身體部位不對稱、關節弱、手腳冰冷、眼神空洞,整體看起來,還給人不協調或不對稱的的感覺。

為什麼分裂型在肉體上有這不協調或被拉長的現象?因為能量逃走的路線是由下往上,久而久之,不但身體向上拉長,沿著逃亡路線上的腳踝、膝蓋和腿關節也因釋放能量而變得脆弱,特別容易受傷,分裂型的人腳底的腳弓部分可能特別高、特別彎曲,或是腳趾弓起呈吸盤狀,這是因為他們常覺得自己的肉體不安全,為了不讓地球向上移動的能量打開身體第一氣輪,和地球接觸面越少越好,彎彎的腳弓和地球保持一定的距離,或是腳趾弓起,都是準備隨時逃走的姿勢。

至於肉體上不協調或不對稱的感覺,其實就是分裂的表現,能量所經過的肌肉和神經長期受到扭曲,因而變形而成不對稱或不協調。仔細觀察他們的身體,可能是上下不對稱、左右不對稱或前後不對稱,比如肩膀一高一低,或兩腿一長一短;有人脖子特別長,有人上身特別短,有人四肢特別長,更有的人脊椎是彎曲的。至於眼睛則可能眼神空洞,像在做白日夢,有的人兩眼時時刻刻睜得大大的透著驚恐。除此之外，他們平時手腳冰冷，在感受威脅或面對陌生人時更是如此。

能量體特徵

至於能量體，整體看上去是上圓下尖，呈現出扭曲或周邊支離破碎的狀態。分裂型自我保護方式是逃跑，逃跑的方式通常是能量離開地面向頭頂第七氣輪的方向，一心一意要離開肉體的物質世界，能量直向上昇，可以說分裂型的人住在頭部，而不住在肉體這個軀殼裡，因為撤退到用腦袋的心智世界，相對的來說是較安全的，這也是為什麼這型的人較擅長用腦部思考或喜好追求靈性體驗。

由於他四體不勤，無法腳踏實地吸取地氣，以滋養振頻低、比重大的肉體，也是為什麼分裂型的肉體外型可能較為細長，體質較孱弱、單薄或弱不禁風。由於他不能將自己的能量專注於肉身，能量於是無邊無際的向四周擴散，由於無一明顯疆界保護自己，其能量體外圍周邊變得單薄且支離破碎，這麼一來，外界能量可長驅直入地滲透進來，因此分裂型的人很容易感染外面的能量，或被外面的能量入侵，可以說他們的能量體極為敏感或易感。

舉個例子來說明分裂型人格的易感度，以前我們在 BBSH 療癒大學學習的時候，每個星期都會有一次「解心結大會」，所有的同學都會把自己過往的創傷、不愉快經驗或心結毫不保留的說出來，釋放體內的負面能量。有些分裂型的同學在這個時候由於能量體極易感，會早一步感受到他人的感受，別人如果很傷心，他們也會很傷心，甚至在別人還未說出之前就先傷心，如果別人很痛苦，他們也會很痛苦，有時甚至還會嚎啕大哭或高聲尖叫，也就是說他們也經歷了別人的痛苦。

許多分裂型的能量阻塞在後腦，特別是脖子上枕骨下的地方，這部分的能量阻塞，使他們有先天視力的問題或偏頭痛的毛病。為什麼能量會阻塞在這部位？和之前提到的驚嚇反射有關，何況出生前後短短幾個月中的嬰兒身體還無法移動，只能用眼睛來探索世界，如果感覺到害怕，或是看到不想看到的狀況時，只能立刻把自己凍結起來，拒絕讓這些不想看到的事物進入身體裡。如何凍結？首先就把視神經關閉起來，而視神經就正好位於後腦枕骨附近。

以下舉幾個例子來說明分裂型人格。

以我（至青）個人來說，我是屬於在這個時期受傷很大的孩子。我的父母非常疼愛我，即使如此，我的內心還是有很嚴重的「孤兒情節」，心裡常感覺孤孤單單，莫名奇妙地有恐懼感產生。對人也很害怕，大人稱做「害羞」，對我來說只是恐懼。我常在等，也不知道在等什麼，總覺得自己不屬於這個世界，有一天會有人來接我，把我從這個世界帶走，到另一個不知名的地方。小時候我還是個鄰里有名的超級愛哭鬼，聽我母親說，我只要一哭，至少可以哭上兩個小時，內心好像有怎麼也宣洩不完的悲傷。翻開童年的相簿，只要有我的相片，相片裡的我總是側個臉，歪著頭，臉上沒有笑容，凝視著遠方，好像在等「什麼」從天上下來，把我帶離這個地球。

這種情形一直持續到我高中、大學。高中時，我念的是北一女，老師總看到我一雙大眼出神地望著老師，有時老師會稱讚我的眼睛很美，他們總覺得我上課時看起來很專心。但考試成績一出來，才發現我的眼睛雖大卻是大而無當，雖然美卻空無一物，以現在的眼光來看當時的我，應該是歸入「有學習障礙」（learning disabled）的孩子，或是得了所謂的「注意力匱乏症」。即使到現在，我有時雖眼望著別人，心早就飛到八方神遊了。而我的恐懼是表現在日常生活的各種小節上，舉個例子，有時走在路上，不論是路寬或路窄，只要迎面走來一個陌生人，我一定毫不考慮的閃到一邊。這不表示我將生活倫理或公民道德的內容落實到生活之中，而是內心深處常有莫名恐懼感在作祟。

除了在我自己的身上可以看到明顯的分裂型特徵，在我的小病人身上也是歷歷可見，這就要談到我的專業。我本身是一位語言病理（治療）師，平常都會接觸到一些身心有障礙的孩子，例如：自閉症、腦性痲痺、吞嚥困難症、嬰兒厭食症、注意力匱乏症、過動症等等，我多年的治療經驗得出一個結論，不論是什麼樣障礙的孩子都有個共同點，那就是對生存在世上有深深的恐懼，若不是根本就不願來這世間走這麼一遭，就是在出生前、出生時或是出生後短期內受到嚴重的創傷。以下舉一個不願來世間做人的例子。

不願過生日的彼得

有一天，一位年輕的華裔母親，帶了一個五歲的小男孩彼得來找我，小男孩早期被診斷為自閉症，彼得的診斷書上說他還兼有注意力不集中、過動等的症狀（但母親堅持認定孩子不是自閉症）。他能理解一些簡單的話語，但不會說話，只有在要求東西時，會發出一些如「ㄇ，ㄇ」的母音，但這種單音並不是開口叫媽媽。

由於他們第一次來找我，我必須透過訪談才能了解孩子的基本背景。當我問到生日的時候，母親神情緊張的對我說：「小聲點，今天是彼得的農曆生日，千萬別讓他聽到，否則今天他又會哭鬧到不可收拾。」

也許母親看到我臉上的疑問，於是接著說：「這孩子從來不哭，如果要他哭，那可是件很稀罕的事。他兩歲生日那年，我們為他過生日，在家裡的牆上貼了一些慶祝生日的貼紙和裝飾，說也奇怪，彼得看到這些貼紙，竟然嚎啕大哭起來，那淒厲的模樣，很難讓人相信兩歲的孩子會有什麼悲傷的事情，教他難過至此。

「那年生日過去了，大家也淡忘兩歲生日時發生的事情。直到他三歲農曆生日那天，爺爺和奶奶到家裡來為他慶生，為了慶生還特別為他放了一卷兒歌的錄音帶，說也奇怪，這孩子聽到兒歌時竟然開始放聲大哭，我心裡覺得很奇怪，不過是條普通的兒歌，彼得為什麼這麼傷心。

「我心正這麼想時，兒歌聲一落，生日快樂歌接著響起來了，那一年的生日，和前一年一樣，被彼得的哭鬧給打亂，又是一個悲傷的生日。」

「接下去幾年都一樣，今天又是他的農曆生日，千萬別讓他知道，否則又和前幾次一樣，鬧得不可收拾。」

為了能找出真正的原因，於是我徵得母親的同意，想對彼得做一小小實驗。我很小聲的輕唱生日快樂歌，原本不言不語的彼得突然轉過身，看著我（從入門到此刻，彼得一直未正眼瞧過我），我驚訝地發現，彼得的臉變得扭曲而且嚇人，豆大的淚珠從他的眼睛滴落下來，突然間他拿起身邊的玩具一個個砸向他的媽媽，像是在抗議媽媽為什麼要提醒他今天是他的生日。

這件事讓我十分掛心，兩天之後我決定去找彼得的老師談一談。彼得唸的學校是一所專門教導自閉症孩子的特殊學校。彼得就讀的班級有五、六個同學，他們都是自閉症的孩子，只有彼得是華裔的孩子。我和彼得的老師談到生日事件，老師驚訝地表示：「不會呀！平時我們在班上常常為孩子慶生，也曾為彼得慶祝生日，還為他唱生日快樂歌，他表現得很正常，並沒有大哭大鬧的情況發生。」

就在我和老師談完話之後，我們決定再為彼得唱一首生日快樂歌。於是，彼得坐在他的助理老師身旁（每一個孩子都配有一名助理老師），我和老師就開始為彼得唱生日快樂歌。

說也奇怪，在我們唱歌的過程中，彼得面無表情，只是抬了一下眼皮，輕輕地望了我們一下，歌聲完全引不起他的興趣，他繼續玩著他的玩具。一個智力有障礙、人話聽不懂幾句的孩子，怎麼會知道哪一天是他的生日？我們很難以一般醫學的角度去解釋彼得的行為，但用療癒學的眼光來看，彼得受到很大的「出生創傷」，他是分裂型人格一個極端的例子。

彼得的診斷書中指出，彼得的注意力不集中，社交行為退縮，很害怕見到陌生人，還有就是彼得喜歡踮著腳走路。踮腳走路是很值得玩味的現象，對一個從事特殊教育的人來說，踮腳是許多自閉症孩子都有的症狀，對腦神經或復健醫師來說，踮腳表示腦神經活動異常或肌肉張力過緊的症狀，但對我這個也做療癒的人來說，雙腳直接接觸地面、接觸現實，從一個人如何使用雙腳支撐身體，可看出此人在面對生命的挑戰時，或對生活於人世間所採取的觀點和態度。

平時踮著腳、不願與地面有所接觸，表示這孩子無法很踏實地生存在他目前所處的環境，表示這孩子不願做人，表示這孩子對人的世界極為害怕，我常會在注意力不集中、過動兒、腦性麻痺、自閉症的孩子身上發現他們踮腳走路的情形。

以彼得的例子來分析，彼得害怕存在，因而生出了「我要逃跑、我將分裂」的負面意念和「我不存在，你也不存在」的低層自我，繼而啟動了自我保護的防禦機制（能量分裂、意識扭曲），因之彼得不但否定自己所存在的物質世界，也無視於別人的存在，當這種恐懼存在的習慣顯現在彼得身上就成了自閉症。

我是專業的語言病理治療師，我的病人中有百分之四十是自閉症的孩子。他們有一個很大的特點是：自我封閉，害怕和人接觸，有的情況是害怕和別人有眼光接觸，就算眼光有接觸也是很短暫，這些孩子即使看著你，眼光也多半空洞呆滯。他們退縮、社交能力差，在我接觸的例子中，其中有好幾位脊椎是彎的。

擺脫自閉的凱蒂

有一天，一位啟蒙學校的校長邀請我到學校看看幾個語言上有障礙的孩子，啟蒙學校遍佈全美各地，主要是開放給三歲到五歲學齡前而且家庭屬於低收入戶的孩子來就讀。

那一天我到學校去，一個非常清秀看起來怯生生的小女孩凱蒂，特別吸引我的目光。凱蒂只會重複別人說的話，不會回答任何問題，如果你問她「妳好嗎？」她也會同樣地回答「妳好嗎？」如果你問他「這裡疼不疼」，她也同樣地回答「疼不疼」，就像是一台錄音機，錄下你說的話，然後重複播放。

我徵得老師的同意，翻開凱蒂的衣服，發現這孩子的脊椎呈現S型，彎曲得非常厲害。於是我一時「技癢」想為這個孩子做「手觸療癒」。一般來說，我是不會主動為別人做任何能量治療（療癒），原因是不論學校、教育局或是家長方面，並不知道我有這方面（療癒）的專長和背景，當他們來找我治療孩子的毛病時，都是衝著我的「語言病理專家」的能力而來，而我通常也以「語言病理專家」的治療法去治療。除非他們主動提出，或是在所用過的治療法都無效時，我才會提出試試其他治療法，比如能量治療的建議。

這一天我實在忍不住，加上這所學校對我非常信任，於是我提出要為凱蒂做能量治療。首先，我請老師將凱蒂的頭壓低，我的雙腿夾緊凱蒂俯下的身體和雙手，然後我開始按摩她枕骨下的部位。接著，我將手放在她的背後第二輪的地方，開始為她充電，然後從尾骨順著脊椎向上射入雷射光。

說也奇怪，凱蒂靜靜接受我的治療，毫不反抗，在我治療之後，她夾緊雙腿，滿身大汗而且不停地顫抖。以動物而言，當動物本身經歷了生死攸關的重大事件後，會以顫抖的方式將恐懼表面化，進而消散恐懼。我相信凱蒂的顫抖表示她內心有極大的恐懼，而能量治療正好幫助她消除深層的恐懼。

凱蒂後來成了我的小病人，除了接受我的語言治療外，也加上學校老師的努力，她的情況逐漸好轉，六個月之後，她在學校的畢業典禮中擔綱演出。對於一個四歲、而且身心有障礙的孩子來說，一場演出除了需要結合注意力、組合力、記憶力之外，更重要的必須具有「安住當下」不逃跑的臨場感。這一場表演大獲好評，而她不再是六個月前只會重複別人說話的九官鳥。九個月後為了進入公立小學，紐約市教育局再次為她做全面評估，其中包括智力測驗、語言測驗及學科測驗，所有的測驗報告出爐，顯示她不再有自閉現象，而且不再需要任何治療。

分裂型人格	
創傷	今世創傷：感覺不受歡迎或受敵視，或肉體受侵犯。 過去世創傷：肉體受到攻擊或侵害，包括因靈性或宗教信仰而被迫害或凌虐。
低層自我	低層自我：我不存在，你也不存在。 負面意念：我要分裂。
形象自我	對人對己：我若存在肉體，將被消滅。 對世界：這世界極不安全。
防禦模式	常離開肉體，多半時間處於靈性世界中。能量分裂、意識扭曲。
面具自我	我知道你會拒絕我。我不在意物質生活，追求靈性比較重要。我在你不理睬我、拒絕我、恨我之前，先不理你、拒絕你、恨你。
高層自我	特質：與靈性世界連結，強烈感受生命的目的。直覺高度發展，對能量狀態很易感。有創造力，充滿幻想，人生豐富美妙。 肯定正言：我有權活著。我是真的。我存在著。
此生功課	面對內在的恐懼和憤怒，將創造力顯現於肉體層次上，讓靈性融入物質世界中。完全地融入於人世間。
肉體特徵	修長，左右或前後不平衡，身體各部位比例不均。關節弱，手腳冰冷，四肢無力。眼神空洞。
能量體特徵	能量內縮，凍結於本體中，無法擴張。頭部後腦基部和頸部有能量阻塞情形。

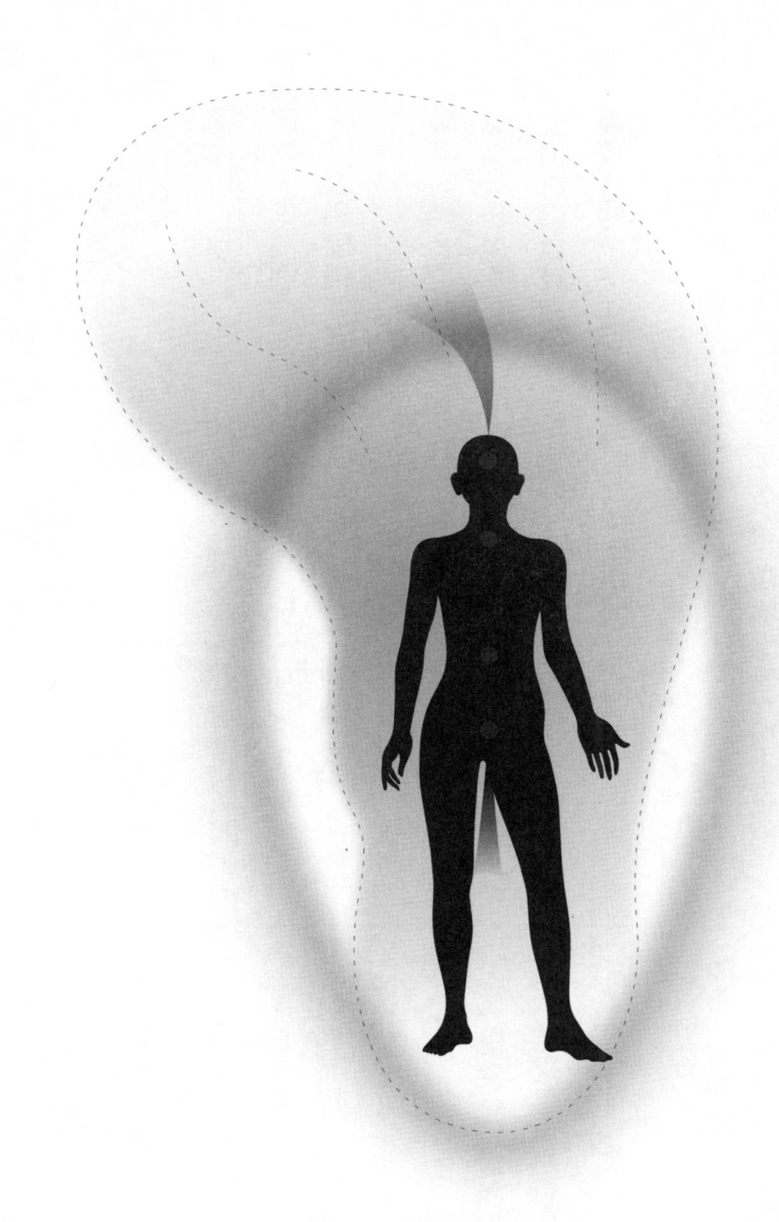

圖4-1 分裂型人格

第二節 口腔型人格（Oral）

創傷

第二類口腔型人格受原始創傷的時間多半是母親授乳期間，或說從出生後到一歲多左右。創傷所以發生乃因其需要不被滿足，這段時期的嬰兒最需要的是有人撫育，嬰兒的撫育有兩件大事：餵食和愛撫。在肉體和生理上，從口腔到肛門這一長條管子要常飽滿而暢通，能吃得飽、拉得順暢，才能滿足安樂；在情感和心理上，要得到大人足夠的愛撫和關愛。這肉體生理上和情感心理上兩大撫育需要若有任何一方面不能滿足，都可能造成嬰兒極大的創傷。

和分裂型人格一樣，在這時期受傷的人由於未得到撫育和關愛，內心一樣會有恐懼產生，極端害怕自己會被拋棄，而他們的一生將不斷的重複被拋棄的經歷。他們總覺得生命有所匱乏，需要不得滿足，自己沒人愛，不值得人疼，久而久之，就會形成口腔型的人格特質。

有人愛撫顯示自我價值

先談愛撫，每個嬰兒都需要大人的愛撫，這一點大家都有共識：有人摸有人愛的嬰兒生長的情況比起沒有人摸沒有人愛的嬰兒要快很多。在美國我認識好幾個志願到醫院做義工的婦女，他們受過短期的訓練，每天到醫院探訪初生嬰兒，他們的職責就是撫摸小嬰兒。我的小病人之中就有好幾位是美國夫婦領養來自中國的棄嬰，他們共同的特徵之一就是感官度出了毛病：不是太敏感（感官度高）就是不敏感（感官度低）。拿觸覺來說，觸覺感官度太高的嬰兒不喜歡人摸、不喜歡人親、不喜歡碰觸某些特別的東西（如娃娃的頭髮），或甚至嘴唇不愛碰奶嘴，一碰奶嘴就出現嘔吐的反射動作，這樣的孩子自然也出現餵食問題，甚至得了「厭食症」。觸覺感官度太低的嬰兒特別喜歡人撫摸、個性也隨和，但感覺遲鈍，肌張力不夠，也可能出現生長遲緩的情況。

這些領養中國棄嬰的美國父母有些曾經在領養之前探訪過孩子所在的孤兒院，根據他們的描述，上百個孩子的孤兒院只有幾個阿姨照管。想想，這幾個阿姨即使有三頭六臂，也不可能每天都能撫摸到每一個嬰兒，而這種小時沒有人疼愛的情況是可以造成巨大的創傷。

掌握吸奶行為表示能滿足自我需要

餵食指的是吃和拉，嬰兒天生能吸奶能排泄，這是與生俱來的本能，不必經過學習，比如說吸吮反射（東西碰到嬰兒的上顎，不管餓不餓馬上做出吸吮動作）早在娘胎32週左右已形成，出生後三月左右消失。嬰兒出生後，在具備這與生俱來的吸吮反射之時，同時也發展有意識的吸吮，隨著時日增長，他越來越能掌握自己的吸吮行為，就滿足自我需要這點來說，嬰兒能掌握吮吸行為是件大事，有意吸奶意味著他開始有能力滿足自己的需要。如何滿足？藉著用行動表達需要（如哭泣表示飢餓），藉著接受別人所給予的（如吸奶並消化奶的營養），藉著分辨飽足感（如知道自己吸夠了而放開奶頭）；在滿足自我需要上，他不再只是被動地由別人擺弄，而是一個積極的參與者。可以說嬰兒在發展吸吮行為以求飽足的同時，也為他一生是否有能力滿足個人需要、是否有能力「收受」外界所給予的奠下重要里程碑。

若肚子不飽足會如何？若大小便沒人理會如何？這種時候要吸要排或要抱的需要便在體內形成一種壓力，嬰兒會焦慮不安，通常用哭聲來表達這種壓力。有壓力就得釋放，若母親適時餵奶、換尿片或抱抱親親予以安慰，嬰兒的焦慮不安於是消失，回到安樂滿足的狀態，再過些時候壓力再度形成，嬰兒再度焦慮不安，母親再度幫助他釋放壓力，如此一吸收一釋放的韻律，正如呼吸般地自然，也是整個大宇宙自然的韻律。

此階段的嬰兒活在與天地渾沌成一體的狀態，尚未發展我與外界有所分別的觀念，對嬰兒來說，我就是母親，母親就是世界，世界就是我。世界就在這種壓力形成與釋放的一收一放的韻律中運轉，而生命就在一吸奶一排泄中進行著，一切如此自然又如此值得信賴，事情自然發展，一切理所當然，餓了有人餵，哭了有人抱，孩子不懷疑世界的豐足圓滿，不懷疑自己的能力，他充滿自信，也完全信任生命的過程。

然而，人間不如意之事十之八九，吸奶排泄從沒如此順利，沒有任何一個母親能隨時隨地滿足孩子每一分秒的需要。母親不能滿足嬰兒需要的原因很多，有時是母親的奶水不足；有時因為家裡的經濟狀況不佳，沒有充裕的能力餵飽孩子；有時母親忙著做家事沒注意到孩子該餵奶了，或許是因母親工作太忙，餵奶時常在很趕的情形下，孩子往往還沒吃飽奶頭或奶瓶就被移走。有時嬰兒肚子痛、脹氣，即使母親隨侍在側也無法滿足孩子必須釋放壓力的需要。當孩子的需要無法滿足時，對他整個系統的運作產生什麼影響？原本一吸收一釋放再自然不過的過程被破壞了，而這破壞不只一次兩次，而是幾千次幾百次，久而久之，孩子不再信任世界的豐足圓滿，不相信自己會被人疼愛，不相信自己能飽食溫暖，不相信這一輩子有充裕的時間做他愛做的事，不再相信自己有能力應付這世界的局面，自信因而消失殆盡，年紀小小就對世界對人生失望透頂。

追溯前世的創傷

如果我們追溯到前世，口腔型的人曾經是生在物資匱乏、飢荒頻仍的年代。生在這時代往往是一群人去搶食有限的食物，甚至有許多口腔型的人前世曾有餓死的經驗，而這種前世的經歷和所形成的創傷，會使得他們在此生投生在有所匱乏的生活環境中，好讓他繼續前世未完成的學習。

低層自我

嬰兒無法供應自己餵食上和情感上的需要，這兩大需要非得靠外界供應，因此被人拒絕或遺棄成了他成長過程中最大的恐懼。為了生存，為了不讓他受到被遺棄的痛苦折磨，低層自我便勇敢地站出來保護主人，低層自我生出一種負面意念，認為別人有而我沒有，因此理所當然的別人應給我；也認為我是受害者（被剝奪）、我是弱者（無能力），因此是別人欠我的，要人「給」我，而我是不會無條件地「給」出去的。因此，口腔型不斷向外說「我要」，要人照顧、要人給、要人愛，這種種負面意念成了「貪」，是他自我保護的一種方式。

在人際關係上，口腔型的人如果有侵略性要發出來，多半透過語言（如言語攻擊）而不是用身體去表達其侵略性。他們自覺不夠、內在空無一物，極需靠外界給予肯定和支持，因此與人的關係傾向於依賴，依靠對方的方式是攀緣，牢牢把人纏住，當然，結果反而常把對方趕跑。

形象自我

於是等他們長大，「不夠」常成了這一型人對這個世界、對自己的一種特定形象。小時候被遺棄的經驗，使得他以為自己不討人喜歡，只有當我們被人疼愛過，才會覺得自己值得人愛，若不曾被人疼愛，顯然是我有問題，就是我這個人一點都不可愛，因此口腔型的人自我形象很低，常覺得自己不夠好、不如人、沒有能力，而且一文不值。他們覺得這個世界的物質是匱乏的。

對於任何事都覺得「不夠」的心理狀態，落實在生活中往往就變成「多多益善」，說得不好聽就是「不知節制」、「貪得無厭」。吃飯吃撐了也不在乎，衣服同一式樣買好幾套，怕過一陣子就沒貨了，上餐館每一樣都要試一點。說到吃的方面，有些口腔型的「不夠」會發展到「上癮」的地步，如酒精上癮、抽煙上癮、吃巧克力上癮、喝咖啡上癮、享用美食上癮等。口腔型的人對於時間總感覺到有壓力，他的形象是「時間不夠」，不但自己老覺時間不夠用，別人也總在催他「快點快點！」；他們若有需要，可能總要求現在、馬上、立刻就要得到，也要求別人立刻就要「給」出來。

舉個例子，我曾見一個友人打電話找人，一次兩次沒人接，接下來的十分鐘之內連打二十多次，還是沒人接就開始焦躁不安，情緒大受影響，最後接通了就開始怪罪對方沒接電話，之所以會造成這種習慣，可能肇因於在嬰兒期母親趕時間的餵食方式，若現在不把握機會多吸幾口，媽媽的奶頭馬上就要被抽走，又將回到那熟悉的「不夠」狀態。

口腔型的人不但自己緊緊守著這「不夠」的自我形象不放，身邊的人或事也會不斷地加強這「不夠」的信念。以我（至青）母親的教導方式為例，記得小時候拿學校的考試成績單回家給我母親，若是八十多分，母親總說：「為什麼考得這麼差？」若是九十多分，母親就說：「下次再努力一點拿一百分。」不管分數是高是低，在我母親心目中，只要不滿一百分，永遠「不夠好」。這種不夠好的管教方式對我的個性影響極深，而這種永遠不滿足的心理亦可代代延續，即使我對此現象有所警惕，常提醒自己不要用這種苛責的心態去對待我的孩子，但仔細檢討起來，這些年我對自己兩個孩子的管教方式還是受了母親很大的影響。

我在這裡並不是批評我的母親，事實上這種管教方式在華人強調謙虛為美德的社會裡極為普遍，大人總吝於稱讚，理由是不要養成孩子自滿驕傲的心理，且「愛之深責之切」，對孩子期望越深，管教方式就越苛責，因此這種苛責孩子的情況也沒什麼好或不好、對或不對。對我個人來說，這正是吸引我今世投生華人社會的重大原因，也是為什麼我選擇了一對同樣具有口腔型創傷的人類做我的父母親，因為他們可以不斷提醒我「不夠好」，可以提供我一個有所匱乏「不夠」的生活環境，我才有機會做功課、去了悟自己原來「極好」！

因此，看到這裡，做父母的千萬不要責怪自己，認為是因為自己不夠稱職，才使得孩子受傷。我們必須強調，每一個人投生到這個世界，都有其目的和使命，而這個目的和責任也就是他們必須學習的功課。孩子在口腔時期受到創傷，很可能是早已設計好並寫入孩子的生命藍圖，並非全然是父母的錯誤，學習經歷口腔期的傷害，是這個孩子一生必經的人生過程。

防禦模式

口腔型的人通常無法自地球吸收能量自我滿足，所以精力不夠，必須隨時由別人身上吸取已消化的能量來滋養自己，而且是吸進來的多過給出去的。有些人你並不討厭，但每次和這些人一起總覺得很累，整個人像是被掏空一樣。即使你在心理上有自覺要離開，對方卻抓著你不放。有這類口腔型防禦反應的人，在上腹部太陽神經叢（即第三氣輪處）伸出一條或數條無形的帶子或管子，通到你的上腹部。這條管子就像個吸塵器，要吸空你的能量，讓你無法離開。

「口腔型」的人最常用的防禦模式都和口腔有關。有的口腔型愛說話，自顧自的說個不停，說話不是為了彼此溝通，只是藉著不斷聽到自己的聲音來防禦，你或你身邊的人有這樣的情形出現時，表示他覺得受到威脅，在那一瞬間斷絕了所有感受，必須不斷地用聽見自己聲音的方式來證明自己還活著，也藉此證明自己對身邊的事物還有主宰權。他們有時話多到令人厭煩，這是因為小時候口腔的需要未被滿足，使得能量滯留在口腔，到達不了手臂或身體下部的性器官。他們的一雙眼睛像是巨大的吸塵器，渴望和人溝通以吸取能量。在情感上亦是如此，因為嬰兒無法供應自己情感上的需要，愛一定要靠外界供應，因此長大成人若仍學不會自愛，也會繼續終日向外界求取別人的愛，他們對愛有強烈需求，極度需要人愛，當他被愛了，他像是充了電渾身是勁、充滿自信，感覺生命完整。

我們每個人都必須從宇宙萬物間吸取能量，這就像我們呼吸一樣。但有這種防禦反應的人無法自給自足，有時候他們會藉著輕聲細語的方式，讓你不自覺地靠近他，好讓他飽餐一頓。他們並不是有意如此，而是毫不自知。他們就像佛學經典上描述的餓死鬼，有個永遠也填不飽的肚子。

看到這裡，請不要先對這型的人做出批判。在追隨布蘭能老師長達四年的學習過程中，我們常常要對自己的防禦打分數，也常寫報告，在第一年時，同學中很多人都否認自己有「口腔型」的特質或防禦反應，因為大多數的人對口腔型人格都存有偏見；但經過幾年之後，隨著自己內省和修行的功夫日深，漸漸的，原本不願承認的人，也接受自己有口腔型的特質。

如果看到剛才對「口腔型」的敘述，你開始覺得這類型的人很討人厭，那你自己可能正好就有這種人格特質，或是常運用這種防禦反應而不自覺。千萬不要輕輕放過這個了解自己的大好機會，這正是個線索，從這裡開始去拉線，從生活小事裡一天拉一點，慢慢地你就找到真正的自我。

面具自我

被人拋棄，一次又一次，最後不再哭泣，不再開口要東西，完全絕望，這是口腔型人格的無助，是他一生不管在肉體上、情緒上、心理上的翻版。

面具自我為的就是用來遮蓋我們自認為人格中不完美的部分，用來遮蓋我們的創傷、防禦、主要形象、低層自我的工具，他們覺得什麼都不夠，既然無法滿足自己，所以就試著向外尋求，然而他們不懂得如何去要求別人給予，但又覺得必須向外求是一件丟臉的事，他不願承認這人格中被他引以為恥不完美的部分，因此千方百計去掩蓋自己對別人有所需求此一事實，對外在的世界就塑造一副被美化的面具自我：「我不需要你。我不會去要求。」

因此口腔型的面具自我，不但否認自己有需要，對外在的世界塑造一副無所求的面具自我，但私底下又會釋放一種訊息：「我不主動要求，但你們要懂得給我，照顧我」。除此之外，他更進一步發展出反作用的防禦，比如說他把這種渴望有人養育有人照顧的心態，轉換成去養育別人照顧別人，但潛意識裡總要求回報，因此，他們對外戴著慈悲和愛心的面具，對內也以為自己很有愛心（面具有兩面，一面對外、一面對己）。

很多口腔型很愛付出，很能奉獻犧牲，因為透過服務他人，他本身被人需要的需要因而得到暫時的滿足，然而，他們通常不自覺肩頭負擔過重，也不自覺付出過多的心力已遠遠超過自己能力，因此很快就枯竭，不管在肉體情緒或心理上遲早總會出毛病。因為只要稱得上「犧牲」就要付出代價，付出代價自然心有不甘而要求回報，而要求回報的愛過不久便會乾枯，這就是面具愛心和本體愛心的分別。自性本體的大愛源源不斷永不枯竭，而面具愛心是為了「得」才「給」，得到的自然不會多（且大多時候被人拒絕），由於不斷地付出而導致快速精疲力竭，內心越來越空，越空就越向外求，永不得滿足，形成惡性循環。

高層自我

口腔型的高層自我極其聰慧，而且能言善道，是個天生的好老師。對很多事都抱著好奇感興趣的態度，很有正義感，對很多人都懷著愛心，如果說口腔型的面具自我是「愛心」，那麼，當他揭開面具，步步往回走時，將可找到高層自我的慈悲是那麼的光輝燦爛溫暖人心。

口腔型的人生功課，就是去學習滿足自己現在擁有的，不再常常覺得不夠，同時要學習「受」和「給」，更要學習怎麼去開口「求」，另外，在生活上能自立、自愛、自我滿足，唯有這樣才能避免被拋棄的經驗重複發生。在時間上也要學習如何掌握時間而不必覺得「不夠用」，告訴自己「我有的是時間，不必急在一時」；更重要的，要慷慨地給自己時間去犯錯，也就是說，允許自己犯錯，因此犯了錯也很好，不必自責。

肉體特徵

就整體架構來說，典型的口腔型身體瘦長，極端的個案會讓人覺得只剩皮包骨，看起來營養不足，整個身體結構鬆垮無力，全身像是發育不良，風吹便倒。他們下半身很弱，因為他的自我支撐系統脆弱無力，站立時兩個膝蓋打得筆直才能站穩腳步，雙腿無力，長時間用力就會顫抖，腳下可能是兩隻扁平足。

整個人由側面看來，頭、脖子、以至腹部到腳，四個點都不在同一直線上，也就是說他們的身體，不能保持正位，如果身體不能保持正位，地球的能量無法往上進入身體。胸部無力，嚴重的呈現突出來的雞胸或者成凹陷狀。沒有抗拒地心引力的能力，使得二肩可能向下斜削。

受創傷的時間若是屬口腔型的早期，其肌肉鬆軟，平滑肌張力較低且沒有彈性。為什麼肌肉鬆軟？就心理層次上，伸手向人要卻要不到，很早就絕望、放棄，因為「求不到的，別求了，向外求太難了」這種心理過早形成，在肌肉還沒有機會去充分鍛鍊之前就被剝奪，因此在肉體上形成彈性過低的肌肉，前面提到我的小病人中有幾位是棄嬰，其中觸覺感官度太低的嬰兒就有著這種彈性過低的肌肉，也因此出現餵食上的問題，由於位在兩頰的咀嚼肌肌張力不夠，無力抵抗地心引力，他們的嘴在不說話不吃飯時也是張開的，外表上可以看見舌頭頂著下齒，兩邊的嘴角常泛著口水的亮光，情況嚴重些的就淌著口水。

由於神經肌肉和感官上的反應較遲鈍，因此喜歡人抱渴望人摸，表現在個性上則很隨和可親，在餵食習慣上，他們通常愛吃可平滑下肚的麵食，不愛吃青菜或任何需咀嚼的食物。當然，這過低的肌張力不只出現在口腔，全身的肌肉甚至內在器官亦可能鬆軟無力，因此可能常有消化系統上的問題。

能量體特徵

以整體來看，他的能量體也是細長型的，能量呈現不斷外洩的情形。全身的氣輪除了位於眉心的第六氣輪和頭頂的第七氣輪是打開的之外，其他的幾乎是閉鎖的。他們的第一氣輪（海底輪，位於會陰處）因為是閉鎖的緣故，無法自地球吸收能量以供養能量體，必須依靠吸取別人已消化的能量才能生存。

口腔型的人和分裂型一樣，能量聚積頭部，好處是他愛用腦筋，但也常使能量阻塞在後腦，所以會感覺到脖子疼痛或是會有背痛肩酸的情形。另外在口腔周圍也有能量阻塞的情形，由於小時候沒有被餵飽，悲傷的情緒就聚集在口腔附近不散，這類型的人在做呼吸治療時，常會在嘴巴附近有麻痺到動彈不了的感覺，還有不少人出現嬰兒吐舌或吸奶的動作，他們正是在經歷嬰兒期受口腔型創傷的過程。口腔型的人也常會有口腔上的問題，例如：他們會常常要去看牙醫，也是因為能量阻塞的緣故。

口腔型人格	
創傷	今世創傷：被剝奪、遺棄 過去世創傷：生在飢荒時期，一群人搶食有限的食物，或曾餓死。
低層自我	低層自我：照顧我，因為是你欠我的；我不給。 負面意念：我不需要，我會讓你給出來。
形象自我	對人對己：我永遠不夠，我的需要也永遠不能被滿足。 對世界：世界的物質是匱乏的。
防禦模式	用多話惹人注意；去吸取別人的能量；侵略性多透過語言而非身體去表達；吸收進來的多過給出去的。
面具自我	我不需要你；我不會去要求。
高層自我	特質：聰明、能言善道、天生的老師；興趣廣泛；精於睿智的仲裁及強調證據；能時常付出愛心於所認知事物。 肯定正言：我足夠了；我滿足又富有；我有權去擁有，有權去要我需要的。
此生功課	學習不求回報的付出，了解自己的需求，並儘可能地給予滿足。
肉體特徵	結構鬆垮無力，肌肉鬆弛，身型瘦長。手腳冰冷，站立時姿勢胸部凹陷、肩膀下垂、膝蓋挺直才能站穩、雙腿無力、扁平足。
能量體特徵	能量場空竭；主要能量聚積頭部，智性體泛明亮淡黃光，多數氣輪關閉但第六或七氣輪可能打開。

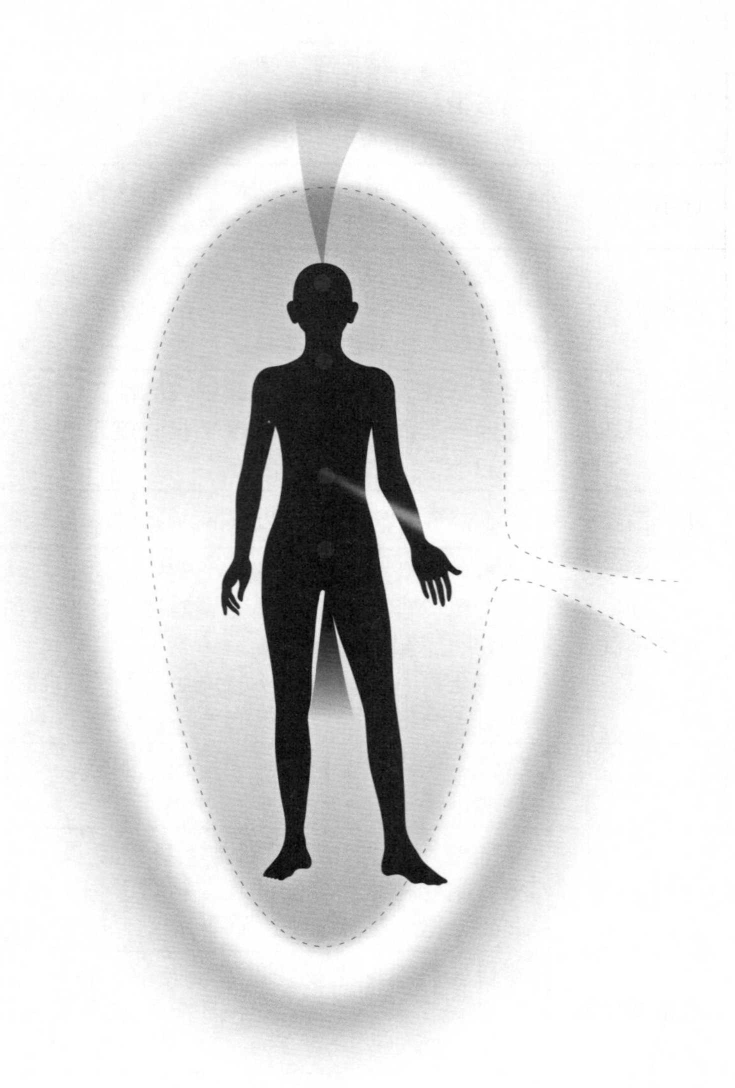

圖4-2 口腔型人格

第三節 忍吞型人格（Masochist）

創傷

我們常聽人說「七坐八爬」，八個月開始爬出第一步，到了一歲左右，孩子開始踏出第一步，也能開口喊第一字，這「第一步」或「第一字」意義非凡。不論是爬或踏出第一步，都表示他有能力逐漸脫離母親，開始發展自主能力。說出第一字（通常是「媽媽」或「爸爸」），表示他不再停留在「世界即我，我即母親」，表示他開始有能力分辨別人與自己是兩個截然不同的個體。此時的孩子不再被動地躺在床上讓人擺佈，可以主動朝向所要的物體前進，表示他已開始具選擇能力，也開始會表達自己的好惡及意見，因此也開口或在行動上拒絕或抗議表示「不！」。

當獨立自主的需要被剝奪時

正如同分裂期有「感覺存在」的需要，口腔期有「餵養」上的需要。忍吞期的孩子在發展過程上最重大的需要就是要感覺「自立自主」，母親或是照顧孩子的保母或親人，對待孩子的態度往往決定孩子日後的人格發展，孩子在此時一直到兩三歲之間，如果尋求自立自主的需要不能被滿足，或者受到過分的壓抑，孩子在日後就會形成忍吞型的人格。

忍吞型人格受到創傷的時期，大約始於八個月至二歲開始學爬行，終於三歲學習大小便的時段。這短短的兩年對孩子來說，不管在肉體上、心智上都是變化最大最劇烈的時期，隨著運動機能和神經系統的開張，一個新時代來臨了。

就肉體的運動機能上來說，八個月大開始學爬，他可以主動朝向物體前進，到了一歲左右，孩子會搖搖晃晃踏出第一步。

就心智上來說，到十個月左右，孩子開始發展認知能力或想像力（想像力不但是將來抽象思考的基礎，也是創造力的基礎），到了一歲五個月，想像力更上層樓，一般的孩子已能「假裝」睡覺，拿著空杯子假裝喝水，二歲左右，扮家家酒的假想能力已從自己身上伸展到別人，可以假裝自己是媽媽在廚房炒菜，菜裝入小碗用小匙餵娃娃吃。

在人際關係上，孩子重新界定與爸媽的關係，開始拒絕大人的協助，他勇敢地走出爸媽的能量保護場，到處走、爬上爬下，而且什麼都自己來，吃飯要自己拿湯匙，玩起玩具也不許大人干涉。在語言上，一歲左右能開口喊第一字（通常是「媽媽」或「爸爸」），過幾個月也能用語言回拒大人說「NO」，總之，所有的發展都向著大人發出訊息，「我有能力自立自主，請你們不要管我」。

然而，此時的孩子雖立意獨立自主，身體各部的功能也支持他去發展自立自主能力，卻未成熟到能真正自主，時時需要大人在旁協助或維護，才不會在向外界探險時撞得頭破血流。(孩子通常也知道自己需要大人協助，比如十三個月大的孩子，已會把打不開的盒子或不會操作的玩具交給大人，等候著大人打開)，有趣的是，孩子雖需要大人協助，卻通常拒絕大人「管教」。

雙親的壓迫和侵犯

做父母的能放手讓孩子自立自主而不管教嗎？孩子去摸廚房裡的火爐開關，大人一定是嚴厲禁止，做父母的有太多「擔心」，擔心他跌不許他爬，擔心他刮傷不許他碰，擔心他受寒一定要給他加衣服，擔心他長不大硬逼著他吃下這口飯。這些適當的管教本是最理所當然的，但若管教過頭就成了壓迫性的侵犯，也會造成本章節所要談的「忍吞型」創傷。

怎樣是壓迫性的侵犯？有些父母或是照顧孩子的保母或親人，過度控制孩子的身體功能或心裡想法，如強迫餵食及排便、控制孩子的思想。換句話說父母親是非常的強勢，請注意，這裡所講的「強勢」或「侵犯」並不光指凶巴巴的壓迫性管教，也包括溫柔萬千的強勢關懷，或甜言蜜語的強勢控制。總之，由於父母過度控制孩子的想法或身體的功能，忽略孩子本身的情緒或靈性的發展，以致於孩子不能自由地表達自己的意見和想法。

強勢的父母對孩子的控制是無所不在，他們視子女為自己的一部分，任意侵犯孩子的肉體和能量體，只要進出孩子的都要控制：這種侵犯常表現在日常生活上，特別是在「吃喝」和「拉撤」這兩件人生大事上。例如：孩子也許吃飽了，或是肚子不餓，做父母的總以自己的想法，去判斷孩子吃飽了沒，也許父母親認定了孩子要吃完一碗稀飯才算飽，不論要耗多少時間，他們一定會跟在孩子身後，硬是把手上的那碗飯塞下孩子的肚子裡。有時候，父母親擔心孩子冷，硬是幫孩子多加衣服，其實孩子是熱得想把衣服脫掉，這時候，母親可能很嚴厲地對孩子說：「你要乖，不許脫，如果你脫了媽媽就不愛你了。」對於孩子而言，母親是天，是上帝，母親供給他一切所需，是孩子的所有。如果他對母親說「不」，不但天會塌下來，他的一切也會沒有，他不能違背媽媽的意旨，如果他違背了母親，那就是做壞事，母親就不再愛他，於是孩子硬是把自己的想法「忍」下來「吞」回去，默默接受母親的安排。

我們在這裡所談的受創傷，並非指一兩次的偶發事件所造成，而是父母對子女經常性的入侵，然而，即使父母經常壓迫性的侵犯子女，也不一定日後會造成忍吞型的人格，必要條件是孩子本身就帶著忍吞型人格的功課來投生人世間，再加上父母不斷地侵犯，子女於是形成這一生最原始的創傷。

除了「吃喝」，另外一條控制孩子的途徑便是「拉撒」，在一歲多到三歲前這期間，大多數的父母會開始訓練孩子大小便，然而，此時有些孩子肛門括約肌和尿道口括約肌張力尚未發展好，偏偏父母強迫要求，馬桶裡如果沒有父母親期待的「結果」，孩子休想從馬桶上離開。有的孩子即使肌肉都發展完全，但被父母的強勢嚇壞了，因而無法放鬆括約肌、順利排便。有時孩子尿溼褲子，或大便在褲子上，也都遭來一頓嚴厲的說教或乾脆一陣毒打。這些強迫大小便的硬性訓練法讓孩子很小就很受挫折、自己是個失敗者，認為在身體裡的自己又髒又壞，所以一定不讓它出來，出來就遭羞辱。

無法自在表達的忍吞型

在我的個案中，有個典型的忍吞型，他二十七歲，體型厚重，肌肉硬實，眼神透著悲傷，聲音微弱，說起話來句子斷斷續續，句中總有一兩個留白，像是隨時等候別人為他做填充，他說他最大的問題在於「表達」，總感覺喉嚨被什麼「卡」住了，說不出要說的話，希望我能為他解決問題。他是一家大公司的會計，工作認真，很得上司器重，但最大的困擾是不能表達意見，一開會，大家總搶著在他之前發表意見，他的意見早被人家說光，好不容易等到他發表意見，別人卻沒耐心聽，常常中途被打斷或乾脆整個話題被搶了去，再也沒他發言的餘地，他常為此生氣，一生起氣好幾個小時都說不出話。

這種喉嚨被「卡」住的情況也常發生在人際關係上，比如和女朋友吵架，心裡想道歉說對不起，手想去拉對方示好，但舌頭好似打了結，身體像結了冰，兩手伸不出去碰觸對方，「對不起」也始終說不出口。他說他常覺得自己精力不足、容易疲勞，但別人看他卻是任勞任怨、精力旺盛。除此之外，他還有便秘的老毛病。我請他談談小時候父母餵食和訓練排便的歷史。

他小時候大多數時間是由慈祥的外婆照顧，而外婆在餵飯時，常很有耐心地強迫他一定要吃光碗裡的飯，那怕是花上個把小時，外婆也在所不惜。父親對訓練他上廁所極其嚴厲，常要求小男孩一定要有「交代」才能離開馬桶，若不小心出了意外，免不了一陣體罰。這些對身體的入侵，都讓他養成了凡事保留不輕易「外放」的習慣——不輕易表達意見，也不隨便外放大小便。

他回憶起自己在上小學時有一個很大的毛病，就是「肥水不落外人田」。在學校的時候，他從不上大號，一定是等到回家才解決。可是有的時候忍不住，特別是肚子痛的時候，就會把褲子弄髒，而整個教室也被他弄得臭氣沖天。老師打了好多次電話，告訴母親他有上廁所不說的問題，母親帶他看了不少醫生，始終解決不了問題。對他而言，說出想上廁所是件丟臉的事，一定會遭到羞辱，讓眾人知道他要上廁所，是很難以啟齒的事。

這種不輕易「外放」的習慣，從小延續到大，不只是有上廁所的困擾，工作上亦不能如意地發表意見，感覺周圍的同事都想壓迫他、欺負他。即使是現在，他還是習慣不在外面如廁，儘量將「肥水」留給自家，他自嘲的說：「難怪我長年會有便秘的問題」。

父母強勢的控制在生活上是不間斷而且全面地淹沒孩子，而這種控制不只是針對孩子的肉體，甚至入侵到孩子的創意和想法。比如說，孩子拿了自己畫作，興高采烈地拿去給母親看，孩子心裡想畫的明明是一支色彩繽紛的棒棒糖，母親的反應當然是很開心，但在母親的眼裡，孩子畫的是一朵花，於是母親對孩子說：「我的寶貝真聰明，畫了一朵漂亮的花。」孩子一聽搖搖頭，想要否定說「不！」，很想努力澄清不是花而是「棒棒糖」（別忘了這時期的孩子語言表達能力極為有限），母親睜著眼睛說「這是一朵花」，孩子外表順從了，但他的創意被否定，意見被拒絕，心裡有「NO」卻又表達不出，也不敢表達。隨著時日推移，孩子一天天成長，日常生活裡的「NO」越積越多，不斷發酵，產生了許多的怒氣，這些忍氣吞聲的怒氣就在身體裡堆積，越藏越深，越壓越實，但表面卻一點也看不出來。

追溯前世的創傷

忍氣吞聲型的人，如果追溯到前世，多為曾經在「自由」這個議題上受到迫害、控制或壓抑，比如說坐過牢的囚犯，受人壓迫的奴隸、宗教或政治之受害者，或是在行動上多受制於人，不允許表達自我，不能自由表達意見的人。

低層自我

表面上，忍吞型的人是個順臣，但滿腔的「不」並不會使他真正的順從，滿腹的忿怒無從向外宣洩，這股力量就回頭向內先傷自己，「我恨我自己」，私下生出許多對別人的負面意念，「我恨你控制我」、「我討厭你，而且我要刁難你」，對人對己的仇恨不能向外表達，因而產生忍吞型外順內逆的特質。他的低層自我說：「好，我給你你要的，但我不會真正給你，你不能真正奴役我」，積極抗爭既然不可能，忍吞型之人只有靠消極抵制才能感覺自主權。他們長大成人在團體中常抵制別人的領導或拒絕改變。也由於他早期向外界尋求歡樂的欲望太早被壓抑，他內心無法產生做事的動力，不但對任何事或活動採消極態度，做起事來也毫無樂趣。

表面上再順從，骨子裡的態度卻是很負面的，這型的人好抱怨、愛嘀咕，也常怪別人，他們喜歡詢問別人的意見，當別人給予他意見時，他們會開始埋西怨東，一個也不採納，常讓給意見的人內心產生不愉快，覺得自己多此一舉。忍吞型的外顯行為常是謙恭有禮，有時甚至到卑躬屈膝的地步，但他們有時喜歡操控別人，之所以操控別人，是因為想激怒別人，因為當別人因受到操控而生氣時，忍吞型的人才有藉口反擊，藉以發洩內心的憤怒能量。

形象自我

忍吞型有滿腔的意見卻無法表達，有許多的創意卻不能發揮，因為他有個主要形象：「如果我表達自己，我將會被羞辱，所以我必須隱藏我內在的本質或想法」，這型的人由於長期受到外在力量的入侵，有很多被羞辱的經驗，當然，這些羞辱感都是以自己的觀點出發，並不代表別人真正想給他們難堪。

他認為只要他表達了自己的感受或想法，他身邊的人就會離他而去。正如孩童時期的他，必須忍氣吞聲才得換取父母的愛。這種「有條件」的愛使他對父母生出許多恨意，但他又需要對方的愛，也使他長期陷在愛恨交加的困境中。由於恨，他自責很深，他們輕視別人也輕視自己，心裡怒氣越多、自責越重、越輕視自己也輕視別人。

長期被剝奪了自主能力、長期把自己深深地藏起來，自然培養不出自信心，越無自信就越輕視自己，即便有了勇氣走出堡壘，也不敢單獨行動，凡事最好有人陪伴，或至少得通過別人的「認可」(正如小時候父母長輩的「認可」)才肯擔當。也因為習慣於隱藏內在的想法，忍吞型的人和別人一起時絕非領導者，他沒什麼衝動或欲望去做某件事，即使有衝動或欲望，也因為有別人在場，在他能用語言表達之前早已消失無蹤，他完全捕捉不到屬於「自己」的主意，相較之下，臣服於別人的願望和衝勁，比自己出主意輕鬆多了。

防禦模式

被人侵犯、羞辱、控制，感覺自己走投無路，他的自衛行為便是躲到自己的身體內，在外建一個厚實的堡壘，自己則閃入堡壘深藏不露。由於認為一放出來即遭羞恥，因此情感、思想、需要、自我全都埋在內裡。

深藏不露的不只是怒氣，忍吞型的人也表達不出自己的精華，他對許多事情皆有所保留：保留情感、保留自己的創造力，當然也保留他們最好、最精華的部分，亦即他們的自性本體。

布蘭能觀察到有些忍吞型會伸出觸鬚，向著他人的太陽神經叢部位去捕捉別人的本質。

會用這型防禦反應的人，通常自己有許多精華本質而不自覺，事實上他們最需要的不是從外界捕捉，而是把自己的給出去。另一種忍吞型常用的，也是向外求的防禦反應，會用這種方式的人，非常喜歡別人的幫助，比如喜歡詢問別人的意見，問完甲之後又去問乙，有趣的是，花了許多時間徵求意見，結果一個也不採納。除了上述兩種防禦，還有一種稱之為「射手」的反應，這型反應通常是在受到威脅時將箭射出，中箭的人會覺得十分疼痛，這麼做的目的是為了要挑釁對方，撩起對方的怒氣，為自己的怒氣找一個發洩的出口。

面具自我

天真無邪的娃娃臉是忍吞型理想的自我，至少是他認為自己應該呈現出來的樣子，而這娃娃臉正是他的面具自我，「我會在你消滅我之前，先把自己消滅」，消滅自己的方式就是自動向敵人繳械投降，他們早在別人奴役他之前就先將自主權拱手讓人，早在別人否定他之前就先否定了自己的自性本體。他們的面具自我非常體貼、討喜，待人彬彬有禮，很懂得順人意，也懂得照顧別人。外在的順從給人穩重可靠、有毅力的感覺，他工作努力認真，很想面面俱到。然而，當他們對外去討好人的同時，內心正進行自戕行為。他們喜歡自我奉獻，有取之不盡的同理心和同情心，卻常忘了自己的立場和權益，這個弱點很容易被別有私心的人利用。

忍吞型的人很能感同身受，直到和對方化為一體，因此失去了自己的觀點，變成應聲蟲，再也找不到原先的自我，而真正的「自性本體」呢？深深的隱藏起來絕不示人，這可愛的娃娃面具是來應酬別人，用來遮蓋他的創傷、主要形象、低層自我，它同時也切斷了和內在精華本體的連繫。

高層自我

高層自我和面具自我正像是真品和冒牌貨，雖然兩者品質相比可能有天壤之別，但從冒牌貨我們對真品可略窺一二，因為冒牌貨想要模仿的正是「高層自我」！因此，忍吞型的面具自我的本質可以說就是他的高層自我，只不過這美麗光輝本質的背景不再是為了自我防禦，不為了討好別人，不為了爭取別人的愛，不再有罪惡感，他能完全毫不遲疑無拘無束的表達自己的意見和感受，他對別人的痛苦有深刻的感受力，他很能在危機中生存，對人忠誠，很少惹事生非，很穩重，在事業上可共度艱苦。

一般而言，忍吞型的人比前二類的人格型較能在地球上生根，更能踏實地過日子。如果忍吞型不再需要自我防禦，他們的本質通常是極其善良、心胸寬大，很熱心也很會照顧人。工作上非常賣力，有毅力能堅持到最後，在我們周圍常會看到一些非常苦幹的實務型人物，每天必須日理萬機，在職場上成功的經理階層，很多都是忍吞型。忍吞型的人生功課是什麼？要能移轉停滯不流動的能量，充分感受自由的生命，毫無保留地表達自己的實相。

肉體特徵

能量不斷被身體又「忍」又「吞」的結果，在肉體上有何特徵？這些能量就讓他們的體型不斷的膨脹，往橫的方向發展，看起來就越來越厚重或圓圓胖胖。這些塞回體內的能量，建築成一道厚實的堡壘，使得忍吞型的人有非常壯碩結實的肌肉，但肌肉摸起來並不是如運動員般有彈性的結實，而是不活潑的僵硬。有的忍吞型背部圓凸，肩頭渾圓厚實，可能稍向下垂，不如控制型的寬闊或高聳，走路和站立時，手掌向後，和大多數人掌心朝向雙腿不同。他們的脖子短，如果身材矮一點就成了五短身材，總之由於全身能量緊縮的關係，忍吞型的人整體看起來是重量級的身材、且屁股緊縮，像隻落敗的小狗。雙腿有力，忍吞型的人能很踏實地在地球上生存，但是他們的能量卻不能從腿部往上走，整個身體的能量不流通，呈現停滯不動的狀態。

能量體特徵

整體來看，忍吞型的能量體正如他的肉體，由於壓擠得厲害，看起來變得很大很壯實，壓得緊實的能量在能量體中停滯不前產生什麼結果？能量自然不能自由流動，最明顯的結果就是改變了第二、第四、第六層能量體的結構，使這幾層原本像流水般的非結構型能量體也僵硬起來。至於第一、第三、第五、第七層本身就有線條結構的能量體，由於承受的壓力太大也因此發育不良。

在人際關係上可能毫無「疆界」概念

忍吞型的能量體還有一個重要特徵就是，能量體發育不良的結果也使得周邊的疆界尚處在低度開發階段，且常有漏洞，由於沒有明顯的界線，忍吞型的能量和外界入侵的能量混在一起，正如小時候父母的能量入侵，他們常分不清哪一個是你的，哪一個是我的，這一點和分裂型對能量入侵的感受截然不同，也可以說，兩者對「疆界」的感覺也不同，分裂型的人對外力極為敏感，一感受外力入侵反應激烈、防禦行為是立刻拔腿就跑，但忍吞型的卻可能完全不在意外力入侵，甚至「歡迎」外力入侵，他們可能根本不知何為「入侵」，因為從小就習慣母親強制性的餵養方式和能量入侵。小時候母親對於自己意見及對創意的忽視，常讓忍吞型的人不知道自己有的一些想法，到底是自己的還是別人的，在與人相處上這種模糊和困惑使得他們長大後分不清界限，何時我該前進，何時我該後退，何時要和人保持距離，何時該開口說「不」拒絕別人，何時該向人求助等，他可能毫無概念，甚至有時不知世上有「求助」這回事。

就氣輪上來說，忍吞型的喉輪（第五輪）尚未開發，通常是閉鎖的，從小不能自由表達真我，意見也不被重視，因此說起話來可能細聲細氣，像是毫無自信。我們兩人在做集體呼吸療癒時，總發現要忍吞型的人叫喊或大聲的發音特別困難，有時看似偌大的身體，但叫喊起來像嗡嗡的蚊子。

忍吞型人格	
創傷	今世創傷：父母的侵犯或控制；強迫餵食或排便；不注重情緒或靈性上的需要。 過去世創傷：曾被剝奪自由，如囚犯、奴隸、宗教或政治之受害者。
低層自我	我不會真正給你。我討厭你，我要刁難你、激怒你。 負面意念：我要否定，我喜歡負面的想法。
形象自我	對人對己：表達自己會被羞辱，所以要隱藏內在的想法。 對世界：人人都要控制、羞辱我。
防禦模式	如果我表達自己將會被羞辱，所以我必須隱藏我內在的東西或想法。
面具自我	我會在你消滅我之前，先自我了斷。
高層自我	特質：心胸寬大、很能給、富創造力、有毅力（擇善固執）、有耐力、工作認真。 肯定正言：我自由自在，沒有人能控制我。
此生功課	移轉滯留的能量；去感受及表達自己；充分地表達真我，承認自我的靈性。
肉體特徵	身體沉重，結實強壯，駝背、垂肩，眼神痛苦哀怨。 喉部、頸部、臉部、髖部、臀部、腿部較不靈活。
能量體特徵	緊壓的能量往內縮，停滯不流動，充滿於非結構的能量體（二、四、六層），結構的能量體（一、三、五、七層）發育不良。疆界未開發、有漏洞。第五氣輪通常關閉。

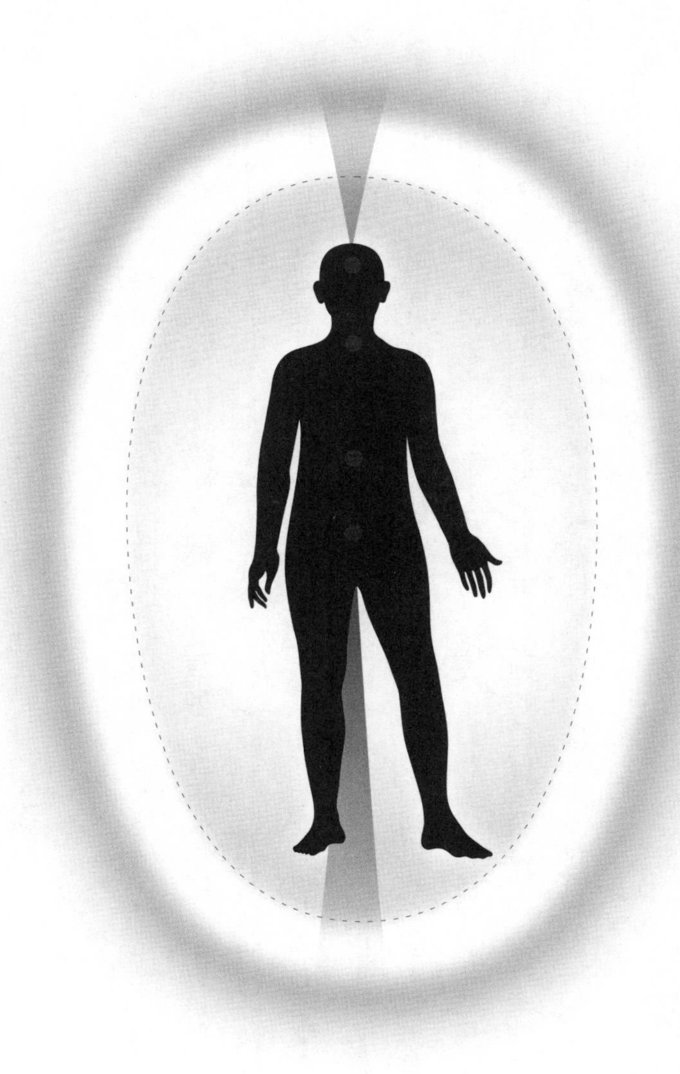

圖4-3 忍吞型人格

第四節　控制型人格（Psychopath）

創傷

在這個章節我們將要開始談談和戀父戀母情節有關的控制型人格。什麼是戀父戀母情節？每個孩子約在兩三歲直到更大的年紀，開始意識「男女有別」，在這個年紀，小男孩會對母親產生愛戀的情愫而討厭父親，而小女生則愛戀父親討厭母親。事實上，兩千多年前的佛教經典《大寶積經》及一千多年前的《西藏度亡經》（此書於一九二七年首次在歐洲問市，心理學大師容格為它寫了前言，在西方造成很大的震撼），早就對人類的戀父戀母情節提出最根本的解釋：戀父戀母情節遠在我們投生這世之前就已經存在了。當一個意識要投胎到母體之前，意識會見到男女或陰陽交合的景象，由於過去多生的業力和緣份，碰到這對將要成為自己父母的男女正交媾時，就如同在看色情書刊或電影，這個意識會產生很強烈的性慾，而這強烈的慾念使他如醉如癡地取代了原來的主角，如果對女的產生愛慾則投胎生為男身，因而討厭父親。相反的，如果對父親產生愛慾則投胎生為女身，因而厭惡母親。

西方心理學大師佛洛伊德也談戀父戀母情節，一八九九年佛洛依德在自己的著作中，從希臘神話尹底帕斯的故事提出關於戀父及戀母情結的說法。佛洛依德認為戀父戀母情節是兒童約在三到五歲所必須經過的心理過程，小男孩會對母親產生愛戀的情愫討厭父親，而小女生則愛戀父親討厭母親。小女孩在這階段，可能就會開始模仿母親，學穿高跟鞋、擦香水、抹口紅，為的就是能得到父親的愛，而小男孩開始玩些男性化如工具、刀劍的玩具，或玩些展現雄性力量的遊戲，這種模仿會讓小孩子逐漸認同同性而正常化。這是每個孩子都需經過的成長過程。

微妙的三角關係

這段時間在「性」方面的心理發展，對孩子的一生往往有很重要的影響。父母親的男女角色恰如其份，對孩子人格的發展有關鍵的作用，如果這個模仿的時期發展得不順利，也就是說孩子需要一個認同同性父母的需要未被滿足，孩子就會受到心理的創傷。

當小孩長到三歲左右，在小女孩心裡，由於愛戀父親，對母親產生忌妒和恨意。在小男孩心裡，他覺得自己是母親的小情人，而對父親產生排斥，這個時候，不論是女孩或男孩，都會陷入和父母親之間的三角關係之中。在這個時期會有一些微妙的狀況產生。

這種微妙的三角關係怎麼解釋呢？

比如說，舉個向我們求助的個案志明的例子。志明的父母親婚姻不美滿，從他有記憶以來，爸媽常吵架，只要一吵架，母親總把志明拉入自己這一邊要他做「盟友」，吵完架總有好幾天母親會對著他數落父親的不是；母親永遠是對的，而且永遠要佔上風。以孩子意識來看，往往打贏的一方是好人，輸的一方是壞人，志明很早就學會從母親的眼光來審判父親，因此，同性的父親自然是壞人，父子關係於是遭到破壞。

由於從丈夫身上得不到感情，母親轉而向志明求感情上的慰藉，母親潛意識裡期望志明能取代丈夫的角色，因此言語上常拿兒子和丈夫相比，「你真了不起，會幫媽媽提東西，你爸爸才不會！」不但如此，母親甚至有意無意的用「引誘」的手法賺取兒子的忠誠。到了青春期，志明對女孩子開始有興趣，母親表現出強烈的嫉妒，並不斷對志明強調他不應該去愛任何人，只應該愛媽媽一人。

做女兒的情況亦同。我們曾有個個案，是典型的控制型人格，她回憶童年時父母的關係，母親是傳統的柔弱女性，無自立能力，一切以父親馬首是瞻，毫無主見，「我小時很看不起她，總覺得我才是爸爸的最愛，我做了所有一個妻子該為先生做的事，並引以為傲。爸爸回到家，我給他拖鞋，倒茶給他喝，為他盛飯，媽媽太忙，沒時間照顧爸爸，爸爸常說我是他的小太太，這種情況到長大仍如此，我很會算帳，很會寫字，爸爸從辦公室帶回的公文常交給我處理，高中時代的我打字速度很快，而媽媽從未受過教育，目不識丁，更不用說英文打字了……」

又比如說父母雙方的性別角色倒置，和社會上約定成俗陽剛與陰柔的性別角色相反，爸爸是怕太太俱樂部會員，媽媽是個霸道的獨裁者，獨攬家中大權。趾高氣揚的媽媽痛恨男人，輕視自己的女性角色，時時和男性競爭，與之一較長短，孩子沒有一個恰當的性別角色可以效法，成長過程也很崎嶇，連日後跟異性相處時問題叢生。總之，控制型人格養成都與孩子在這段期間所觀察到父母的兩性關係和所養成的對兩性態度有關。

在這個時候，如果沒有妥善的處理，孩子就會受到心理的創傷。然而，做父母的千萬不要責怪自己，我們必須再次強調，每一個人投生到這個世界，都有他必須學習的功課。孩子在控制型時期受到創傷，很可能是早已設計好並寫入孩子的生命藍圖。前面兩種情況（父母角色陰陽倒置，或父母不合使孩子陷入三角關係中）看起來都像是父母親造成的，都是外在環境因素使孩子受創傷，然而，如果這孩子原本就帶著控制型的人生議題投生此世間，那麼，即使父母親婚姻再美滿、父母男女角色也未倒置，孩子一樣會陷入微妙的三角關係，覺得自己被異性的父或母出賣，因而日後形成控制型人格。

背叛的創傷

舉個父母親婚姻美滿卻發展出控制型人格的例子。一個一向與爸爸關係良好的小女孩，在這段戀父情結發展的時期，小女孩覺得自己是父親的小情人，下意識地對同性的母親產生排斥的心理，視母親為敵對陣營的競爭對手，有一天，小女孩因一小事故打了媽媽一下，父親對女兒說：「不可以打媽媽，快跟媽媽說對不起」，小女孩原本以為是自己盟友的父親，現在居然站到媽媽那邊、為敵人撐腰，於是這小女孩可能因父親對這件事的反應，覺得自己備受羞辱，覺得自己被利用，覺得父親「始亂終棄」，從最初你引誘我跟你相好，到今天不需要我就翻臉跟敵人站同一陣線，因此，小女孩經驗了「父親背叛了我」的創傷。

當然，這只是原發性事件，不足以成大局，如果這孩子是帶著「背叛」的人生議題投生人間的，這種「背叛」的傷在小女孩往後的日子裡將一而再，再而三的發生，最後終於在她的人格裡烙了印，使她發展出控制型的人格。就以這個小女孩和父親關係的例子來說，如果她一直不能療癒自己這個「背叛」的傷，她一定不可避免的會被父親背叛，因為爸爸與媽媽在一起可能永遠不會分手，即使有一天爸爸與媽媽離了婚，爸爸也會跟別的女人好，這小女孩終究是要被「背叛」的。不論過去世或現在世，控制型的人通常有許多背叛的經驗，當然，這背叛不只是別人背叛了他，他也會去背叛別人，更擅長背叛自己。

追溯前世的創傷

控制型人格的人，由於過去世多生累劫為戰士，為理想而戰，甚至犧牲個人生命。這一生他們仍然在打一場早已不存在的戰爭，不信任任何人，即使最親密的戰友，也是潛在的敵人。

低層自我

經驗了被父母親背叛的創傷，怕背叛成了他成長過程中最大的恐懼。請讀者想想，你若常被人出賣，心理上會有什麼反應？自然是不能信任任何人，毫無安全感，那麼，要怎樣才有安全感？要控制別人，確保他不會背叛你才感到安全。正如一個不能信任妻子的丈夫，要隨時隨地掌握對方的一舉一動，深怕自己一轉身，妻子就和別的男人談情說愛而背叛他。

我們在這章節所強調的控制型的「背叛」，正如口腔型的「遺棄」、也正如忍吞型的「入侵」一般，是完全以孩子的意識來看，孩子在這時候受到創傷，覺得異性的父母背叛了自己，於是會發展出一種玩弄父親或母親的心態作為補償，而這種玩弄的手法長大就會形成一種善操縱、愛支配、耍手段的特質。

童年陷入三角關係，處於父母或其他大人之間的夾縫，控制型人格早已學會如何隨機應變，甚至說謊耍賴、招搖撞騙、穿梭挑撥，因此耍手段、操縱是控制型行為中很普遍的心理，也是他們所發展低層自我的基礎，長大之後的他不自覺地重複這些情境。

這型的人是軍事策略專家，他們知道如何控制環境和他人，控制的手段可硬可軟，硬的手法很具侵略性和攻擊性，有時甚至是到欺負人的地步，和他們相處時讓人覺得很有壓力、飽受威脅。第二種支配手段則是採軟的陰柔路線，不著痕跡地以誘惑的方式達到掌控別人的目的。

他們對權威特別敏感，權威對他來說代表著受人控制，因為潛意識裡害怕生命中再度出現像小時候異性父母對自己始亂終棄的情境，因此對任何形式的權威都不信任，包括神或上帝等的靈性上的權威。他雖不喜歡屈服於別人的權威，但自己則喜歡掌權，因此他可能一輩子追求權力以建立安全感。控制型的人活在假象築成的城堡中，他們可能很會說謊，說謊也是他們控制的手段，說謊的時候臉不紅氣不喘，眼睛都不眨一下，完全不想若被人拆穿的尷尬場面，即使謊言被拆穿，也毫無心理負擔，懺悔道歉後又是一條好漢。

形象自我

小時候被「始亂終棄」的經驗，使得他以為自己很壞，很邪惡，很不討人喜歡，形成他極深的自卑感。這種自卑感和口腔型人格的自卑略有不同，口腔型的人覺得自己不值得人愛，只有當我們被人疼愛過，才會覺得自己值得人愛，口腔型人格若不曾有過這種經驗，會認為問題出在自己身上，那就是我這個人一點都不可愛。而控制型受創傷的年紀，又比口腔型稍長，智能發展上比口腔型更上層樓，他已經會用腦筋想事情，且會拿自己與其他人做比較，以上述小女孩覺得被爸爸背叛的例子來說，小女孩已會將自己與媽媽做比較：我曾被爸爸愛過；所以問題的重點就不在我是不是值得愛，重點是媽媽比我好，我一向以為媽媽是敵國的人，是壞人，但現在爸爸一次又一次的背叛了我，站到媽媽那邊，那一定是我不好，我很壞，而且壞到邪惡的地步。這裡必須再強調，這小女孩感覺背叛的經驗絕不是三五次，而是在她日常生活裡不斷地發生，久而久之，她便形成了「我是壞人，我很邪惡」的自我形象。

一個有著「我是壞人」自我形象的人，對別人的形象又是如何呢？我既是壞人，別人也絕非善類，我當然不可能信任別人，不信任別人的結果就是要去支配、去控制，支配別人是唯一能讓他有安全感的武器。

支配慾是控制型人格中很重要的特性，對他們而言，人生就是戰場，每一個人都是他的敵人，幾乎到了草木皆兵的地步，這種警戒狀態，可以從他們焦慮緊張的眼光中看出來。他們永遠在打一場早已不存在的戰爭，他幾乎不能相信任何人，即使最親密的戰友，也是潛在的敵人，因為他有個主要形象：「我將會被利用、被背叛、被操縱。」

他還有一個形象就是「我非贏不可，贏了才是好人」，他們習慣性的以兩極式觀點看世界，不是黑的就是白的，這是因為過去世裡他常是為堂堂正正的理由（保衛君主、家園、或信仰）上戰場，打仗一定有一方好一方壞，我方自然是好的，敵人是壞人，他非贏不可，不贏只有死路一條，如果輸了就證明他是壞的，因此他極端害怕自己打敗仗，當他贏時才是好的，所以他無時無刻不和人競爭，任何人對他來說都是潛在的對手，非要把對方比下去，自己居首位不可。他不斷追求權力，追求外在的虛榮，以掩蓋自己的不如人，他有時裝腔作勢，希望大家都對他印象深刻，鎂光燈最好都打在他身上，好讓自己成為眾所矚目的焦點人物。控制型有著脆弱的自尊心和易怒的個性，一點小批評都可能使他覺得備受委屈而暴跳如雷，這都和他害怕自己是壞人，怕沒有人愛有關。

防禦模式

他們應戰的方式不是像分裂型的逃走，也不像口腔型的以陰柔的方式吸取對方能量，更不像忍吞型的夾著尾巴躲入堅固的堡壘，而是積極反攻或侵犯別人，在受到威脅或挑戰時，會在頭頂生出一個勾子，如果情況危急時，這個勾子就會拋向對方。還有一種更具攻擊性的能量防禦罩子，從上空下降把對方整個牢牢罩住，有時我們能用肉眼看得見，這種人能言善道，會把事情解說得頭頭是道，直到對方同意或屈服而接受他的觀點為止。他必須不斷的攻擊、不斷的向人挑戰，來證明別人錯了他是對的。

他有著堅強無比的意志力：「只要我願意，做什麼都會成功」，他的個人意志主導一切，以控制情境、控制他人。

面具自我

也因為這種「作戰」心態，因此他表面上戴著一副極具個人「威力」的面具，這副威力面具發出的訊息便是：「我是對的，你是錯的」或「你可以信任我」。他們喜歡幫助別人，如果你有事請求他們幫忙，不論工作多困難或任務多艱辛，他們大多滿口答應，但這種幫忙不是毫無條件、不求回報，他們喜歡幫忙的目的，是用來證明他們是很了不起的。他們很願意幫你解決問題，他們自己本身則毫無問題（有問題就表示他壞、他有錯）。他們不喜歡別人的協助，寧願獨挑大樑，不輕易示弱，因為只要開口求援，就證明自己矮人半截。就這樣，誤以為為了生存必須要控制，因此扛了一身責任，長時間下來，身體當然吃不消，肉體的心臟、背部及關節最易出毛病。

對他們而言，這一世的人生功課就是學會去信任：信任別人、信任宇宙、信任人生，乃至於信任更高靈能。全然的解除戒備，了解自己不是全能，毋須冒充上帝，也要懂得去尊重別人的優點，他們要學著不怕犯錯，犯了錯很好也很安全，更重要的，犯了錯不會被背叛或出賣。

高層自我

如果這一型的人卸下防禦的武器、除下面具，他們的「較高自我」又是什麼呢？在不需要自我防禦的時刻，控制型的人內心其實非常柔軟，對於周遭的人充滿著愛意，他極具個人魅力，人人都喜歡和他結伴，因為他活潑好動、心情愉快、想法樂觀、不怕冒險，最重要的一點是，他知道如何找樂子，和他在一起樂趣無窮。

面對群眾時，他們是天生的領導者，能堅持崇高的理想和價值觀，而且還是處理危機高手，能臨危不亂指揮若定，對於處理千頭萬緒雜亂無章之事很有一套。他活力充沛地做每一件事，特立獨行，勇於向老舊不堪的傳統和僵化的教條挑戰。他們的創造力很隨興靈活，還兼有獨特的眼光，別人所忽視的或認為不重要的，他卻能夠看見其中玄機，並掌握之而做出大事。

肉體特徵

控制型人格的體格為何？讀者曾否見過動物如貓在防禦敵人攻擊時是什麼樣子？它弓起背部做勢嚇人，控制型人格也如此，由於他隨時準備應戰，他必須表現得強大而有威力，因此能量是往上走，停留在上半身，特別是肩膀和上胸部，所以控制型多半擁有發達的胸部，要不就有個高聳的肩膀，以男性來說，整體感覺像個倒三角型，讓人一眼就會見到他壯碩的胸肌，然而，過分強調上半身自然就忽略了下半身，他的下身有不搭襯的細臀，臀部削瘦，小腿無肉。我的一位病人的體格就是典型控制型的人格，他的身材魁梧就像健美先生，但他的下半身細瘦得和上半身不成比例，他的腳只穿十號的鞋，一個壯碩的男人配上一雙小腳，看起來有頭重腳輕的感覺。

能量體特徵

為了應戰，控制型的人必須擴張胸部以膨脹自我，表現得既強壯又有威風，他需要大量的能量來推動這麼一個強壯的上半身，因此他全身的能量是由下往上走，而能量上升不得不抽光下半身的能量，因此第一和第二輪能量不足而柔弱無力，第一輪無力最明顯的跡象就是缺乏安全感，第二輪無力使他不能去感受，也影響到他的性功能，他們雖極具性的吸引力，但與異性的關係通常不長久、因為長久關係的基本條件是要能信任，而控制型一直有著背叛的意識，即使伴侶不背叛他，他也會背叛對方。

為了保持這個威風凜凜的上半身，他將能量拉到後背以增加鋼鐵般的意志力，因此位於背部的幾個屬於意志區的氣輪，以及身體前方與意志力有關的第三前輪可能較發達，甚至使用過度。而身前的情感區氣輪的能量被意志氣輪偷走，自然也不平衡，特別是從心輪（第四輪）伸出的關係帶，刻著小時候背叛的傷痕，他很怕再伸出帶子去連結任何人。此外，從下半身上抽的能量除了停留在肩膀頸部之外，也停留在大腦，特別是主管策劃及掌控的大腦前葉部位，因此他們喜歡用腦，用腦時偏好算計未來，使得控制型的人不能腳踏實地的「活在當下」，這是由於缺乏安全感的原因。他們對知識性的事物特別感興趣，因為知識能幫助他們發展意志力。

控制型人格	
創傷	今世創傷：被引誘後被背叛；被利用、羞辱。 過去世創傷：打仗的戰士或將領，為理想犧牲。
低層自我	低層自我：我要控制你；我對你錯；我是很特別的，跟人家都不同。 負面意念：我的願望一定要達成，我要控制。
形象自我	對人對己：我一定要對，否則我會死。我會被背叛、利用，操縱、羞辱卻無助。 對世界：到處都是潛在的敵人。
防禦模式	控制他人、好勝。意志主導一切。
面具自我	你可以信任我；我對你錯。
高層自我	特質：正直、智慧、坦誠。富領導力，擅長處理危機，特立獨行，富創造力，溫心、柔和、充滿愛。 肯定正言：我能信任、我能臣服。
此生功課	學習信任，承認和尊重他人本質，了解犯錯還是安全，不必追求完美。
肉體特徵	寬肩窄臀的V字型；下半身無力。 冰冷細弱的大腿和骨盆；眼神帶控制性的緊張。
能量體特徵	能量聚集上半身；背部意志區發達，能量從頭頂部發射出；情感氣輪關閉；第一和第二氣輪柔弱無力。

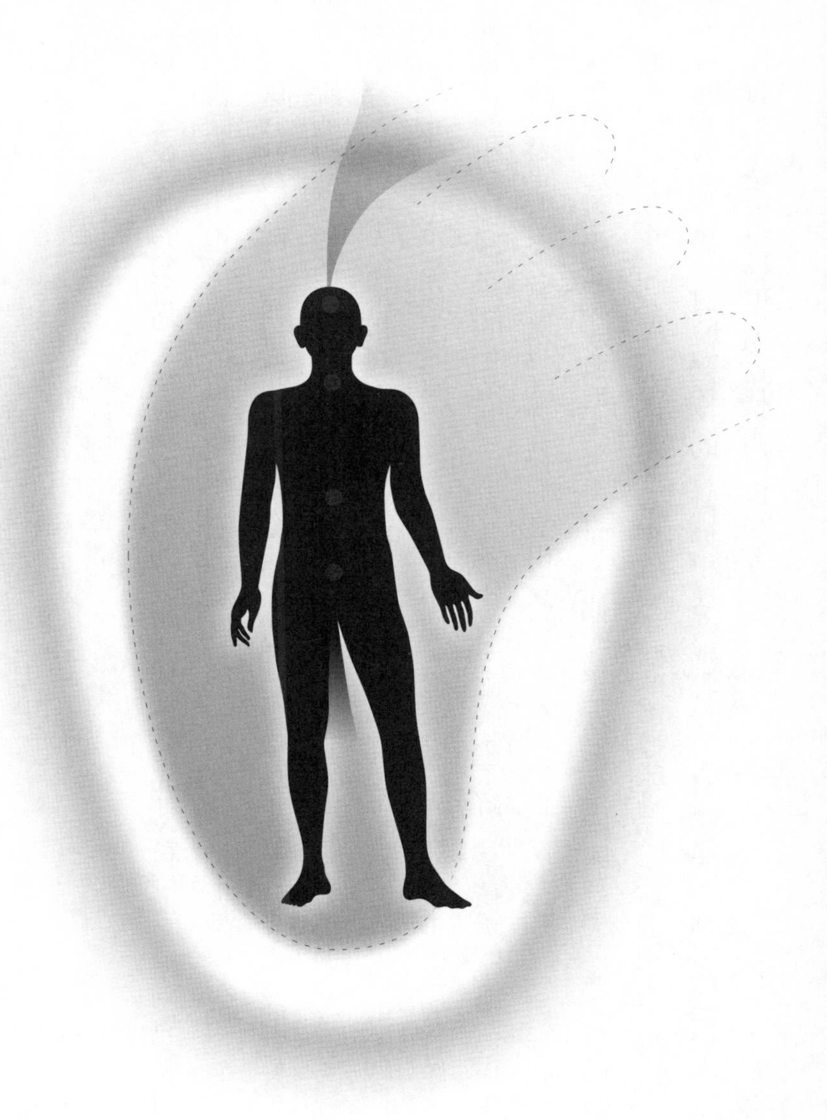

圖4-4 控制型人格

第五節 刻板型人格（Rigid）

創傷

我們最後要談的刻板型人格最早受創傷的時間，稍晚過第四型控制型，但兩者都和對「性」觀念的發展有關，也都發生於孩子開始意識「男女有別」的年紀，刻板型原始創傷發生於兩歲多、三歲到六歲之間，也可發生在青春期。這段時間是每個孩子發展感受能力的時候，這時期的孩子脫離襁褓，觸角好奇的伸向外界去探索去經驗，對外界所有事物都要去學習去感覺，孩子的學習方式與大人極不相同，他們除了用大人最習慣的耳聽、眼觀之外，也用手摸、嘴嚐、鼻聞。由於此時也正是孩子開始察覺「我坐著小便，但隔壁的阿輝站著小便」的時候，於是很自然地他的小手伸向自己的生殖器，但有許多家長，由於不了解這是孩子的發展過程中極為正常的行為，因此對孩子撫摸的行為感到緊張和忿怒。

我遇到一些母親氣急敗壞地跑來告訴我，他的孩子最近常掀開褲子，撫弄自己的生殖器官，有的則是發現孩子只要躺在床上，身體就會不斷的摩擦床沿或是靠近別人，用自己生殖器官去摩擦別人的身體。有時做兒子的喜歡伸手摸媽媽乳房，做母親的遇到這種情形多半是嚇得噁心反胃，大驚失色地跑來問我該如何是好。

感覺自己的肉體撫摸

不論是撫弄自己的生殖器官，或是用生殖器摩擦別人，這個正處「性器期」的孩子是沒有任何覺得「性」是骯髒的概念。對他們而言，性和愛是同一個來源、同一種電波，和同一型脈衝，不論撫摸是來自自己、大人、或小朋友之間，這些身體的接觸都會讓他們感受到愛，也同時會感受到性。我們這裡所說的撫摸，不是單指性器官的撫摸，也包括大人對孩子摸頭、拍背，或孩子碰孩子，甚至是任何身體的接觸。

這種「性」的感覺類似大人的性興奮，可以歸類為「肉感」之一種（對自己肉體的感受，請參閱第五章的丹田輪是「肉感」和「情感」之輪）。孩子可能坐在媽媽膝上用身體去接觸，或像小猴般的爬上爸爸肩膀當座騎，此時的他不是在從事亂交，只是讓自己有那種屬於肉體的興奮感，一方面藉由身體上的接觸去探索新的「肉感」，二方面也藉著輪流對父母有興奮的「肉感」而與父母連結，更重要的，他正為將來一生是否有「肉感」奠下重要基礎，換句話說，他將來能否「感覺自己的肉體」，就看此「性趣」時期的發展是否正常而定。

此時他正處在戀父戀母情節的三角關係中，如果過一陣子父母兩人仍在一起，他的「肉感性趣」便自然地轉向其他的大人，如家裡的叔叔阿姨，他對所有他喜歡的大人都可能得到像「性高潮」式的興奮，再過一陣子，他對伯伯阿姨也會失去「性趣」，最終會轉向其他同年齡的孩子。

這時期的孩子有許多衝動，本書一開始談到，宇宙創造的衝動如果沒有被障蔽，會顯現在人生所有面向和各種能量形式之中，事實上，創造的衝動顯現在孩子身上的，就是他的生命力和創造力，此時期的他正在學習感受自性本體的靈性能量，這種靈性能量極其輕快、喜悅，充滿歡樂。

正因為如此，對這時期的孩子來說，這世界真好玩，人生充滿驚奇、歡樂，他有許多衝動，任何好玩的事孩子自自然然地都有衝動，都要去做、去創造，摸生殖器的衝動只是一部分而不是全部，這也是為什麼孩子充滿幻想，大人可以從孩子玩的幻想遊戲略窺一二，今天穿上蝙蝠俠服裝，明天扮醫生為人打針，後天變成忍者龜，這些都是他生命力和創造力的表現。當孩子表現其生命力和創造力，心情都是非常喜悅歡樂，這正是他的自性本體的本來面貌，正表示此時他的生命脈流暢然無礙，因此，當孩子在心情愉快的撫摸性器時，所有位於身體正面的感覺氣輪都是打開的。

這樣說，並不是叫大家當看到孩子撫摸性器時要拍手叫好。但是，如果做父母的在這時大聲的喝斥孩子「不許這樣，快停下來」，甚至眼光含怒一巴掌就過去，孩子會受到驚嚇停下來，所有的氣輪，特別是在人體正面的二三四五前輪，會在突然之間被切斷而閉鎖，他們同時也受到傷害。

我自己就曾經看到好幾次類似的情形，有一回我到一個男性朋友的妹妹家做客，妹妹的三歲小女兒爬到舅舅（我朋友）的身上，伸手碰觸他的生殖器官，小女孩的母親覺得很尷尬，對小女孩大吼了一聲，小女孩突然之間被嚇到，當時不知如何是好，不但她的能量體的能量在那一霎那凍結了、連她伸出的手也在空中僵化，過了好幾秒鐘回過神來才放聲大哭。

被阻斷的愉悅

「性是骯髒」的觀念，只存在於大人的想法中，是大人以自己的眼光去看孩子的行為。社會的禮教、道德規範、宗教約束，都強調性是不好的、髒的，而且是不能公開討論的。但是在小孩子心裡，沒有性是骯髒的概念，撫摸自己或別人的身體，都會讓他們覺得舒服，感覺被愛，愛與性兩者合而為一，毫不摻雜淫慾或歹念於其中。當小孩因為撫摸肉體被責備而感覺丟臉時，他們的能量體（包括心理和情緒）也同時受到傷害。

當然，光是一次創傷不足以使孩子發展成刻板型人格，光是性的衝動被壓抑，也不足以使孩子發展成刻板型人格。創傷必須是不斷的發生，而且是在所有層面發生，受辱丟臉的感覺絕不只一次，追求愉悅感覺一而再再而三的受到阻撓而消失殆盡，不允許去感覺生命力，不允許去發展創造力，凍結生命的脈流，凍結從自性本體流出的能量。

生命力和創造力被剝奪了，孩子一無所有，既不知內在有個真正的自我，也不能感受生命的脈動所流放的快樂，原本就失去內在感覺的孩子，向內找不到指標，無所依憑，只好向外尋找指標。

外面的世界有什麼可做指標？有大人立下的千萬條規矩，每一條規矩都有個「應該」或「不應該」、「可以」或「不可以」。許多事都依照刻板的模式進行，做孩子的不只要抑制性的衝動，要克制情緒，不許哭、不可以生氣、每天早上應該刷牙，刷了牙應該吃早餐，到了學校應該聽老師話，老師要你做什麼就做什麼，不要問為什麼。他像個機器人，依命令行事，命令則來自父母、社會。

對於失去內在感覺的孩子來說，教條式的規章正好提供他避風的港口，讓失去航向的他可停泊船隻，獲得安全感，因此，這時的孩子對外界社會的規範、大人的規矩，照單全收，做為自己言行舉止的規範，因為，惟有棲息在這框框之間，才有安全感。就這樣，他雖失去了感覺，斷了和自性本體的連結，但從外在的環境卻接收並「內化」了許多教條，使他日後發展出刻板型的人格。

追溯前世的創傷

刻板型很注重外在的完美性、自負、總覺得高人一等，這些特質和他們的前世有關，他們在前世多半是管理階層，為了主理大局，必須維持外在的完美。

低層自我

回過頭來談有著刻板型創傷的孩子，他們因為「對性的感覺」被阻止被拒絕，在性上受到拒絕是極其丟臉、毫無尊嚴的事。當然，一次創傷不足以成大局，單獨事件不會使孩子發展成刻板型人格，孩子覺得受辱丟臉絕不只一次，孩子追求愉悅感覺卻受到阻撓也不只一次，撫摸性器是犯了大錯，不只爸爸媽媽叔叔阿姨如是說，學校老師也如此，整個社會世界都這麼認為，因此，孩子一次又一次經歷被羞辱，為了不再經歷被拒絕或背叛的感受，也因為感性區的能量被切斷，於是忠心耿耿的低層自我跳了出來保護主子，要求他拒絕感受，於是這受傷的孩子就開始不去感受也不能感受，既然不能感覺自然也不能愛、更不會愛，因為愛必須靠感覺。

刻板型的人將性與愛絕然劃分，依著所受創傷的時間早晚，能出現兩種不同的類型，第一種是受創傷的時間早，亦即「性」的感覺過早被壓抑，則此人可能過分認同「愛」而壓抑「性」，第二種是「性」的感覺在發展之後才被壓抑，則此人可能過分認同「性」而壓抑「愛」。

形象自我

刻板型的人為什麼沒感覺？因為他有個主要形象：「如果我打開心房，會被回絕」。小時候打開心房去感受「肉感」樂趣後被拒絕太羞恥太痛苦，所以就埋葬痛苦或忘記羞辱，去埋葬在我身體之內別人不接受的部分，去忘記我有和人做身體接觸以及和人連結的需要，最後，再以小孩子的眼光去評判，這些不被人接受的部分，是多麼討厭多麼可恥，多麼不值得人愛。

對於上述的第一種過分認同「愛」而壓抑「性」的刻板型，很容易發展出將所有事羅曼蒂克化或理想化的個性，他很注重外在的完美性，可以說他活在完美的幻象世界中，生活「應該」有個理想的樣子，若有不如意的事情發生，不合他完美的標準，他就全盤加以否定，告訴自己「這不是真的」，他過濾所有負面的事，他像全身罩著塑膠雨衣，再大的雨滴也不沾身，所有在他身上發生的壞事都「不是真的」。就像昨天晚上懷疑妻子有外遇，兩人大吵一架，早上起來又是一條好漢，機械式地穿戴整齊去上班，工作起來照樣極有效率，外人完全看不出痕跡。這並不是因為他擅長處理危機或他心胸寬大原諒了妻子，而是因為他沒什麼感覺。

過分認同「愛」的人在男女關係上也很羅曼蒂克，他所傳送出的訊息是：「我對你的愛是極其聖潔的」，可以說他是以「天真無邪」的自我形象來玩愛情追逐遊戲，表面上將「性」的主動權交給對方，對自己不經意流露出來的「性挑逗」卻毫無知覺。他將自己的愛深藏心底，不輕易出示於人，卻擅於運用策略引對方主動示愛，而他自己卻不做出任何承諾，他滿心以為如此一來，對方處弱勢他處強勢，就不必再擔心被人拒絕，不必再忍受那種被拒絕之後椎心刺骨的痛苦了。

過分認同「性」的刻板型的形象，則認為一切都是「性」，「愛」是因「性」而產生，因此在與人連結上他的所做所為皆以「性」為出發點，他們不像前一種過分認同「愛」因而對「性」遮遮掩掩，他們對性的表達可以說是火辣辣且直接了當，在男女關係上常扮演「引誘」的角色。由於過分認同性，自然過分壓抑愛，因此對很多事都失去了內在的感覺，之所以過分認同「性」，可能源於童年晚期在已建立了「性」的感受之後，才有過始亂終棄，或被拋棄、或曾背叛、或被利用的負面經驗。在這裡我們必須再強調，這種種經驗都是以「孩子意識」為出發點，並不表示做父母的真正曾在「性」上拋棄、背叛、或利用過孩子。以下舉一個真正「利用」孩子對性的感受，而使孩子日後發展出過份認同「性」而否定「愛」的實例。

我認識一位女士，在她年輕的時候曾經是個浪蕩的花花少女，所交往而且有性關係的男人不計其數，在她二十一歲那年，她遇到了一位她真心愛慕的男士，她決定浪女回頭從此不再過浪蕩的日子。很快，她就和這位真愛結了婚。本以為可以改邪歸正重新做人，好好過日子，沒想到相處幾個月下來，她發現她無法享受和先生在一起的「性」趣，無法享受那種身體親密的感覺，她當時還年輕，不懂得向外求助比如心理或婚姻諮商的援助，苦悶之下舊疾復發，又開始了浪女生涯，兩年之中換了四個男朋友。當然，這段婚姻最後是以離婚收場。

在二十五歲那年，她的父親得了重病，有一天，父親把她叫到跟前，對他說：「女兒，我真對不起你，我做了一件上帝也不能原諒的事。我快死了，我必須向你懺悔，求得妳的原諒，只有當妳原諒我，我才能安心地死。」這位女士完全不能理解父親所指的「上帝也不能原諒的事」是什麼事。父親終於對她懺悔說，在她小的時候，有一天見到她玩弄自己的陰部，刺激了他的性慾，當時就強暴了她，此後一有機會，又繼續強迫她和自己發生性關係。

這真是一個晴天霹靂，她完全不記得這回事。在父親死後，她陷入了情緒上的危機，痛苦萬分，過了好幾年沮喪的日子，以喝酒度日，直到她有一天走上了自我療癒之路，終於慢慢地了解自己從前與異性交往的行為模式：性和愛完全分離，有愛就沒有性，有性就沒有愛。她可以和許多人有性關係，卻從來沒有愛過這些男朋友，對他們從來沒有「愛」的感受；有一天碰到了她的真愛，也就是她的前夫，卻不能產生「性」的感受。

孩子的她天真無邪，感性區的幾個氣輪（二、三、四、五前輪）是完全開放的，能夠盡情感受和享受各種肉體感官上的感覺（肉感），包括觸摸性器官時那種歡愉的感受（第二輪掌管範圍），也能夠完全不設防的愛人（第四輪掌管範圍）。但是，不設防去愛人的結果，卻讓自己受到了來自親愛的爸爸這麼大的傷害，此後為了生存，她必須封閉感性區的氣輪，凍結流經此處的能量，也因此阻斷了隨著享受「性」歡愉和愛人而來的那種感受，久而久之，她不能再同時既享受感官上的愉悅，也開放心胸去愛人。

她說，難怪她對許多事情都沒有感覺，這個人也可以，那個人也可以，反正感覺都一樣，然而，當感覺越鈍化，需要就越強烈，第二氣輪與外界越來越無分界，跟很多人上床也不錯，反正多多益善。這位女士的例子可以說是一個過與不及的能量同時存在於第二氣輪的例子，也是刻板型將「性」與「愛」截然劃分的例子。

防禦模式

我們先前提到，對於孩子而言，愛和性是同一道電流，同一處來源，當孩子「性」的來源被切斷時，也同時切斷他們愛的來源。什麼是愛的感覺？是指一種溫暖柔和的感覺，是「愛感」也是「肉感」，這種感覺在切斷電源的剎那立即消失。前面章節也提及，能量體主要的感覺器官位於人體正前方（二、三、四、五氣輪），一般來說，孩子的感覺中心的幾個氣輪通常門戶大開毫不設防，也是為什麼他們表達起喜怒哀樂時遠比大人更自由，更直接了當。然而，當孩子感覺受傷的那一剎那，感性區（二、三、四、五氣輪）的能量凍結了，能量不再自由出入，換句話說，能量的通道被阻斷了。阻斷能量通道非同小可，它意味著連接我們自性本體的道路被阻斷，我們所說的自性本體也就是我們的本質，我們來到這個世界的目的，就是要尋找我們的本質，尋回本質要靠感覺，這條尋回自性本體的道路漫長而艱辛，光憑理智或意志都回不了家，一路上需要靠感覺扶持，一旦我們感覺的能量被切斷時，等於切斷了我們追尋自我的道路。

感覺和意志兩者大不相同，在肉體上所涉及的神經肌肉也很不同，意志可讓我用我身上的隨意肌做到我想做的事，比如說，我要拿桌上的杯子，「要」的意志讓我動用身上數百條的隨意肌，伸手拿到了杯子。但「感覺」不同於「意志」，比如說此刻，當我想起我那因車禍去世的母親，我就難過得掉淚，掉眼淚這個動作所牽涉到的神經傳達過程和肌肉的伸縮，不是我能用意志控制的，這些神經傳達和肌肉就是屬於「不隨意」，心中有了感覺，我無法不哭，心中若沒有感覺，要我光用「意志」哭，我也哭不出來，此刻我若告訴自己：「趕快掉眼淚，趕快放聲哭出來」，不只我做不到，相信你也做不到。即使要我演戲作假去哭，我也得先透過「感覺」才能哭得出來，例如我得先去感覺一件難過的事，有了難過的感覺之後，才可能有眼淚流出。

刻板型人格因為感覺中心的能量被切斷，開始不去感受，也開始學習控制身上的肌肉系統，開始學習控制自己內在的感受如喜、怒、哀、樂。即使內心有了感受，也儘量不讓感受表現出來。刻板型人格很早就學會用「意志」去控制自己，外自肉體隨意肌，內至內心深處的感受都能控制。讓自己成為一個有自制力、但無感覺能力的人。

他們很會控制，卻不像第四型控制型人格想去控制別人，刻板型人格擅長控制自己，特別是控制一個外在環境，用來創造一個完美的幻覺，他們以一個完美的幻像，做為行事的依據和標準，做任何事都恰如其份，比如在時間上都能按表操課，外表上就算沒有光鮮亮麗，也多半會將自己收拾得整整齊齊，他對亂七八糟的事毫無耐性，唯有井然有序才感到安全，他注重細節，不放過任何小事，沒有絲毫的差錯，唯有這樣才不會失控而陷入一團混亂中，刻板型的人多半是完美主義者，情況嚴重些的，可能出現精神病學上如強迫行為或有潔癖等的症狀。

對很多人、事、物都失去感覺的刻板型人格就像是機械人，對於周圍的事物總是漫不經心，沒有太多的反應。他們感覺不到別人，也感覺不到自己，久而久之，他連自己也否定，最後連自己也「不是真的」，假如你要他寫一封給自己的信，他很可能抬頭上寫著「敬啟者」，完全不知世界上有個「真我」（自性本體）的存在。

面具自我

刻板型人格戴著一副完美的面具，給人一種完美優越、惹人羨慕的感覺，他生活完整無缺，工作上獨占鼇頭，他們好像能做任何事情，所有的事都合乎時宜也恰如其份，情緒上也很穩定，永不崩潰。他們身體發展均勻，看起來很健康，很會調整自己的能量體，他們很少向人求助，倒是別人常向他求助傾訴問題，刻板型人格的面具所發出的訊息是：「我很好」、「我不需要任何東西」、「我是最優越的」。然而，在這完美的面具下，刻板型人格有著模糊的恐懼，總覺生命中有所缺失，好像少了什麼。在我們接觸的個案中就有這樣的例子。

他正值壯年，英俊瀟灑身材勻稱。他精力充沛，意志力很強，頭腦清楚非常理性，在工作上表現優異，日進斗金，有個幸福的家庭和人人稱羨的好妻子，不論在生活上或工作上的應對進退皆十分得宜，在外人看來他是天之驕子，一個令人妒嫉的寵兒。但他告訴我們，他覺得人生少了什麼，內心總沒有滿足感。即使不久前的外遇，時間久了也讓他感受不到愛的激情，那份婚外情，也是淡淡地無法深入內心，一如他和妻子之間的關係。

這是很典型的刻板型的人格特質，雖然有個完美的外在，但內心是封閉的，對很多事麻木，且常有不真實感，好像什麼都是假的，和人無法深交，因此總覺生命中缺少什麼，不能滿足。

刻板型人格戴的面具還有另一特質，那就是很有威力的「尊嚴」。他很怕自己看起來愚笨，因此很懂得藏拙，不輕易示弱，外表看起來很有「自尊」或頗具「尊嚴」。其實，這面具特質就是第三章「低層自我」一節中所談的「我慢」，他必須讓自己變得很特殊，更要優於其他人，否則就會感覺自己一文不值的痛苦。

高層自我

刻板型的高層自我正如同他的面具自我，他頭腦清楚，做事有條有理，有毅力也有耐力，他像個有創意的企業家，能規劃美麗的遠景，帶領員工按部就班地走向未來，然而，他的高層自我不同於面具自我的是，他能愛、能感覺、充滿熱情、能感知「我是真的」，也能感知在內心深處有個自性本體的存在。

刻板型人格的人生功課是什麼？他需要揭開完美的面具，打破會被人羞辱的形象，需要去感覺內在，需要從否定的自我欺騙中走出來，去感覺「真」，而不是表現「合宜」，他需要放棄自我控制，做一個不完美的人，讓自我跌到恐懼的深谷，才能在深谷的底處找到自己。

肉體特徵

整體來說，他的肌肉感覺上像運動家的肌肉，結實有彈性，不似忍吞型的僵硬，不似口腔型的柔軟，他們外在身材適中、均勻、身體各部分比例平衡，不像分裂型的總有一部分不是太長就太短，或左右上下前後不平，他們脖子和背脊挺直，看起來頗為「尊貴」，不像控制型的上滿下虛，也不像口腔型的胸部塌陷，兩足支撐不力。刻板型的身材姣好，和諧勻稱，無懈可擊。

至於臀部的姿勢，則依受創傷時間早與晚而有所不同，由於在這段童年時期（三至六歲）孩子對「性」的意識抬頭，因此許多在這段期間所啟動的肌肉都與腰部和臀部的扭動動作有關，如位於兩腰背側的臀中肌、腰腹間的髂腰肌、恥骨旁的恥骨肌及用來縮腹的腹横肌，這些肌肉可供孩子表現「性感」或玩「性別遊戲」（如穿上媽媽的高跟鞋學電視上的阿姨扭腰走路），因此，「性」的感覺過早或過晚被壓抑所形成的姿勢自然大不相同。受創傷的時間若是屬刻板型早期的認同「愛」而壓抑「性」，其骨盆後傾，亦即骨盆下部向後傾而上部向前傾，外人從側面看來臀部微翹（像要藏起性器官），受創傷的時間若是屬晚期的認同「性」而壓抑「愛」，臀部的姿勢可能正好相反，骨盆下部向前傾而上部向後傾（像要顯露性器官）。

能量體特徵

至於刻板型的能量體，正如同其肉體，整體上看來也是均勻、平衡，掌控得很好。若分區來看，意志區（身體背部）得以充分發展，然而，由於刻板型的人壓抑感覺，因此感性區（身體前部）的氣輪較不平衡，特別是第二和第四氣輪（心輪），有時兩者皆不活躍，有時兩者完全相反，一者閉鎖，一者開放，一位來求診的女士即是這樣一個「心」、「性」不合一的例子，她的第二氣輪運轉正常，但第四氣輪卻完全閉鎖（逆時鐘轉）。她是個典型的刻板型人格，深為自己「對男人不關心」的心態所苦，她說她很能享受「性」的樂趣，但對性伴侶卻產生不了較深的情感，她所交往過的男友無數，但個個如同「雞肋」，食之無味棄之可惜。療癒數次之後，她終於明白自己不只是不關心「男人」，也不關心「女人」，她說：「我不只是不關心男人，我根本從來沒關心過任何人」，心輪的愛所代表的是對眾生無條件的愛，心輪閉鎖是不可能有能力去愛任何人的。

刻板型人格	
創傷	今世創傷：愛意或性慾被否定。 過去世創傷：曾主理大局；為了生存必須表現完美。
低層自我	低層自我：劃分性與愛；我不能也不會感覺；我不能也不會愛。 負面意念：我不放棄控制；我不臣服。
形象自我	對人對己：如果我打開心房，會被回絕。 對世界：世上哪有「本體」或「真我」這東西？
防禦模式	讓自己更完美更吸引人；擅長自我控制，也控制能量體；與他人互動雖合宜適當，卻非出於真心，內在情感與外在表現分離不一致。
面具自我	我很好；我是優越的；我不需要任何東西。
高層自我	特質：熱情，具領導能力，做事有條有理，重承諾，有毅力和耐力，頭腦清晰。 肯定正言：我能愛，我能感覺。
此生功課	真切勝於適切，對真正的自我有自覺，能向外充分表達出情感；與他人分享情感；不凡事要求完美。
肉體特徵	平衡、均勻、比例和諧。
能量體特徵	能量場周邊能量較高，能量場均勻、健康。 意志區的氣輪充分發展，感性區較不平衡（第二和第四氣輪）。

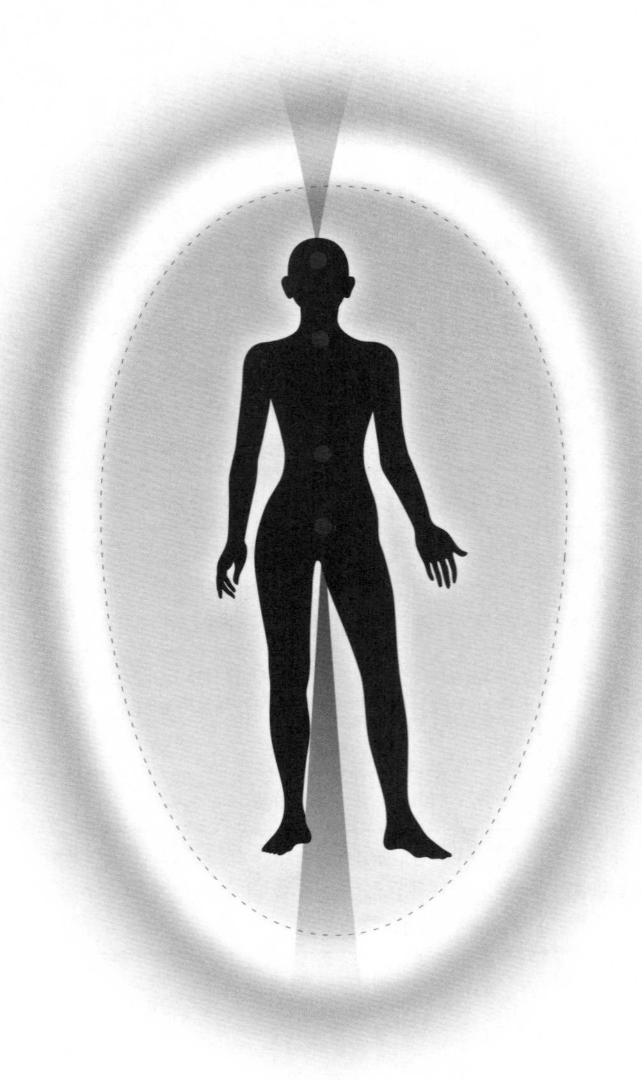

圖4-5 刻板型人格

後話

講完五種人格結構之後，許多學生都會問我們，「老師，我好像具有每一種人格，我實在搞不清我到底是哪種！」這是事實，我們每一個人從小到大一路走來一定是傷痕累累，個個都掛了滿身彩，全套五傷樣樣具足，然而，一般來說，我們會有至少一種特別重的傷，因而有著至少一種或兩種較凸顯的人格特質。這五種人格特質可同時並排共存，也可以相互重疊，有顯有隱，一般來說，「顯」的人格的作用是來保護「隱」的人格。

就拿我（至青）做個例子，我外顯的人格看似刻板型，但若再往下深究，我之所以發展刻板型人格特質，比如嚴格地自我控制、對自己極為苛求，乃基於口腔型「有所匱乏」的心理基礎，感覺自己不夠好，自己擁有的永遠不足，因此發展出刻板型的人格特質，事事要求完美，對自己永遠不滿意，要鞭策自己「更上層樓」。因此，口腔型可說是我藏在下面的「隱性」人格，是我「顯性」刻板型的基礎。又由於我有很重的分裂型的傷，分裂型亦是我主要的人格，因此我可以說我「外顯」的人格為刻板型，是用來遮蓋並保護其下的分裂型及口腔型人格。

再以肉體的外型來舉例也許說得更清楚，在我的肉體上，五種人格俱留下許多痕跡，分裂型的印記在我七彎九曲的脊椎骨上，留給我一輩子的背痛，口腔型給了我一雙塌陷的扁平足，忍吞型印在我結實硬碩的小腿肚肌肉上，控制型在我年輕時給了我稍嫌寬闊並高聳的肩膀，而刻板型留給我不矮不胖不高不瘦勻稱的身材（自然也是指年輕時）。

另外一點要強調的是，也許讀者在看完人格結構的分析之後，會下結論說：「啊！我是分裂型的」或是「我是刻板型的」，但我們必須向讀者強調，「剛好相反，你正不是分裂型的」或「你正不是刻板型的」。所謂五大類型的人格，事實上是一種自我防衛的能力。我們之所以會形成現有的人格，完全是肇因於我們在孩提時所受到的創傷，例如，在嬰兒時期我們期待被愛，期待被關懷和擁抱，如果這些需求沒辦法被滿足，我們會受到傷害，本能地會做出反應來自我保護。如果傷害一而再再而三地發生，這種自我保護能力會不斷地被啟動，我們的人格就會不斷地被扭曲，這是為應付所面對的情況而做出調整，慢慢地發展成另一個「我」，一個遠離高層自我或自性本體的「我」。也就是說，當讀者認定自己是某一型的人格而說「這就是我」時，事實卻是恰恰相反，因為那表示「這正不是我」，我因為受到創傷為了保護自己免受痛苦而不斷做出防禦反應之後形成的人格，並不是真正的「我」。

第五章 氣輪

氣輪，顧名思義就是帶著「氣」的輪子，是我們能量體的器官不斷旋轉，就好像車輪在轉，因而叫它氣輪。氣輪的英文為chakra（也翻譯為脈輪），是印度瑜伽（梵文）用語。

人身上至少有幾百個大大小小的氣輪，不過一般人談起氣輪都僅指人體最主要的七個氣輪。這七大氣輪所處的位置正好在肉體的七個主要荷爾蒙腺體，也正對應著一大束神經（我們叫神經叢），氣輪的根部位於能量軸柱（與脊椎平行）由上而下依序排列。

人體的七個大氣輪

大衛．譚思理（David Tansly, 1972）在他的著作中談到，這七大氣輪的位置也正是能量光線交會二十一次之處。我們身上還有光線交會十四次的次要氣輪，次要的氣輪位於身體的神經叢或骨頭和骨頭相交的關節。我們還有光線交會七次的迷你氣輪和其他更小的氣輪。

許多次要、迷你或更小的氣輪，正是中國醫學上所謂的「穴位」，而中國道家所講的位於兩眉間的上丹田、兩乳間的中丹田、兩排肋骨間劍凸之下的中宮，肚臍之下的下丹田，也極類似本章所述及七輪中之眉心輪、心輪、太陽神經叢輪和丹田輪。此外，受了印度瑜伽影響的佛教密宗也強調七輪，不過密宗的七輪稍不同於本章的七輪，密宗的七輪除了人體之內的六輪，尚包括人體之外的梵天輪（位於頭頂之上），而本書所談的七輪下自海底輪上至頂輪全都在人體之內。

七大氣輪都對應著某個內分泌腺體和神經叢，也都負責維持某幾個特定器官的能量健康，氣輪的作用正如幫浦或活門，能調整在能量系統中來來去去流動的能量；人的肉體和能量體主要就是靠這三大系統來聯繫：氣輪系統、內分泌系統、神經系統。

之前曾談到，有許多疾病是發自振動頻率較高的外層，然後一層層降低頻率，最後到達肉體，這裡再舉個例子來說明這種由上至下、由外至裡的程序。我們所有的感官、所有的知覺、所有的意識，所有我們可能經驗到的，都可以七個氣輪的特質各別解釋，每一種都和某一氣輪及某一內分泌腺體有關，當我們的意識感到壓力時，跟那種意識相關的氣輪上也感到這股壓力，而肉體神經叢的神經首先探測到氣輪的壓力，神經系統是藉微小的生物電脈衝與生物化學作用來執行協調、傳遞、溝通的運作功能；神經傳導素（即荷爾蒙，如腎上腺素）因受到生物電脈衝而釋出，藉化學作用將壓力從一個神經細胞傳到下一個神經細胞，然後再傳送到跟那神經叢相關的身體部位，過了一段不算短的時間，當壓力持續不斷或壓力大時，如果沒有得到其他平衡，短則幾個月長則數年，細胞就會變異，我們就在肉體上創造了疾病的徵狀。

氣輪能量的流動是否暢通是人類健康的指標，能量越暢通人就越健康，能量淤塞、凍結或受阻人就會生病。每一個氣輪在轉動時，都會發出特別的波動、產生特定的頻率，以人類的五官來經驗這些能量，會呈現出特定的顏色和特定的音調。同樣的振動頻率，比如說頻率是六百二十至六百八十兆赫之間的能量，在人眼看來是藍色，在耳聽來就是某個音階，鼻子聞起來可以是某種氣味，舌頭感覺起來可以是某種味道，身上感受某種感覺。

先談顏色，每一個氣輪都對應特定的顏色。七個主要氣輪含括彩虹的七種顏色。自古以來，許多有超感視力的療癒者和靈修者，都曾描述過七個氣輪的顏色，但一直到近代，才有人運用科學儀器記錄氣輪的顏色，最有名的研究首推一九七七年由美國加州大學洛杉磯分校的維樂瑞．亨特（Valerie Hunt）博士所主持的研究。研究結果詳細劃分每一個氣輪的顏色和振動頻率的關係，比如第一氣輪的紅色波長最長、第七氣輪的紫色波長最短。而基本色（原色）紅黃藍，分別是第一、第三、第五氣輪的顏色。

每一個氣輪的振動，也好像樂器的振動，會和相對應的音階產生共鳴。我們兩人在做手觸療癒時，有時會敲音叉發出與某個特定氣輪相對應的單音，或用嘴巴對病人有病的器官「唱歌」，這些都有治療的效果。

由於能量是呈螺旋狀運轉，因此氣輪樣子像個漏斗，開口向外，尖端連接處沿著脊椎走向的能量軸柱（見彩圖 5-1）。氣輪吸進能量也放出能量，就像我們透過呼吸和周圍環境交換空氣，氣輪也和周圍環境交換能量。如果說肺臟和心臟等為肉體器官，氣輪則為能量體器官，更進一步舉例，如果說肺、橫隔膜、鼻腔等為肉體的呼吸器官，那麼氣輪就是能量體的呼吸器官。氣輪所吸取進來的能量，被人體新陳代謝之後分配到全身，滋養我們的肉體和能量體。

布魯耶對於氣輪從哪裡吸收能量和其他療癒者有不同的看法（有許多人認為從宇宙吸收能

量），她認為能量的主要來源是地球的磁場。人體從地球吸收能量，從雙腳向上往第一氣輪移動，此後依次進出其上的各個氣輪，受到氣輪的各種交互影響，最後從第七個氣輪排出去。不過，有時能量在還沒有走完所有的氣輪之前就已經消失了。

七個氣輪的振動頻率都不相同，從最低頻率的第一氣輪開始依次加高，也因為這種頻率的改變，使得每個主要氣輪有不同的意識主題，各自的需要、個性、氣質和觀點。

以氣輪的順序觀點看來，較下層的氣輪也是上層氣輪的基礎。如果在下層的氣輪發展不完全、不平衡、或殘留著未排除的緊張壓力，都可能損害上層氣輪。比如說你的一、二氣輪有失衡的情形，很可能第三氣輪也失衡。要想進入某一個氣輪對應的意識或行為特質，必須先處理好前一個氣輪。

自我防禦使氣輪的整體表現失衡

前面提到，氣輪像是能量體的呼吸器官，藉著氣輪吸進來呼出去的能量，我們的能量體得以新陳代謝得到滋養。其實，氣輪不但是呼吸器官，也是重要的感覺器官，就像皮膚之於肉體，我們可以用氣輪來感覺外在的世界。但是當我們關閉氣輪時，不能接收或吸收宇宙的能量，大宇宙提供的寶貴資訊無門而入；而且關閉的氣輪還是能向外送出能量，因此此人的能量只出不入。

外界能量進不來，意味著無法感受外界的能量，而我所能感覺到的完全是我送出去的能量，因此，我是如此，我推想別人也是如此，這個世界就是如此；我有這種能量，我推想別人也是這種能量，世界就是這種能量組成的。布蘭能把這種能量現象解釋為心理學的「投射作用」。

比如說，我認為某人很陰險、會算計別人，我自己必然也有著陰險、會算計人的一面，而世界很可能是個險惡、不安全、處處埋藏著陷阱要算計我的處所。又比如說，有時我們可能無法接受自己的情緒反應，像生氣、忌妒，由於自己害怕面對這些反應，覺得不應該有這些反應，於是也就認為別人正在生氣或別人一直在忌妒我。

我們有一位個案，面容姣好身材豐腴，卻為了始終交不到能長期作伴的知心愛人所苦，她很希望能碰到真正對她有興趣，而不是有「性趣」的男人。在深入交談後，我發現她對世界的潛在形象或信念是：「天下所有的男人都會對我有『性趣』，所以天下男人都不是好人」。更進一步了解她的童年後，我發現這位女士之所以認為別人對她有「性趣」，純粹是一種投射作用，原因是這位女士生長在嚴格的天主教家庭，父母親讓她覺得有性慾是很不好的、不應該的，她無法接受自己的性慾，也因此而覺得「我不是好人」。她用這種帶著罪惡感的標準來批判自己，也把這種標準投射出來，以「別人也不是好人」去評判所交往的男人，當然沒有一個男人是值得她託付終身的，最後，更進一步認為「世界沒一個好人」、「男人沒一個是好的」。

總而言之，這種逆時鐘旋轉的能量限制了我們的感覺，久而久之把童年時期已經養成的狹隘經驗和觀點，投射到外面的世界，形成前面所談到的形象——對自己、對別人和對世界的形象——使我們看不到自己的全貌，也看不到別人和世界的全貌。這種形象是建立在我們有限的能量感官及失衡的氣輪（出多進少的氣輪）所產生一種以偏概全的結果。

事實上，一個人肉體心理情緒是否健康，不但是看個別的氣輪，也要看整體表現，就整體來說，有些氣輪用得太過，而其他氣輪用得太少，此人將不能表現他完整的自己。我們全身七大氣輪，除了最下的第一和最上的第七氣輪不成對之外，其間的二、三、四、五、六皆有前後一對氣輪，因此更精確的說，人體有十二個大氣輪，依其功用大致上可分成三區：感性區（肉體前方的二、三、四、五前輪），理性區（頭部的六、七氣輪）的和意志區（下方的氣輪及後方的二、三、四、五後輪）。（見圖 5-1）

每個人為了避免創傷帶來的痛苦，都發展出能量的自我防禦方式，因此出現了偏頗的現象，有些氣輪用得多有些氣輪用得少，久而久之變成習慣，導致整體的不平衡。比如說一個分裂型的人，為了要逃離人間，習慣將能量從腳底上抽，到達位於腦部代表智性和靈性的六、七氣輪，「有腦袋或有靈性」不是不好，但能量太過集中六、七氣輪，便壓抑了感性區或意志區氣輪的流量，整體就不平衡了。

整體氣輪不平衡有三種，第一種為著重感性的不平衡，能量湧向身前（二、三、四、五前

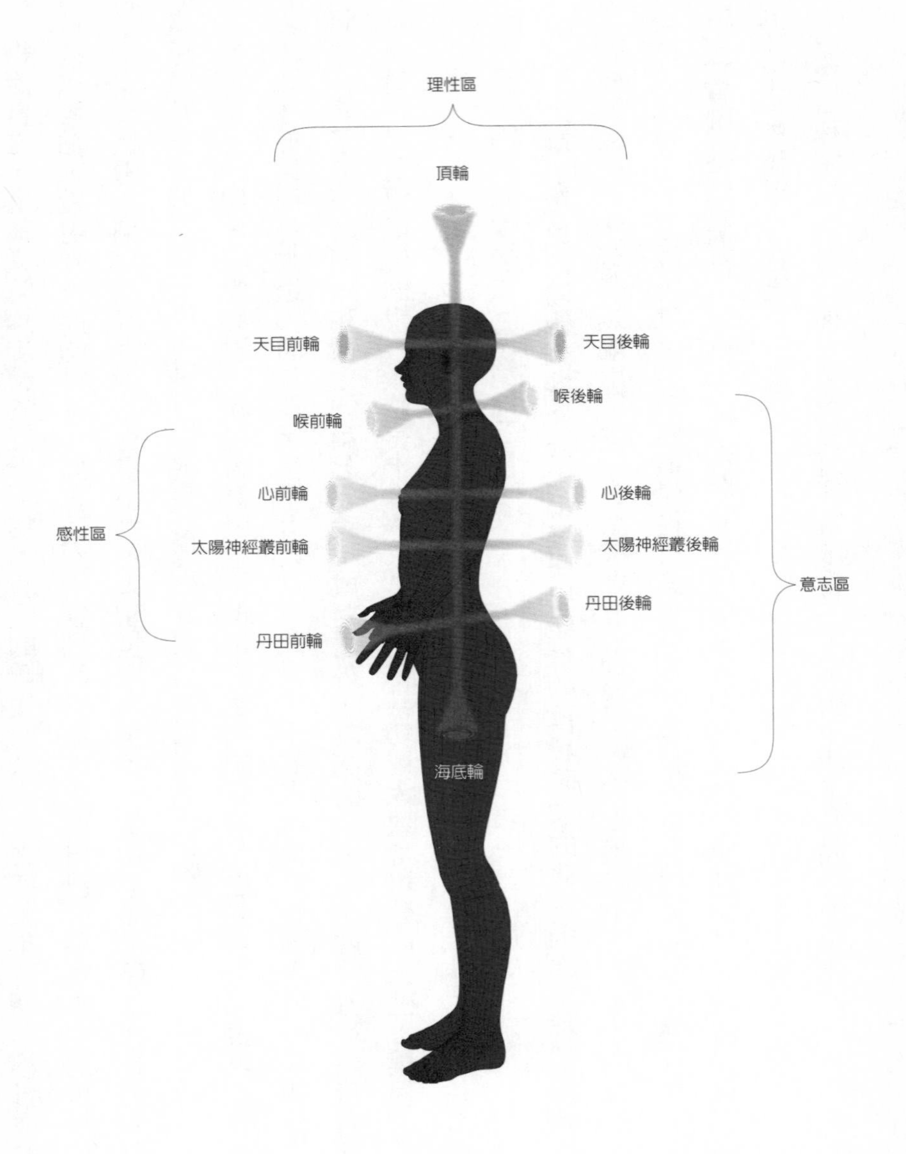
理性區
頂輪
天目前輪
天目後輪
喉後輪
喉前輪
心前輪
心後輪
感性區
太陽神經叢前輪
太陽神經叢後輪
意志區
丹田後輪
丹田前輪
海底輪

圖5-1 氣輪分三區

輪），相對的，進入其他兩區的能量就少了，因而壓抑理性和意志的發展。第二種是著重理性的不平衡，能量習慣性的流向頭部（六、七氣輪），代表此人傾向說理，這一種最容易從姿勢上看得出來，如果從側面看，他的耳孔和肩峰（肩膀與手臂的交叉垂直點）兩個支點通常不在和地面垂直的線上，或說耳孔點在前、肩峰點在後，有些更極端的例子，額頭凸出，側看他的肩膀和頭部往往成好幾層階梯形狀，走起路來像是額頭拖著身體向前衝。第三種為著重意志的不平衡，能量習慣性的湧向背後（二、三、四、五後輪），代表他著重意志力，卻壓抑感性和理性的表達。

三種不平衡處理事情的方式都極不相同，舉個向我們求助的個案做例子，蘇珊是個三十多歲曾育有一個三歲兒子的職業婦女，先生還在法學院攻讀法律時，她一肩挑起養家的重擔，辛苦兼了兩份工作，好讓先生能早日完成學業。不料孩子在一次車禍中意外喪生，夫妻兩人渡過了淒慘的一年，後來蘇珊再次懷孕，以為可稍微彌補兩人痛失愛子的痛苦，誰知就在這時候卻發現先生有了外遇。蘇珊向我講述人生悲慘的遭遇時，痛苦萬分。

我，做為一個療癒師，若是著重感性而忽略理性及意志的人，此時則可能因強烈感受到她的痛苦，陪著她掉眼淚，兩人一起陷入情緒的井底，而忘了自己療癒師的角色。我若是重理性但忽略感性和意志，在她講述的當兒，我可能一心一意只顧用腦袋去想清楚她是怎麼會一步步走上今天這種處境，或只顧為她盤算將來日子該怎麼過，而完全感受不到她的痛苦。我若是著重意志忽略感性和理性的人，認為意志可解決一切，因此會建議她「應該」如何、「不應該」如何，也完全感受不到個案的痛苦；當然，蘇珊也不會再回來找我了。

總而言之，能量的過與不及均非上策，能量要平衡，感性、理性、意志三者才得以平衡發展。以蘇珊的例子來說，療癒師必須隨時保持三區間能量的平衡，不然不可能達到和個案連結的目的。

以上是從講整體來看氣輪能量的「過與不及」，以下將繼續以「量」的觀點談個別氣輪的「過與不及」的情況。

本書在第三章談到，人在面對創傷（如威脅、壓力、痛苦等）時有幾種反應：外顯的攻擊、內縮的逃避、服從或凍結。氣輪在處理創傷時的反應也如此，若不是積極抵抗，就是消極退縮或凍結，第一種（抵抗）會增加活動量，其下兩種則降低活動量，於是氣輪的能量就出現了過與不及的失衡情況。

氣輪使用過度

過度的情況通常是氣輪為了防禦或抵抗威脅，大大增加活動量，導致能量使用過度。使用過度的結果，能量密度加大，最終停滯且阻塞，就好像在尖峰時段公路上塞車，大家過度使用高速公路，公路上車塞得滿滿的，結果是誰也動不了，於是造成交通阻塞。

我個人用手接觸「過度」氣輪的感覺是厚重密實，像是碰到一個硬塊，有時甚至黏黏的。氣輪用得過度，往往是一種補償作用，是為了補償損失或修補某創傷而耗了太多能量，結果矯枉過正、適得其反。比如控制型的人，為了補償潛意識裡的怕背叛的恐懼感，能量向外大量發射去支配別人，由於第三氣輪的意識與個人意志力有關，因此控制型人格很可能會過度使用第三氣輪。一個超重體型的分裂型可能過度使用第一氣輪，原因是重量可增加「落實感」，用來補償自己那種輕飄飄、不安全的感覺。

氣輪使用不足

「不足」出現什麼情況呢？感覺上空空如也，使不上勁，因為它毫無生氣，最不足的情況就是「關閉」——只打開一點點（直徑很小），似乎剛夠維持內部器官和腺體最基本功能，我的經驗是，如果一個人即使全身只有一個氣輪如此，再過幾年必然有大病發作。不足的氣輪對心理上的作用自然不同於上述的過度補償型，比如第三氣輪能量不足的人，對人對事的反應可能是內縮，和控制型愛冒險犯難剛好相反，他可能怕在眾人面前說話，更不敢在人際關係上冒險（如吵架），他們遵守規定服從紀律，他們消極被動，寧願討好別人或跟隨別人領導，許多忍吞型的第三氣輪都有不足的現象。

常有學員問我們，氣輪可能同時過與不及嗎？當然可能，每個氣輪的意識都有許多面向，你若要避免其中某個面向，流量因而不足，但要補償另一面向因此而過度，比如第二氣輪有性感、肉感和情感等面向，一個人可能性活動頻繁（過度）卻對之毫無感受（不足）。過與不及也可能先後出現，或許應了物極必反的原理，也許某一氣輪上星期能量過度，動極思靜，這個星期反而轉成不足。不論過與不及都應創傷而生，都為避免恐懼的痛苦而成，不管是哪一種，都使能量不能自然流動。

氣輪的運作

一般而言，氣輪以不同的方式運作：圓形旋轉（順時鐘、逆時鐘）、橢圓形旋轉、直線擺動、靜止不動等形式。(見圖 5-2)

正常運作或健康的氣輪，是以順時針的方向圓形轉動，我們習慣上把順時鐘方向的氣輪叫「開放」。如果能量碰到一個逆時針轉動的氣輪，能量被阻塞或從其中消散，我們習慣上叫做「關閉」。氣輪並沒有一道門，不能真正被打開或關閉。這些用語只是用來形容氣輪產生能量的多寡。當我們談氣輪打開或關閉，都只是相對而不是絕對的，我個人的經驗裡，即使是關閉的氣輪，都還至少開啟一點點。

除此之外，氣輪旋轉的方向也不是絕對的，我們習慣上說「這氣輪順時鐘轉」、「那個是逆時鐘轉」，只表示在當時顯出的模式是順轉或逆轉，事實上，大多數的氣輪同時既順轉也逆轉，

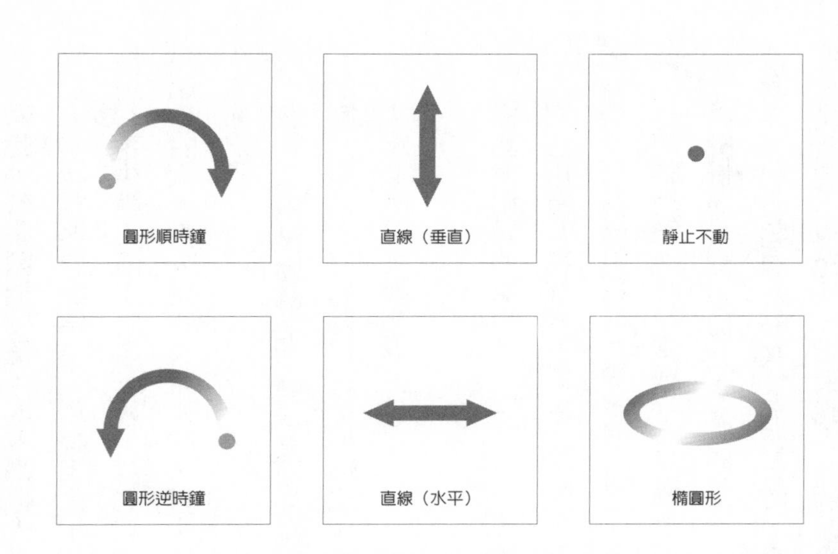

圖5-2 氣輪以不同的方式運作

既右轉也左轉，正如它的功用，既朝內吸收，亦向外放送（朝內吸收就像要把螺絲釘嵌在牆上，必須力道向內以順時鐘旋轉力量才進得去，而能量向外放送也像取出螺絲釘，必須以逆時鐘的方向旋轉螺絲釘才出得來），也許兩者互相制衡到某一程度，外顯的模式即為順時鐘，而制衡到另一程度，則為逆時鐘。氣輪本身就不是三維物質空間的產物，也許因為這原因，我們很難用三維兩極化的定律，去解釋何以氣輪可以同時向每個方向旋轉。

至於「順時鐘方向的氣輪是開放的、健康的、好的」這觀念亦非絕對也因人而異，由於每人的能量模式皆不相同，因此你和我感覺到的氣輪模式也不盡相同，比如，我測出健康的氣輪全都是順時鐘，也許換你來測，全變成前後搖擺的模式，若再換他來測，又全變成逆時鐘。

因此，若要測量能量，人人都得先了解並建立自己的基本模式，測量氣輪的能量是健康不健康，才能有準確的結果。話說回來，雖然偶爾有例外，就像每個社會或文化裡，大多數人多慣用右手少數人慣用左手一般，我們只能說「順時鐘方向的氣輪是開放的、健康的、好的」這句話是對大多數人來說是正確的，對少數人則正好相反。因此，必須先了解自己是在多數人或少數人之列。

有時氣輪呈橢圓形旋轉或直線擺動，甚或完全靜止不動，在人體上通常表示左右身體的不平衡，或是附近的器官有了損傷或氣輪太弱，能量無法暢通的流動，或在心理上不願與人互動，情感上不願與人交流。

橢圓形旋轉的氣輪

橢圓形有八種旋轉方式，上下略尖的橢圓（有順時鐘和逆時鐘兩種），左右略尖的橢圓（有順時鐘和逆時鐘兩種），斜對角向右上揚橢圓（有順時鐘和逆時鐘兩種），向左上揚斜對角橢圓（有順時鐘和逆時鐘兩種）。（見圖 5-3）

橢圓形通常都牽涉到身體左右邊不平衡的問題，一般來說，身體的左邊代表接收能力、被動性、和陰柔婉約的女性氣質有關；身體的右邊所代表的是給予能力、主動性、陽剛性、男性、侵略性、積極性。如果說人體的左半邊是陰、是月亮，右半邊則是陽、是太陽。約翰·皮

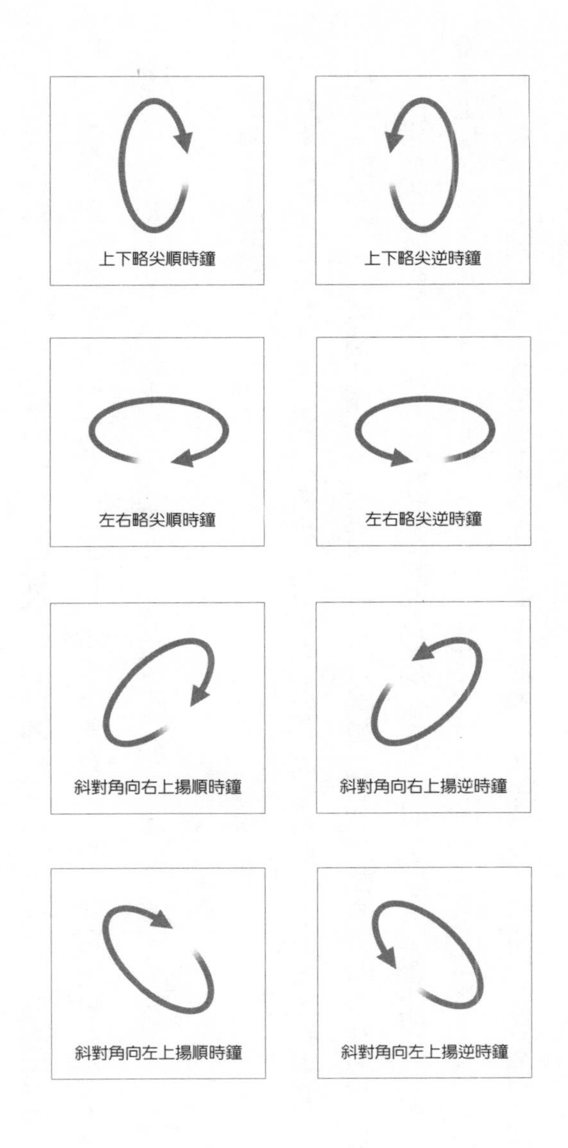

圖5-3 橢圓形氣輪有8種旋轉方式

拉卡斯根據他的統計而下結論說，擺錘若是向著左邊上揚旋轉，（請注意，擺錘的左邊就是被診斷人的右邊，也就是陽剛或男性氣質的一邊），則此人的陽剛氣質「過度」發展，也就是說，此人在陰柔氣質較適當的場合中，表現出來的卻是積極有侵略性的陽剛氣質。

因此，解讀一個向左上揚斜對角逆時鐘旋轉的橢圓，我們可以說，此氣輪是封閉的（逆時鐘），氣輪的接收和給予失衡（橢圓），個性中的侵略氣質多過被動氣質（斜對角向人體陽剛面上揚）。

直線搖擺的氣輪

直線搖擺可分左右（地平線）搖擺和上下（垂直線）搖擺兩種。上下搖擺表示能量往上走，比如某人的第一、二氣輪所測出的能量形式為垂直線型，若加上強有力的第六七輪，很可能此人「出世而不入世」，不願將精力花在與做人有關的俗事上，避免感受，避免與人來往，迫使能量向上部氣輪走，將大多數的能量投資於追求靈性生活。至於地平線型則表示能量停滯在此不流動，通常也表示阻塞。測量起來完全靜止不動則表示此氣輪沒任何作用，通常也是肉體器官生病的徵兆。

氣輪的大小

除了方向和形狀之外，根據氣輪旋轉的強度和其直徑，也可以看出身體器官是否健康。一般來說，旋轉的圈子直徑越大，能量越強。比如說，一個逆時鐘旋轉、直徑十公分的圓圈所攜帶的負能量，比起三公分逆時鐘旋轉的圓圈，自然要強很多。

至於打開的氣輪可打得多開？大小尺寸為何？一般來說，一個健康的氣輪直徑約十二～十七公分左右（如人撐開整個手掌大小），活像個小太陽，而越是低度開發或不健康的氣輪直徑就越小，有時當我的手放在患著重病的人身上的氣輪時，可以感覺他們的氣輪只開一點點，直徑不超過兩三公分，且是逆時鐘旋轉，不能從宇宙間吸取能量，只是不斷的消散能量。

如何測量氣輪？

至於我們怎麼知道氣輪是用什麼方式旋轉？直徑多大？一般人可以用擺錘作為工具來測量，材質不拘。許多人喜歡用水晶擺錘，不管是什麼質料，用來測量的擺錘最好是上圓下尖的圓錐形狀。用三隻手指抓住擺錘約十五公分長的繩子（或棉線），放在人體氣輪的上方，你身上的能量湧入擺錘的磁場，擺錘於是產生類似氣輪的運動，也就是說，擺錘能複製氣輪的動作。（見圖 5-4）

重要的是，在測量時必須先把心放空，也就是說，不要對正在測量的氣輪有任何預見或偏見，因為你的心念會影響氣輪轉動的方向，比如說，你正測量別人的心輪時，你心裡想著：「這

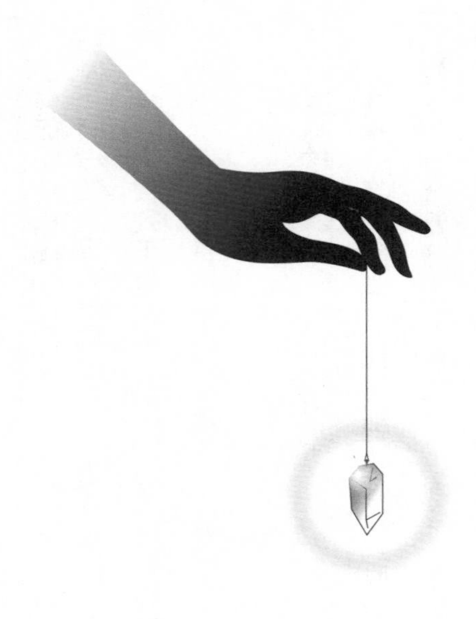

圖5-4 如何測量氣輪

個人看起來很固執，也不體諒人，心輪恐怕是關閉的。」如果你這麼想，測出來的很可能就是「關閉」的逆時鐘旋轉。所以，最好是以一個三歲小兒的心態：好奇的詢問，客觀地等待，才會得到準確的答案。

除了用擺錘測量，還有許多方式也能測量氣輪。有些療癒者不用擺錘，而直接用手測量，我自己有時用水晶擺錘，有時直接用兩隻手，有時眼睛能見得到氣輪的運轉方向和大小，有時則在自己的身體內能感覺對方氣輪的轉動方向和強度。

孩子的氣輪

氣輪的開口向外處有一層很薄的網狀物，這層網子要到七歲左右才會長出來，它的作用是過濾和篩檢外來的能量，未成熟的氣輪不能過濾外來的能量，可以說是對外完全開放、毫無防衛作用，孩子因而變得非常脆弱和容易受影響，大人的憤怒或悲傷的情緒常常來勢凶猛地長驅直入孩子的能量體，孩子照單全收，毫無選擇餘地。因此，母親在做家事時，是以憤怒的心情、不甘願的心情，還是快樂的心情來做，都會在孩子的能量體上留下記錄，影響他的身心靈整體健康。

很久以前我在報紙上讀到一則新聞，一個剛初生的小嬰兒在吃完母奶之後突然猝死，當時查不出原因，後來才知道嬰兒的母親是在得知丈夫有外遇後悲憤交集的情況下餵奶，當時推論是因為母親激動的情緒導致荷爾蒙腺體分泌毒素，這種推論在肉體上是極有可能的，不過一般人不知道，母親的兩個奶頭正是小氣輪的所在，母親強烈的負面能量透過這兩個小氣輪，排山倒海衝向毫無招架能力的小嬰兒，還未長出氣輪濾網的嬰兒哪能不被埋葬？

也正是因為孩子的氣輪還未長出濾網，極易受外境能量的影響，所以孩子都喜歡黏著爸媽的身體，惟有在父母的能量體保護區中感覺比較安全，不易受外來能量的攻擊而害怕或痛苦。也因為孩子的能量體太過易感和脆弱，過去在我們做集體療癒時，有些學員出其不意的帶著孩子來參加，我們都得婉言拒絕，原因是在療癒過程中，特別是極為「勁爆」的昇華呼吸療癒，大人的能量頻率在短短幾分鐘之內快速調高，帶出許多在潛意識層埋藏多年的憤怒和哀傷（極低的頻率）像排山倒海傾瀉而出，對年幼的孩子殺傷力很大。遇到這種帶著小孩參加集體療癒的情況，我們都得請爸爸媽媽先把孩子安頓好，才能來參加集體療癒。

在接下來的章節裡，我們將帶領讀者依序由最下層的第一氣輪，往上探索每一個氣輪。

第一氣輪——海底輪

第一氣輪位於脊椎底部或尾骨前方，位置最接近土地。由於我們地球人必須依靠第一氣輪來吸取地心所發出的地氣以滋養肉體，因此第一氣輪開口向下，與地面垂直。

掌管生存的氣輪

凡是和在地球上生存活命或在這物質世界生活有關的議題，都與第一氣輪關係密切。從食、衣、住、安全保障的需求，乃至於繁殖後代和物種保存，都屬於第一氣輪的範圍。因此，性也是這個氣輪的要務之一。可以說第一氣輪的根本需要就是生存的安全保障。

第一氣輪的意識是非常原始的、本能驅使的，是屬於肉體的，只管生存，而不管如何生存。我們要吃以保生存、要交配以繁衍後代，面臨生存危機時會恐懼，不是逃跑就是反抗，不是去殺就是被殺，一切以生存的法則為依歸，以生存為目的。即使在性方面，也完全受欲望驅使，只牽涉動物的本能，目的在於物種保存，不帶有一絲溫柔。第一氣輪掌管所有確保生存牽涉到的原始本能和基本需求的能量。

生存是件大事，有自我的生存也有大我的生存，自我生存的議題包括：是否有活在地球的意願？覺得世界安全不安全？世界上的人值不值得信賴等等，都以第一氣輪作基礎。在地球上求生，不只是小我的生存，世世代代傳承下來的家族生存和部落生存都是生存，這些大我生存的議題包括：對家庭、團體、社會、國家有無歸屬感、認同感？對家族社會國家能否忠誠？也都是第一氣輪掌握的能量。

第一氣輪失衡最基本的跡象就是缺乏安全感。你可以把以上的問題問問自己，如果答案大多是否定的，很可能代表你的第一氣輪失衡。當然，以上的問題很難回答，若要認真回答以上的問題，必須進入我們的潛意識層面，因為第一氣輪的意識存在於我們的潛意識或無意識中，一般人是很難察覺的。

如果第一氣輪的需求沒有得到滿足，因不能滿足而缺乏安全感，因缺乏安全感而產生恐懼，這恐懼將如影隨形跟隨你走完一生。雖然我們對自己的潛意識層面毫無所知，但若花些心思觀察自己，在生活層面上仍能找到一些蛛絲馬跡，比如說，你可問問自己，你活在世間是否隱約感覺些不安，好像壞事隨時都會發生，需要全神戒備？若如此，你自然很難把注意力放在人間的任何其他事情上。只要生存的議題處在這種不平衡狀態中，第一氣輪的能量就無法順利進入其他的氣輪。

第一氣輪接收大地之母所供給的地氣，往下為兩腿提供鞏固全身的支撐力，往上則將這股生命能量傳送給上面的各輪作燃料，可以說它是我們身心靈健康的重要基礎。第一氣輪能量通暢的時候，此人活力充沛生龍活虎，像個發電機，與人相處時能散發安全感，使別人在肉體上和心理上覺得安全。自己則分分秒秒活在當下，踏踏實實過日子，這「活在當下」（being present）和能踏實過日子的概念，在英文裡就是grounded（落實），指一個人腳底像長了樹根牢牢地嵌入地心，身體像樹幹不易動搖，眼睛則能認清現實環境，做事切合實際。

第一氣輪的失衡

第一氣輪失衡可能出現兩種現象：能量不足或過度，在外表上就可略知一二。充電不足的人能量內縮且上抽，中空瘦弱。此人腳下可能不斷地動來動去，站著坐著都常變換姿勢。當第一氣輪關閉或失衡時就像是無根樹，與地母娘娘失去聯繫，只能從地球表面吸收有限的養料，此人可能雙腿無力、兩腳冰冷、營養不良、體力不支、平日避免體力活動。生活起來不踏實，很難集中注意力，可能整天做白日夢，生活沒有安全感，分分秒秒活在恐懼中，這種恐懼感和無安全感並不一定存在意識層，本人可能毫不知覺，充其量也許是模模糊糊的知覺，覺得生命本身不值得信賴，世界是個不安全的處所，而自己是個生活的受害者。

第一氣輪能量不足的人，由於較不重視肉體或物質生活，可以說傾向於「不食人間煙火」，因之可能不修邊幅，穿衣服也較隨便，個人衛生習慣也較差，不重視生活細節及大而化之，但很追求夢想、知識、追求靈性。

充電不足的現象並非只出現於中空瘦弱的身體，也可能出現在虛胖、肌肉鬆弛且「不成形」的身體。第一氣輪的意識本是極其結實飽滿的，氣輪若充電不足，氣流循環不好，肌肉張力低，很難把自己支撐成為結實的基本架構的肉體，外表看起來自然「不成形」。

第一氣輪若充電過度又如何？由於能量過度，第一氣輪塞得滿滿的，既不能將能量向下移動以落地扎根，也不能向上移到身體上部，能量卡在脊椎下部。和充電不足的動來動去正好相反，充電過度的第一氣輪之人不太移動身體，不敢離地，身體可能很結實，給人感覺沉重無彈性，他自己則抱怨太僵硬。心理上，固執而抗拒改變，或說不敢改變現況，喜歡規律，墨守社會成規，絕非革命家的人選。個性中可能有很現實的一面，且追求有保障的生活，喜歡「擁有」，可能講究外表而把自己打理得光鮮明亮、穿戴整齊，人生多以賺錢或名位為目標，對靈性的追求可能嗤之以鼻。如有些「忍吞型」的第一氣輪常常過度充電，造成肌肉僵硬，特別是屁股或大腿肉多密度大。

本書第四章人格結構所談到的五種人格，其中分裂型、口腔型、忍吞型、控制型和刻板型出現第一氣輪失衡的現象不盡相同。一般來說，分裂型、口腔型及控制型的第一氣輪能量通常傾向於不足，而忍吞型及刻板型則傾向於過度。

我們觀察到許多不能腳踏實地過日子的人，他們的第一氣輪常常是歪的，歪斜的氣輪可以藉著一些基本運動調回與地面呈垂直的角度，這也是為什麼我們在靜坐冥想時，最好把背打直；但這裡的直不是指僵直，而是有彈性的直。背部最好不要靠在椅背上，此舉不但沒有彈性，第一氣輪的角度也會歪斜。

第一氣輪掌管腎上腺體，人在生存受到挑戰時，腎上腺髓質能分泌腎上腺素，告訴肝臟釋放血糖，使人提高警覺、作出反應，此時要「反抗、逃跑、凍結」的能量，都是由第一氣輪啟發。

以我（至青）自己做個例子，記得十多年前有一天，安慈開車載著我和兩個孩子從紐約曼哈頓駛向皇后區，車子在高速公路上快速進行。由於安慈沒有立刻讓一輛行駛在內線道的車子切入，惹火了那位司機，他於是與我們的車同速並行，然後用力地撞我們的車子，車子當下搖搖晃晃，約莫兩分鐘之後那位司機再度碰撞我們的車子，兩個孩子高聲尖叫，我當時驚嚇萬分，但心裡想著的只是車上的兩個孩子和安慈的生命可能有危險。幸好車子很快就進入收費站，對方的車子尾隨我們也停了下來。我立刻跳下車跑向後面的車子，用力打開對方的車門，口罵三字經，要對方站出來，當時我只感覺自己成為一頭野獸，全身毛髮豎立，準備廝殺一場。對方走了出來，居然是一個高我兩個頭的彪形大漢！

就體型來說，我是不可能鬥得過他的，但是第一氣輪求生存的意識佈滿我整個身體，我只知道要保護兩個孩子和丈夫，根本就不去衡量可能受到的傷害。好笑的是，這個高大的男人居然被我的裝腔作勢嚇到了，他滿臉堆滿笑直向我陪不是，還伸出手來要和我握手言和，我當時全身發抖，下半身的氣輪火燙火燙的。我告訴他，我不會接受他的握手言和，更凶巴巴地威脅他，要他跟我去警察局，因為我要告他傷害兒童。當然，安慈在這個關口出來打了個圓場，最後，我們都各自返回車裡，沒再追究這件事。

事後回想起來，真為自己的「不自量力」捏一把冷汗，一個能用車子撞人以表達憤怒的莽漢，自然也可以是一個用拳頭和槍枝來傷害我的惡煞，何況他還是一個彪形大漢，我這種「勇氣可嘉」的能量可以說完全來自第一氣輪，是不經過第三氣輪的認知思考。求生存，保護家人，就是這種能量。

第二氣輪——丹田輪

第二氣輪的位置距離第一氣輪不遠，在肚臍下三指，靠近恥骨上方的骨盆中間部位和薦骨處，對應的身體部位是生殖系統、泌尿系統，和脾臟、胰臟。

從第一氣輪做「人」最基本的求生存的能量意識，向上移動到達第二輪，啟發了人性中最基本的性慾和發展最初期的人際關係。性慾是人類最基本、最原始、最自然不過的力量，也代表著人類渴求與另一人類結合，形成親密關係的欲望。

第二氣輪為性感之輪

我們的性慾及對性的反應和對性持有的態度，都存在於第二氣輪中。賴克非常強調性行為和高潮的能力，他認為透過理想的性高潮四階段（緊張、充電、發洩、鬆弛），可以解除病人的各種神經緊張症狀。賴克把性能力和高潮能力認為是個人意識和生命力的指標，他認為所有的心理上或情緒上的衝突，都會留在肉體的肌肉組織裡，形成如盔甲的身體武裝（body armor），身體武裝就是人格武裝（character armor）的前身，如果阻塞的能量在體內積壓久了，將影響一個人的性格，使他以不健康的方式表現出來。

本書在第四章討論了人類的五種基本性格，每一種性格都有它特殊的「身體武裝」，也就是此人表現在肌肉上的防禦工事。比如說控制型的人胸腔和上背部的肌肉特別發達，口腔型的胸腔下陷、肌肉鬆垮垮，而忍吞型的人全身肌肉鼓脹而硬實等等。武裝越多，能流通的能量就越少，人的身體就越不健康。

第二氣輪要怎樣才健康？賴克認為，性高潮是解放這種「武裝」能量的最好方式，高潮時第二氣輪的性能量經過充電放電四個階段，釋放緊張、去除廢氣，對生理、情緒、心理健康而言，都是必要的。

許多修行人、靈修派和各宗教，對第二氣輪的性能量有不同的處理方法。有些認為性高潮不是必要的，而且會妨礙靈性的發展，如佛家講禪定必須戒淫，在《楞嚴經》卷六佛告阿難：「若不斷淫修禪定者，如蒸砂石，欲成其飯。」淫念不斷，就好像用砂當米來蒸飯，充其量只是一鍋熱沙，永遠不成飯，是不可能得定的。佛家談守戒，特別是小乘戒律首先要戒淫，不但戒男女性交，連遺精、所有的自慰包括手淫、乃至於意淫、性衝動都不可以。道家的修行講究不漏丹（不遺精）、不漏精（在還沒發動精液之前就先化了），許多瑜伽的宗派和藏傳佛教的密宗所說的坤德里尼（Kudalini）能量，也是同樣的道理。

因此這許許多多修行者都借用其他方式，比如打坐、呼吸等方式，來轉換或引導第二氣輪的性能量，讓性能量沿著能量軸柱或脊椎往上走，以昇華成更高頻率的能量，推動更高層次的靈性發展，這種轉化性能量的修行方式極為勁爆，必須要有明師指導才行，盲修瞎練會有危險的。

除了如賴克所說性交能釋放緊張之外，性交也是一種藉著自身在感官上追求歡愉的慾求，和外界建立實質關係的一種過程，這個過程讓我們跨過人與人之間物質的「分離」界線，超脫生理的個人極限，一同進入兩人共創的心靈世界，享受「給」與「受」合一的時刻。

第二氣輪也是肉感和情感之輪

「性」存在於第一和第二氣輪，但兩者的性能量不盡相同，第一氣輪的性能量，是人類最基本想交配以維持物種的慾望，至於與異性在一起那種親密合一而產生的愉悅感覺，則進入了第二氣輪的範疇。我們找了個伴侶，與對方建立實質關係，彼此表達性慾、滿足各自生理和心理的需求，而得到愉悅和圓滿的「肉感」，更進一步的與對方共創生命，繁衍後代。因此第二氣輪不但是性慾之輪，也是感覺或感受之輪，包括「情感」和「肉感」的覺受。

「情感」人人皆知，毋須解釋，但何謂「肉感」？「肉感」就是對自己肉體的感受，比如我在喝水時能感覺水從喉部嚥下快速通過食道進入胃腸，這可以說是一種生理上的感覺。但此處所謂的肉感不單只是純生理，也可以和情緒或情感有關。比如說當我情緒激動時，我在剎那可感覺兩頰火燙；我在緊張時可感到自己的骨盆向右前方傾斜；我在清早走路去搭地下鐵上班的途中，可感覺到自己腳步輕快，這「輕快」並非只是向別人借用的形容詞，而是我真正能感覺到腳底和地面接觸時那種「輕」的感受，和下班回家兩腳腫脹的「重」是多麼的不同。

又如工作上，當我初見一個在生理或心理上有障礙的孩子，在看到孩子的那瞬間，可以感覺自己全身的肌肉變得柔軟起來，有時甚至清楚地感覺到兩肩的骨頭正緩慢的下降；或者，有時我向人敘述一件讓我感動的事，突然有陣風從頭頂沿著背椎向下灌，接著雞皮疙瘩滿身起；還有，當我傷心時，真能感到一把刀刺入心臟，這種種都是我的「肉感」，許許多多的感受都透過我的肉體呈現，感受並不是用思考去感覺，而是用我的肉體去感受。甘德絲・柏特（Candace Pert）在她的自傳《走出宮殿的女科學家》（*Molecule of Emotion*），曾詳細地說明神經傳導的接受器不只是在腦部或神經系統裡，而是遍佈全身每一個細胞。情感透過肉體的肌肉神經和皮膚表達，因此人的愛憎取捨，或喜怒哀樂的情緒，透過肉體也可感覺得出，這就是「肉感」。

讓我們回頭說明第二氣輪，由於它所渴求的是歡愉的感覺，因此除了去滿足性慾之外，對於各種感官上刺激的追求也不遺餘力。它極類似佛家講的「五蘊」色受想行識中的「受蘊」，是人類對外界事物所生起的感受。由於有了舒服或不舒服的感「受」，因此有了貪、嗔、癡發之於外的「行」，因此生起「識」（即分別心），有了喜歡和討厭、對和錯、好和壞、善和惡等的分別意識。只要是和逸樂、喜悅有關的事物或經驗，第二氣輪都能向內去感受或向外去追求。我們眼愛看美色，耳朵要聽好聽的音樂，鼻子要聞香味，舌頭追求美食，身體要覺得舒服。因此，香菸、酒精、美食、咖啡、巧克力，乃至於毒品，對人類渴望滿足的第二氣輪便產生了巨大的吸引力。這時，如果沒有第三氣輪發展出來的自制能力去制衡，很可能便迷失在各種會上癮的行為，比如性行為、毒品、酒精飲料、美食等刺激性的享受中，第二氣輪便失去了平衡。

第二氣輪的失衡

先談談過度的第二氣輪。若是渴望得到滿足的欲望太過頭，則表示你內在的感覺正在鈍化，很難感覺滿足，許多口腔型的人很難滿足，因此不斷向外追求，但追求得越多就越不能滿足，如此惡性循環，有些人因此沉溺在慾樂享受之中不能自拔。

第二氣輪過多能量之人有著要和外界連結的強烈需要，他行動外張，強烈依賴外在環境，社交上如此、情緒上如此、在性生活的表現亦如此。他可能整天社交，身邊總要有個人，若身邊沒人，電話那頭也得有個人，總而言之，他不能獨處，他們和第二氣輪充電不足之人相反，能量體外圍的疆界很弱，常分不出別人和自己有何不同，因而在情緒表達上，或在性方面可能很不謹慎。情緒時高時低，表達強烈，常在兩極中盪來盪去；他們可能頻頻談戀愛，談起戀愛來每一次都驚天動地，表現得轟轟烈烈，身邊的人常被他弄得團團轉。由於分界弱，或說他不懂如何劃分界限，很容易受外界能量影響，別人傷心他也跟著掉眼淚，別人快樂他也莫名其妙跟著高興，分不出到底哪一個才是我的感覺。

什麼情況之下會不足？當我們限制第二氣輪的感受能力，也就是說，當我們不讓第二氣輪去感受時，第二氣輪就會失衡或失去活力，當然感覺不到肉感或情感。我們什麼時候不讓身體去感受呢？比如剛才說過，第二氣輪的能量和性有關，對孩子來說，他們的身體還沒發展完全，性和愛是同一能量、同一種電流，同樣是身體感官上愉悅的感受（肉感），當孩子的第二氣輪開放時，能感受別人的愛也能對人表示愛意（情感），這種愛的喜悅和性的喜悅是不可分的、是一體的，兩者是同一種電流、同一種能量。

在第四章第五節談刻板型人格時，我們談到許多孩子喜歡摸性器官，這是孩子發展極為正常的行為，不幸的是，我們的社會道德觀念使得大人怒斥這種行為，認為是無恥骯髒。我並不是說，要鼓勵小孩撫摸性器官，只是建議大人了解這種行為之後的更深層意義，用轉移孩子注意力的方式來改變孩子的行為，而不是一味責備、凶巴巴的批判或打罵。而被批判的結果，很可能是讓年幼的孩子切斷自身的感受力，久而久之像個機器人，感覺不到自己的感受，也體會不到別人的感受。

機器人在情緒上有所限制，感覺不到「肉感」和「情感」，不足的第二氣輪使人像個玻璃娃娃般的脆弱易碎，為了保護脆弱的自己，能量體外圍的疆界變得異常僵硬，以阻擋任何可能威脅現狀之能量，因而電力不足之人感到孤立、悲觀、至於內在的能量更是不能讓它自由流動。這種「不能讓感覺在身體裡流動」的信念顯現在肉體上，便是硬化的四肢和僵化的關節，比如站立時膝蓋向後打得挺直不易彎曲，你若在他身後輕輕撞擊膝蓋，他會立刻跌倒，他們的骨盆和屁股的動作幅度很小。

「沒有感覺」不但表現在情緒上、身體動作上，也能表現在心態上。在心理上，他常以批判性的眼光來看待自己或別人，你若對他一天之中所說的話做個統計，可能發現他最常用的句子是「你應該……」或「我應該……」。做起事來也僵化刻板，只認定一種方法去做事。不是這樣就是那樣，難有通融的餘地。

一般來說，口腔型和控制型其第二氣輪較傾向於過多，而分裂型、忍吞型和刻板型傾向於不足。

第二氣輪的感受能力如果受阻，我們感覺不到自己的感覺，感覺不到自己是誰。我們若講修行，想一步一步尋回自性本體，一層一層撕去自我面具、形象、低層自我，必須憑靠著感覺器官所開發的感覺，最後才能回到本質，才知道「我到底是誰」。

要如何讓自己有滿足的感覺？如何加強自己的感受力？最直接的答案是，隨時隨地去感覺，不是下令「叫」頭腦去感覺，而是毫不批判的「允許」或「讓」你的身體去感覺，再下一步是隨時隨地保持一份感恩之情。當你能由衷地生出感恩之情，就表示你不再感到匱乏，感覺滿意而豐足。

對人對事喜歡不喜歡、感恩或嫌惡、滿足感和匱乏感、有吸引力或沒吸引力，全都是第二氣輪的管轄範圍。當你的眼睛看見美好的事物，當你的耳朵聽到美好的聲音，當你的鼻子聞到芳香的味道，當你的舌頭嚐到美食，當你的身體碰觸到自己所愛的人時，請用身體去感覺，感覺你的感覺；如果這個方法不奏效，你還是感覺不到「感覺」，請閉上眼睛，全神貫注在這種愉悅的經驗裡，然後問問自己，在這快樂的時刻我身上哪些地方有反應？請用感激之情來體驗這一份快樂，用感恩的心來體驗滿足的感覺。

感激之情攜帶著大量的能量，能滲透到每一個細胞，身上的每一個細胞都因此而振動。

這絕不是誇大之詞，感激之情確實能將能量振動的頻率調得極高，頻率越高的能量振動就越細微，一般人原本就不容易感覺得到，更何況有些人能量過分淤塞，身體的結締組織特別僵硬，要感覺這種細微能量更是難上加難。所以，不管你是否能夠感覺到身體細胞的振動，都請感覺你的滿足、你的生命，乃至於這個世界和整個宇宙也是豐足而圓滿的。

第三氣輪——太陽神經叢輪

第三氣輪位於胸骨基處，包括肝、膽、脾，一直延伸到腸胃。第三氣輪涵蓋的肉體部位範圍廣大，它的功能正如俗語「心知肚明」所表達的，是屬於能知覺自己、明察世界的智慧。一個人思想是否清晰、對自己是否有自信、能否學習新事物、能否表達個人力量，都是第三氣輪的管理範圍。如果說第二氣輪像是一塊未經琢磨的璞玉，一個很天真自然、幻想力豐富、情感上不設防的孩子，第三氣輪則像是這天真的孩子，在受到學校的教育所表現出來的邏輯推理思想品質，是能夠分辨事實和有所知覺的意識狀態。

第三氣輪表現智能

當第一氣輪生存的需求得到滿足，第二氣輪尋找快樂和歡愉的感受也得到了，能量上升到達第三氣輪，則發展出制約能力。第三氣輪是個有高度智能、做事謹守原則、有條有理的規劃者。第二氣輪通常跟著感覺走，對於自己喜歡的東西拚命去追求，不喜歡的東西極力去避免；如果第二氣輪是情感生命，第三氣輪就是智能生命。

聰明的第三氣輪知道什麼時候是夠了，什麼時候該叫第二氣輪停，以免沉溺於感官享樂中。它能對第二氣輪所生的感受和情緒，有條不紊地整理規劃，它是情感生命的調理者，使我們能擁有豐富的感情生活，但不會濫情到一發不可收拾的地步。第三氣輪必須和第二氣輪合作無間，才能調養出一個健全的人格。

在第二氣輪，我們雖然會因為外境是否具吸引力而生出好惡的傾向，但沒有判斷力去做決定，用判斷力去做決定是第三氣輪的功能。打個比方，對於我之所「好」(比如我正在吃最愛的巧克力)，我該繼續追求，讓吸引力牽著鼻子走？還是見好就收到此打住？對於我之所「惡」，例如說每天該做的功課真討厭，我該順著自己的好惡傾向不去做功課，還是用意志力來說服自己把功課做完呢？第三氣輪最重要的作用，就是建立你的選擇能力，個人獨特的選擇方式。你決定先做什麼、後做什麼，什麼時候要進、什麼時候要退，什麼是對、什麼是錯，什麼時候該和人競爭、什麼時候要自我控制，這是決定你是否有個人「威力」的時刻，所以，第三氣輪就是你表現個人意志力的氣輪，你必須為自己做選擇，以形成你的個人獨特價值。

了解自己的獨特性事關重大，有了個人的獨特價值，你才能為自己在茫茫人海中找個定位，從這個位子出發，才能和外界建立關係，才可能了解你之於宇宙是什麼樣的關係。這也是第三氣輪不同於前面兩個氣輪之處，前面兩個氣輪的意識仍然屬於動物性的範疇，到了第三氣輪，才真正進入「人」的意識範疇。

了解個人的獨特性，包括你開始自我察覺，了解自身處境，體會個人力量，培養自尊、自重、自愛，建立自我形象、肯定自己。有了個人的獨特性做基礎，你開始察覺到世界對你的影響，並且作出回應，你開始操縱環境，建立和外界的關係，你明白自己雖是獨立的個體，對世界卻很重要，所以第三氣輪也是重要的人際關係氣輪。第三氣輪讓你懂得建立自己的原則，也讓你創造對自己、對別人和對世界的形象和信念。第三氣輪包含了你對自己生命、別人生命和世界的看法，這三者就是你的「實相」。前面在解釋氣輪是能量體重要的感覺器官時，談到逆時鐘旋轉、只出不進的能量限制了我們的感覺，久而久之我們便把童年時期已經養成狹隘的經驗和觀點，投射到外面的世界，形成對自己、對別人和對世界的形象。在這種基礎下，此人對生命的觀點和他的實相也是極狹隘的。此人若覺得自己是個卑鄙小人因而看不起自己，這是他的自我形象，也是他為自己在宇宙間下的定點，從這個定點，把看不起自己的意識投射出來，他自然也看不起別人、也不可能尊重任何其他人，對世界的形象則是「全世界充滿著卑鄙小人」，而這種「全世界充滿著卑鄙小人」的觀點，就構成了他的實相。

第三前輪會生出人際關係帶

第三前輪在人際關係上關係重大。在第二章第三節能量體次元中曾經說到，當兩人有關係時，相對應的氣輪會有帶子將兩人連接起來。布蘭能特別強調關係帶的重要性，她說她在治療病人時常常見到這些關係帶，但是從沒聽過有任何對於這些關係帶的解釋，不知如何去處理，直到後來接受了指導靈的教導，才懂得如何去處理、修復這些關係帶，連帶的也修復了病人和關係帶另一端的關係人之間的關係。事後，病人常向她反應，他們與另一人的關係改善了很多，這時她才真正見識到關係帶的威力。

黑元指導靈曾對她說：妳所做的事情正是「將這些能為此人在宇宙間定位的關係帶，深深地植入他的靈魂深處，因而釋放了此人與別人糾纏不清、不健康的依賴性」。黑元所謂的「在宇宙間定位」，所指的正是第三前輪的功用。布蘭能說，她在工作上遇見的每一個人的第三前輪之關係帶幾乎都有損壞，我們兩人這些年為人做療癒工作的經驗也是如此：在進行「手觸療癒」而進入病人較高層次的能量體時（第四層能量體以上），常常會接觸到飄浮在空中或埋藏在氣輪根部糾纏不清的關係帶。有的人關係帶像勾子一樣勾向別人，為的是要控制對方，有時關係帶伸向對方的第三氣輪，為的是要去汲取能量（口腔型慣用的方式）。

第三氣輪的失衡

由於第三氣輪表現個人意志或個人力量，因此，充電過度的第三氣輪其個人意志力也超強。堅強的意志適可而止，過強的意志卻因過度僵化而更脆弱，這種過度的意志力通常是「矯枉過正」的補償作用。

前面說過，第三氣輪幫助你形成個人獨特價值，為你在茫茫人海中定位。當一個人有強烈的被人忽視、被人遺忘、被人拋棄的感覺後，為了補償或超越那種「毫無個人力量」、那種痛苦無助不安全的感覺，於是生出了要去「控制」的欲望，能控制才有力量和安全感。如何才能控制？越實在的東西越能控制，越是虛無縹緲的東西越不好控制，也因此他們對虛無縹緲的靈性生活興趣通常不大，卻喜歡追求實在的錢財、權力、成就，因之充電過度的第三氣輪有的追求成就、有的眷戀權力、有的則熱愛錢財，為了追逐這些「實在」的東西，他不斷地從事多種活動，身體的活動性很大，不停的動動動，因為他需要亢奮才能感覺自己活著，才能感覺「個人威力」。

一般來說，控制型控制別人或環境、刻板型控制自己，都是第三氣輪充電過度的例子。控制型人格需不斷的控制別人、控制局面、環境，能量若高到極點，可使他變成一個橫行霸道、充滿憤怒、侵略性強或自吹自擂的流氓。刻板型控制自己，常用意志力鞭策自己、逼迫自己，不達到某目的或某種成就絕不歇止，表現在生活上即成為工作狂，把自己身體當成機器，像拚命三郎般的硬撐。

然而，第三氣輪若過度發展，須向鄰近的氣輪調兵遣將，在下的第二氣輪和在上的第四氣輪首先遭殃，因此，第三氣輪過度之人，總是至少有一個不足的或關閉的第二氣輪或第四氣輪，此人若不是切斷第二氣輪的感受（如刻板型常抱怨「沒有感覺」），就是把第四氣輪的心封閉起來，不能無條件的愛人或接受愛。當然，人身不是鐵打的，活動力過強，隨之而來的壓力也必然超強，日子久了身體必然出現各種疾病，從身體上的肌肉緊張僵硬、胃酸過多、腸胃不適、胃潰瘍，到精神上的焦慮、過動，（我過去有許多過動症的小病人，其第三氣輪清一色地能量過剩），甚至發展出與能量過度完全相反的慢性疲勞症（這種病症是屬能量不足），矯枉過正使得能量從過度的極端跳至不足的另一極端。

充電不足的另一極端又是如何？正好和過度相反，過度者過度補償，不足者則消極退縮。充電不足者活力不足、意志力低、沒什麼主見，也沒有勇氣堅持己見，活動力小、做起事來絕非「敢做敢當」，不能堅守立場，不願負大責任也不敢單獨行動，總要拖人下水或讓別人領導，對自己毫無信心，常覺得自己毫無價值，為自己感到羞恥，人際交往上則儘量避免衝突。

一般來說，控制型和刻板型其第三氣輪傾向於過多，口腔型和忍吞型傾向於不及。當然，過與不及也可能同時存在於任何人格的氣輪上。

由於身體前方的氣輪皆為感受區的氣輪，因此當第三氣輪的前輪關閉時，此人不但對許多事情沒有感覺，對自己在宇宙間的定位和獨特性也是毫無所知，更遑論此生來人間走一遭的目的。前輪開敞也就是能量順時鐘旋轉時，我們能夠感受外來的能量，人際關係上首先覺知並接受自己在宇宙間的定位，進一步也接受別人在宇宙間的定位，因此也能欣賞並接受他人不同於自己的想法和情感。而不會用批判的眼光去挑剔他人，或總認為自己的想法才是對的。

身體後方的氣輪則為意志區的氣輪，第三氣輪的後輪所傳達的，是個人是否有意願保持自身的健康。前輪所建立的自我覺知，到了後輪則成為自愛、自尊、自重。如果覺知自我在宇宙間的獨特性，自然能珍惜自己的身體，並且有極大的意願照顧自身的健康。

第四氣輪——心輪

心輪，顧名思義，自然是在心臟附近，也就是兩乳之間。第四氣輪位於中央的心臟神經叢附近，管轄的範圍包括心、肺和胸腺。胸腺擔任免疫系統的重要角色，對於抗癌的T細胞的生長至為關鍵，而胸腺的作用是靠心輪來調節，心輪一旦遭遇痛苦，身體的抵抗力必然下降，免疫系統較差的人在接受淨化心輪的療癒後，常可立即感到舒暢。

第四氣輪是第一氣輪和第七氣輪的中站，也是人類頂天立地的中點，我們每個人都具備靈體與肉體，可以說我們都腳踏兩條船，而第四氣輪則是兩條船的支點。心輪上面三個氣輪（第五、六、七氣輪）是屬靈性的、天界的，下面三輪（一、二、三氣輪）是物質化、肉體的、人間的，而心輪介於中間。人類在經歷處理了前三個以自我為本位的能量：生存需求、感官欲求和自我意識之後，此刻意識層面更成熟了，我們從自我本位的意識超脫出來，開始去聯繫宇宙間其他的生物，去經驗別人的生命，這就是第四氣輪的工作，而第四氣輪的所在地心臟，正是一向被認為示愛的泉源（我們談到「愛」這個字眼的時候，不是常常毫不自覺地撫摸胸口嗎）就在這代表愛的心輪，我們開始逐步培養對別人的同理心、同情心、關懷和諒解等的情懷，簡單地說，第四氣輪所傳達的是「愛的能量」。

心輪的愛是不求回報的大愛

這種愛，不同於第一、二、三氣輪的愛，心輪的愛不是第一氣輪愛家人、愛國家之愛，或性慾飢渴之愛，不是第二氣輪羅曼蒂克或感官欲求之愛，也不是第三氣輪自珍自重之愛。前三氣輪的愛都以自我的需求為出發點，第四氣輪的愛無特定對象、無關個人，不是情緒、沒有私心、不求回報，是無條件的「大愛」。

常聽人說，父母對子女的愛是無條件的。但是，我們所見到所經驗到的，特別是中國式的家庭，父母對子女的愛大多是有條件的。我們很少碰到無條件的愛的例子。父母要求子女要乖、要聽話、要努力讀書，這些就是條件，當孩子符合了這些條件，做父母的才能感覺到他們對子女的愛。在我的診所裡，每天都有許多母親帶著孩子來求診，最常聽見的句子就是：「你要乖乖聽話，不然媽媽就不愛你了。」這「乖乖聽話」不就是一種條件嗎？只有當你乖乖聽話，我愛你；你若不乖乖聽話，我就不愛你。這種愛其實不是無條件的愛，只單純地表達了父母個人的需求而已。請問問自己，不管孩子變成什麼樣子，你還能愛他嗎？如果孩子愛搗蛋、臭脾氣、叛逆、自私，你還能愛他嗎？如果你不確定，你的愛很可能是有條件的愛，是基於你自我本位的個人需求的愛，而不是第四氣輪所生出的無條件的愛。

這麼說，並不表示父母對子女沒有無條件的愛，也不是在責備所有的父母不具備無條件的愛，只是我所見到的例子，父母表現出來的大多數是有條件的。其實，無條件的愛人人皆具備，更何況為人父母？大多數的父母都具足從第四氣輪出來的無條件的愛，只是被前面三氣輪的需要影響而扭曲了，第一、二、三氣輪的基礎未建立好，能量經過第一、二、三氣輪的扭曲之後，上到第四氣輪就不再是無條件的愛，以至於對孩子的愛也是從自己的需要出發，而成為有條件的愛。

那麼，前面三個氣輪是怎樣被扭曲的呢？前面的三個氣輪，都是以自我本位為出發點，也就是以自我意識為出發點。前面三個氣輪培養出這個自我、這個人格，是我多少年來所累積的自我形象、我以為的我。而這些全是從防禦心理出發的。因為受到許多創傷，我發展出低層自我來保護自己免於痛苦，投資了許多的精力來維護自我形象，進而發展出防禦系統的綜合體，這綜合體也就是我們的人格，其中包括創傷、低層自我、主要形象，可以說這些全是一種反應，是針對個人所經驗的人生作出反應之後所建立出來的自我。

然而，第四氣輪無條件的愛全然不是這麼回事，愛，無關自我、不是反應、不是情緒、沒有對象、不為需要、不為獲利。

心輪的愛到底是什麼？什麼是無條件的愛？為了解釋第四氣輪的愛，必須重提前面的三個氣輪。在前面三個氣輪中，你全心全意只著眼於自己的需要上（從第一氣輪的自我生存、第二氣輪的個人感受，到第三氣輪的個人意志），因此你看不見自己原來的面貌，也就是你的自性本體，但是到了第四氣輪，你的意識層面已經從自我本位跳出來，站在一個更高的角度往下看自己，你明白自己一向維護的自我不過是一個防禦系統，你明白還有一個本自具足的本體，這本體美好又豐足，於是你不再以有所匱乏的心態來對待自己，不再以審判角度出發的防衛心理去對待別人，由於你感覺生命的豐富而感覺滿足，你想和人爭個你死我活的競爭心自然消失，你們彼此的關係是建立在合作而非競爭的基礎上，因為你了解你的利益就是別人的利益，你對自己做了一件好事就等於為別人做了一件好事，你與別人互相連結本無分別。

於是你原本用來防禦自我的肌肉放鬆了，於是你心胸打開了，能量便源源不絕湧入第四氣輪，於是你能接受所有人的好，也接收所有人的壞，這其中包括你自己的好和壞，你原諒自己也原諒別人，你更珍惜自己、寬容別人；另一方面，當別人為你付出時，你也能不卑不亢的接受，你能享受自己的「付出」，也能享受別人的「給予」，當你能用這種心態來關愛別人的時候，別人的快樂就成為你生命中最重要的事，這就是第四氣輪的表顯。

到了這境地，第四氣輪的能量不但如前所述源源不絕湧入，也源源不絕湧出，使你能大大方方地給予出去，不再希求回報，不再有條件的與別人分享你的愛意。此時，你的愛不再從需要出發，因爲它不是爲了獲得。你的愛不是源於匱乏感，因爲你的心靈非常豐足，你的愛沒有特定的對象，因爲它的對象是宇宙間所有的眾生，你的愛像是空氣，無時不在，無處不有。

要感覺第四氣輪的能量並不難，此刻請你闔上書本，讓自己的心靜下來，然後靜靜觀想一個你最喜愛的人，這個人不是一個你愛恨交加會引起你強烈情緒的人（比如戀人或配偶），這個人是你可以輕易信任、盡量去愛、最不需要防禦的人。對我來說，當我低頭想到我的孩子，當我想到在紐約街頭見到的小動物，當我想到在我診所來求診的小嬰兒，當我想到我的母親，一陣說不上是什麼感覺的氣流流過我的心輪，令我熱淚盈眶，令我全身筋骨酥軟，這就是我第四氣輪生出的愛。

第四氣輪的失衡

第四氣輪充電過度，並不是指有太多無條件的「大愛」，而是指為了補償所受的創傷因而過度使用第四氣輪，過度的能量是種防禦機制，是應個人需要，從自我角度出發，有特定的對象，於是這特定的對象就成了受害者。因匱乏而過度補償的愛通常極需要「實質」的保證，有保證才有安全感，怎樣的保證才叫實質？藉著不斷的佔有，不斷的要求對方的注意力，不斷的要求回報，才感覺有保證，一旦少了些保證，嫉妒的情緒就生出了，這種失衡的愛意教人窒息，反而引起所愛之人的反彈，當然，此人又再度受創傷，更加無安全感，成了惡性循環。有些人過度向外放送第四氣輪的能量，以至於不能接收外來的能量，最後可能導致第四氣輪枯竭。

氣輪不管是過或不及，皆是受了創傷後的防禦反應。過度者過度補償，積極向外去找愛，不足者則消極退縮，卻要別人採取主動，要別人先愛自己，不敢冒險打開心胸去愛人，由於過去受傷太重，很怕再度受傷，因此愛有了條件，「你先愛我，我才愛你」，因此愛起來很有「尊嚴」，好像在扮演「公主」的遊戲，追求者越主動，越顯得我的尊貴，越顯得我高人一等，用以彌補自己的自卑感：「我不值得人愛！」、「你如果不關心我，我才不在乎」。充電不足者門窗緊閉，既不許能量出去，也不放外面能量進來。

一般來說，口腔型其第四氣輪較傾向於過多，而分裂型、忍吞型、控制型及刻板型則較傾向於不及。有可能過與不及同時存在嗎？當然可能，事實上，大多數的人都在這過或不及兩極端間來來去去，比如說，我們內心都期盼有人來愛，一旦有人來了，我們的愛不但傾囊而出，而且過度到不可收拾，一定要「保證」對方對我的愛（以佔用對方的時間、精力、身體做為保證），一旦對方無法提供長期的保證，於是我就受傷，立刻封閉心輪，能量因此走向不足的另一端。

由於身體前面的氣輪為感覺中心，對我們所愛之人，我們會從第四氣輪的前輪伸出關係帶到對方的第四氣輪，是名副其實的「心連心」。身體後方的氣輪，則與自我意志有關。自我意志有別於上天的意志（或稱神的旨意、較高意志），俗話說人算不如天算，人算可以說就是自我意志，而天算就是上天的意志，後輪逆時鐘旋轉的人，覺得「不如意之事十之八九」，明明自己鋪好一條光明大道，路上卻常常殺出攪局的程咬金，為了提防這個程咬金，凡事必須由自我來掌控，一分一秒都不能失控，這樣的人對自我生命的過程毫無信心，不能順應、臣服于上天的旨意，甚至事事與天意抗衡，心輪的後輪自然出現失衡的現象。相反的，心輪平衡時我們對在世間的人或事有著正面且開放的態度，身邊的人我們都將視為幫助我、成就我的人，人算就是天算，兩者合一，我的意願就是上天的意願。

第五氣輪——喉輪

第五氣輪位於喉嚨之下凹陷處，它管轄的範圍包括頸部的喉嚨、甲狀腺和臉部的耳、鼻和嘴巴。喉嚨的作用是藉著發音表達我們的情感和想法，以和外界溝通。喉輪也是如此，它綜合所有來自上方和下方各氣輪的能量，經過分解和整理，將內在真實的自我表達出來，反映於外。

請注意，這裡的「自我」是指「真我」，而非「錯我」或「假我」（請參考第三章的形象自我和面具自我）。在集訓時常有學員問我們：「老師，我覺得自己很有表達能力、能說善道，說起話來可以滔滔不絕，為什麼你說我喉輪失衡，不能表達自己？」。一個人能說善道並不表示他很能表達內心真正的感受（情），或內心相信的真理（理），相反地，他再如何滔滔不絕，若表達出來的是扭曲後的錯我和冒牌的假我，而不是真正的自我或本我，其喉輪的能量也必然失衡。

聲音本身就是振動，透過喉嚨和嘴巴，我們發聲並說話，投射出靈性的力量，我們的聲音和話語後面包含著無限的能量。這也是為什麼許多宗教都勸導我們要謹言慎行，基督教要人讚美上帝，佛家強調「身、口、意」的重要性，要人莫造口業，俗話也說「禍從口出」。

一般人都以為我們平日只是發出聲音，卻不知道聲音和話語中載有神奇的力量，正如水能載舟也能覆舟，聲音能傷人也能利人，讀者或許聽說過用「聲音療癒」（sound healing）這回事，我們兩人在做「手觸療癒」或「呼吸療癒」時，有時必須發單音做「聲音療癒」，以提高治療的效果，就是這個道理。有力量的聲音或語言，會從喉輪向上下左右投射出亮眼的藍光，可以伸展到約四十五公分左右，傷害性的話語從失衡的喉輪所投射出的，則可能是破碎殘缺或歪歪扭扭的形狀。有些人不敢、不願或不會表達他內心真正的感受或想法，其第五氣輪的能量必然阻塞不流動。這種現象在亞洲地區是很常見，尤其是慣於忍氣吞聲的亞洲女性，長期以社會的想法為想法，以別人的感受為感受，久而久之對自己真正的感受或想法毫無知覺，表達於外的全是錯我和假我而不自知，他們的第五氣輪自然嚴重失衡。

第五氣輪的失衡

如何辨別失衡的第五輪是「過度」或「不足」？可以從聲音及話語這兩個面向的「質」及「量」來考量，例如，此人說話的「量」是多或少，亦即沉默或多話，速度快或慢？其「質」又如何？言不及義，未搔到癢處或恰到好處？此人所發的聲音的「質」與「量」又如何？聲音是大或小？聲音沙啞如破鑼，或尖銳刺耳如殺雞，或有共鳴如金鐘？很多「虛」的「氣」在其中或「實」而「有份量」？

一般來說，第五氣輪過度之人，必須藉著大聲、話多或快速說話以宣洩過多的能量，而不足之人則可能話少、聲小、氣虛、音啞、不覺得自己有說話的權利。口腔型和控制型其第五氣輪較傾向於過多，忍吞型和刻板型則傾向於不及。口腔型說話不是為溝通，他藉著不斷聽到自己的聲音來防禦或引人注意，或宣洩過多的能量，因此說話量雖多，但量多質少、言不及義，只為說話而說話，表達不出他內心真正的聲音。控制型利用說話引人注意以控制人或場面，因此音量上可能大些，先聲奪人的說話內容可能較富攻擊性或控制性，或利用轉換話題以控制場面或引人注意。至於忍吞型一向忍氣吞聲，不認為自己有說話的權力，聲音的音量自然小，像是怕被人聽見，或是怕說錯話被人羞辱，說起話來吞吞吐吐。而刻板型感受力不強，可能根本不知自己真正的感受，再加上刻板型自制力特高，必須是「得體」的話才說，自然不能暢所欲言，表達不出內心的真我，也說不出他所相信的「真理」。

那麼，有可能「過」與「不及」同時存在於第五氣輪嗎？當然，舉個例來說，我有個很忍吞型的朋友，平日說起話來十足小媳婦模樣，吞吞吐吐欲言又止，但偶而激動起來速度卻快得像機關槍，因為體內堆滿了憤怒。有的人第五氣輪能量是過度或不足完全和話題有關，舉我（至青）的例子來說，要我在眾人面前講述與工作或學術有關的話題，我可以滔滔不絕，但要我向所愛之人表達情意卻有些困難，記得在十多年前有好幾個場合需要我談自身的感受，只見我扭扭捏捏，三分鐘擠不出一句話，最後擠出來了，喉嚨發出的聲音或所用的字眼卻很「中性」，不挾帶感受或情緒，像在講與自己無關的事。我有個朋友則正好相反，很能表達內心的感受，既坦白真切又高雅大方，但在工作上卻無法積極說出意見，他任職的公司還特別請了一位說話專家，加強他表達意見的能力。

我們的嘴能夠向外表達思想和情感之前，必須先經過內在的分解和統合兩個階段，這就是甲狀腺的作用。甲狀腺分泌的荷爾蒙，控制人體的新陳代謝。新陳代謝具有兩種功能：接收消化的「分解性代謝」和整合表達的「合成性代謝」。分解代謝是分解身體所吸收消化的物質以釋放出能量，合成性代謝則是在分解作用之後，再統合各物質加以建構組成以維持身體機能。喉輪先分解所有通過它的能量，再將之重新組合，透過聲音和語言表達出來。

第五氣輪代表的能力

喉輪的前輪特別與第一種分解性的接收消化能力有關，也就是與是否能夠接受並消化外界所給予的有關。前輪逆時鐘旋轉或關閉時，代表此人不能接受外界所給予的，之所以不具備接收能力，常常和他對什麼會降臨到我身上的自我形象有關。譬如說口腔型自我價值感低落，認為不會有好事降臨到自己身上，自己不配享有美好的事物，即使好事真正降臨，也接受不了。舉例來說，如果我一向認為自己「不可愛」或「不值得人愛」，即使有一天遇到一個真心愛我的人，我也不會相信他愛我，因為我沒有具備接受愛的能力，結果是我處處懷疑他，時時需要證據來證明他愛我，最後很可能把對方逼走。再舉個簡單的例子，我（至青）一向認為自己頭腦不靈光、思考不敏捷，小時候每當考試得了滿分，別人稱讚我真棒真了不起時，心裡總有另外一個聲音說：「亂講，我腦筋笨做事又慢，今天考一百分不過是僥倖而已。」不能接受別人的讚美，等於切斷了位於第一線接受滋養和自愛的管道，更不用說下一步消化讚美之後產生能量的分解過程了。

至於分解過後統合的組成作用，也是第五氣輪的重要功能。經過前面三個氣輪自我本位意識的發展：肯定自我、建立自我形象，也經過了第四氣輪開放的心胸，這些能量上到喉輪被吸收消化分解，在這裡醞釀著振動頻率更高的能量，我們更成熟了，也在這裡，嶄新的個人意識和宇宙意識做第一次接觸。

在個人意識方面，第五氣輪使你具深度自省能力，開始質疑自己一向深信不疑的觀念，因而有能力去挖掘事情的真相，不再純粹以習慣性批判的觀點去看自己，你反躬自省，知道自己的行為何時出於防衛、何時出於真心，自己的觀念哪一部分來自父母或社會，哪一部分仍保留著自己的本性，你對自己瞭若指掌，這時候，你才真正了解個人的獨特性。

在宇宙意識方面，由於你從一個全新的角度去看待自己，你也開始從不同的角度去看待所有生命，你擺脫了社會化而造成的僵化思考模式，而以開放的態度接受來自各方的能量，因此你欣賞世上所有風俗種族文化裡蘊含的美感，對所有的人物宗教思想都沒有偏見，並了解它們皆具足真理，只因時地人之不同，呈現出的形式或強調的面向也因此有所不同。第五氣輪於是培養出全方位的宇宙觀，使你能夠超越狹隘的思考框框。

這就是在經過第五氣輪分解作用過後的組成作用：組成一個具創造力、富個人風采、獨一無二的你，此時也正是你向世界表現自己的角色，為自己在世界中重新定位的時候。於是能量被用來表現自我，也向外溝通，第五氣輪前輪位於喉嚨，正是要你在認清真我、相信真我之後，還必須把真我化為聲音，勇敢地表達出來。當你能自由自在地向別人表達自己的意見，你也不再怕別人會反對你的想法，不覺得必須設防來保衛自己。不管別人是否贊成你都不受干擾。第五氣輪的後輪是否運轉順暢，常與個人的職業或所從事的工作有關。一個人若不喜歡自己的工作，覺得力不從心、枯躁乏味，或者挫折感很大，其後輪都可能失衡、扭曲或是毫無能量。反之，工作若是既富挑戰性、具成就感，又能發揮個人的潛力，內心感覺得心應手，外界自然得到許多助緣，喉輪的後輪很可能暢通無阻。

第五氣輪的能量一旦打開，說真理的能力一湧而出，同時開發臣服高層意志的能力（高層意志即神聖意志，請參考第二章第三節之第五層能量體）。高層意志力和溝通能力兩者看似毫不相關，事實上卻緊密相連。當我們的第五氣輪打開時，我們在當時能夠充分地表達本我（自性本體），而這本我本身就是真理，就代表著天意，傳遞著神的旨意，也就是說，我的「個人意志」在此刻自動與「高層意志」對齊。

高層意志是針對較低層的「個人意志」說的，當喉輪暢通無阻時，我個人意志自動順應高層意志，我所說的話語自動符合上帝的旨意，我不需要運用意志力去對抗什麼，不需要「用力」

去使某事發生（有趣的是，英文用「will」這個字來代表「使事情發生」的意思，不做助動詞用，will本身即是動詞），事情自然而然、毫不費神的發生，而且往往具足天時地利人和的條件，水到渠成。

因此第五氣輪的高層意志有別於第三氣輪和第四氣輪後輪的個人意志，個人意志建立你的選擇能力，形成你的個人獨特價值。個人意志發展得宜，做事有決心有毅力，能貫徹始終而不會中途而廢；第五氣輪臣服於高層意志就是放下個人意志，完全順從高層意志。將信心全然交出，把自己的意志順從上天的意旨，此處所說的順從不是像面對力量強過自己的敵人繳械的投降，投降是出於恐懼，臣服卻是出於全然的信任更高能量，讓上蒼或上帝或佛法接管一切。因為你知道，個人力量不足以支撐你走過整個人生，你的背後有一股強大的力量引導你走過你的人生，這是你的生命藍圖。無論發生什麼事，或為什麼發生，你都相信是神聖藍圖的一部分，都是針對你的人生任務應運而生的，都有深層的意義。因此，無論發生任何事，你都坦然接受，讓高層意志接管一切即是「臣服」。

第五氣輪還有一個重要的功用，就是發展你的超感能力，你若想要擁有千里耳、千里鼻和超味覺，都得先打開你的第五氣輪。至於你可以收到的訊息到底來自何方，端賴你打開的氣輪是屬於哪一層能量體而定，比如說你的千里耳聽到了來自第四層能量體的高靈對你說話，那就表示，你的第四層能量體的第五氣輪必然已打開。一般說來，擁有超感聽覺的人，比擁有超感嗅覺的人多，而擁有超感味覺的人就更少了。

擁有超感能力並不稀奇，每個人都有超感能力，只是有些人的超感能力尚待開發，有些人的超感能力已開發，其間也有開發多或少的差別，當然，更有的人完全否定自己的能力而拒絕開發。我個人表現出來的超感能力則因時因地因人而異，有時我看得見，有時我聽得見但看不見，有時我聞得到，有時非看非聽非聞但就是直覺地知道。不知道自己怎麼知道，但就是知道，這也是一種超感能力。

在超聽覺方面，有時會聽見靈的開示，給我一些訊息，比如有時為人做雙手觸療或集體呼吸療癒時，腦中有個聲音說：「甲狀腺衰竭，需要做靈性手術」或「第四層能量體有個物體需要離開」。

除了話語之外，有時會聽見一些特別的音樂。記得有一天清晨想叫女兒起床準備上學，那一陣子她正處青少年反叛期，常常找理由不去上學或者乾脆整天逃學，晚上回到家就忙著上網，與朋友聊天聊通宵；遇到這樣的情形，早上叫她起來上學總要經過一場母女廝殺。這一天自然也不例外，我隔著一道門叫女兒起床（平常她上鎖不讓我進房間），所得到的反應卻是大吼大叫不許我吵她清夢，我當時的憤怒情緒高漲到極點，只覺得所有的能量往腦門上衝，恨不得破門而入，把女兒從床上給揪出來。

正在憤恨到極點的當兒，突然聽見一陣美妙的音樂，我整個人愣住了，世間怎麼會有這麼美的音樂？音樂從哪裡來？兩隻腳不由自主地離開，開始向屋裡的每一個房間搜索，想知道音樂到底從哪裡來。搜尋毫無結果，屋裡沒有人放音樂，最後我放棄搜尋、坐下來享受音樂，十幾分鐘之後音樂逐漸消失，我自然氣消了、心平靜了、頭腦也冷靜了，這時才恍然大悟，我接受了一場音樂療癒，高靈透過音樂與我溝通，提醒我不要動怒亂了陣腳。之後，我問了指導靈，證實當時有五位指導靈降臨，為我做了一次音樂療癒。

第六氣輪——天目輪

第六氣輪位於前額的中央，兩眉的中間，它管轄的範圍包括腦下垂體、眼、耳、大腦側葉、大腦前葉，範圍雖不大、作用卻不小，這裡醞釀著明晰的聰明才智和清明無礙的視覺，振動著比前五個氣輪更高的能量，超越了三維空間的自我意識，高層次的宇宙意識開始抬頭，真正靈性世界於焉開始。在這裡，人類深切了解個人力量之微薄，對人生抱著全然的信心和信賴，知道世事毋須強求，事情會自然而然地發生。所以第六氣輪又叫智慧輪或直覺輪，俗稱第三眼（有些靈修人士認為第七氣輪才是真正的第三眼，也有人認為第三眼不同於第六氣輪，不論如何，第三眼和第六氣輪都脫不了關係）。

第六氣輪是靈性智慧之輪

先談談它為什麼又稱智慧輪或直覺輪，第六氣輪擁有的是直覺式的聰明才智，也是內在的智慧。這種智慧與一般的聰明才智並不相同但也不衝突，它一樣是清晰明白的思考，一樣能根據收集進來的資訊邏輯做出決定，但它卻不只是傳統老師所傳授的一般知識，不止於現今教育所教我們的線性式邏輯思考，不限於第三氣輪的認知，第六氣輪也包括抽象的認知能力，那說不上為什麼非邏輯或非理性的領悟力，包括能在腦中勾畫圖像的觀想能力或俗稱的想像力，包括展望未來的預知能力，包括解析詮釋所做之夢的能力，和評估信念及態度的能力，對人生世事的判斷力。換句話說此智慧輪和人對世界實相的觀念，和人如何認知世界的能力有關，屬於更高範疇的靈性智慧。這種單刀直入內心世界去追求真理的智慧，只能意會很難言傳。可以說第六氣輪是統合所有其他心智能量的綜合體。

具有這種綜合式心智能量的人，思想行事均富創造力，然而，在做自己要做的事之時，「行所當行，行過便休」，做完之後內心毫無罣礙也不起波瀾，繼續向前行，因為他了解自己和宇宙靈性緊密連結，知道自己正走在人生藍圖規劃的路上，即使遇到困難阻礙也不會氣餒，因為他深切體認到這條靈性道路不是一條狹長的窄路，而是一條匯集各路的寬廣大道，大道兩側橫向的空間還有各地的鄉村小鎮、樹林河流、也都包括在藍圖中。這樣的人彈性極佳，遇到了困難，一條路走不通沒關係，他會換條路走，再走不通就繞條遠路走也很好，因遠路自有其意義蘊含其中，以這樣的心去體會生命甚或疾病和痛苦，生命中還有什麼事不是福份？

兩年前我們遇到一位由乳癌轉成腦癌的學員，在她完全明白第六氣輪的竅門且積極轉念之後，從最初的「恨癌」轉成「抗癌」再轉成「愛癌」最後甚至「歡迎癌症再度光臨」（這是她的祈禱文）之後，她的第六氣輪從強盛的反時鐘旋轉轉為直線式，現在甚至偶爾出現順時鐘小圈轉，自然，她的病情好轉許多。雖然目前仍在治療中，但她毫無畏懼，自覺幸福恩寵，她說她終於明白「天行健，君子以自強不息」的意思。

與萬物合一

在這第六氣輪裡，你可以啟用靈性力量和自己的內在智慧溝通，你開始了解你和宇宙萬物為一體、是合而為一的、是不可分離的，也就是說，你開始了解自己跟宇宙間最高能量（或上帝、佛、阿拉、神）是一體的，是不可分離的，你也更了解自己和別人相互依存、沒有兩樣，你泥中有我，我泥中有你，你我本不可分離。也就是說，你不僅察覺到宇宙的神性，在自己身上也察覺到神性，更在別人身上看到了神性。這裡的「一體」或「合一」有別於第二氣輪的合一。這種合一即使放到第二氣輪的性來講，也並非男女在身體之外相遇合而為一，合一來到第六氣輪，男女是在身體之內合而為一。這裡的了解，也有別於第三氣輪邏輯推理、思考能力的認知，而是對於真理的認知，運用直覺的智慧，一步一步放棄後天習得的批判傾向，越來越看清楚事物的真相，而後坦然接受因果必然的宇宙律法。

宇宙間到處充滿著各種高頻率或低頻率的資訊，眼睛的視覺則與解讀資訊的能力關係密切，人的兩隻眼睛所產生的普通視覺只能「看得見」，或只能詮釋解讀屬於我們人類的三維空間某特定頻率範圍之內的能量，而這位於兩眉之間的「第三眼」則利用對光線的感官解讀，用超越普通視覺頻率範圍的視覺去「看得見」第四次元空間的振動頻率，是高度敏感的接收器和傳導器。

有些人能看得見非肉體或非實相世界，有些人看得見能量體，有些人看得見高層靈體，有些人能捕捉到別人的思想形式，有些人能揭開前世的記憶，或能預感自己的未來，更有些人能知道別人的過去未來，第三眼的智慧能讓我們跳出井底之蛙的侷限，解讀宇宙間原本就存在的各種資訊，能引導我們重新評估後天習得的信念或形象的真實性，反省這一世的思考和行為模式、甚至生生世世的模式，於是你就更了解世事的來龍去脈、因果定律，你得知事情的全貌而不會以偏概全、見樹不見林，你的視野自然更寬廣開闊。

常有人問我們這「第三眼」是否天生，可否後天培養？有些人天賦異秉，天生就能看得見，然而，即使你自認天生沒有這樣的能力也可以後天培養，至於你的第三眼能看見多少，解讀多少資訊，獲得多少智慧，則有賴于你的第三眼開發的程度而定。開發第三眼超視覺之先決條件之一是全然的信任，也是第五氣輪所提及的「臣服」，不但是在意識上臣服，連無意識也臣服之後，放掉對任何事情的預念、成見、偏見和模式，而以全新的觀點來看事情，超感能力才得以發展。

孩提時代的第六氣輪是自自然然開啟著，理所當然擁有許多超感能力。所謂超感能力有許多種，包括心電感應力、預知能力、回溯過去的能力、超越空間的觀察力等等。可惜的是，年紀越大，生活經驗使我們發展戒心和自我防禦機制，學校教育教我們只相信有限的感官能力所能看得見摸得著的實據，於是我們開始否定內在感知到的直覺，包括許多內在感受，內在聲音和內在影像。就這樣，第六氣輪的聰明才智被埋沒了。以我（至青）為例，記得我小時候超感能力極強，特別是直感力或預知力，事情尚未發生我已看出結果，大事如某人必須離開家人到外地，小事如老師在台上講課時下一秒鐘右手的動作，我都能預感。當然在當時我並不知這種能力並非稀鬆平常的普通能力，偶爾向大人提及我看到或感知到的，常常被斥為亂講，接下來總免不了接受一番「小孩子不應該亂講話」的訓示，再加上有時我看到的或預感到的畫面著實令我害怕，我自己也有意無意地闔上第三眼，於是乎我的超感能力進入了長期的冬眠狀態，一直到十多年前踏上這條靈性「回歸路」，才又一天一點慢慢地覺醒。

第六氣輪的失衡

一個人第六氣輪若暢通，他的左右腦通常也較平衡。許多人的第六氣輪能量常有滯塞的情況出現，特別是前輪被一層雲霧籠罩或是前輪本身能量不足，這些人當中許多是知識份子，他們理性分析邏輯思考的能力特強，很可能正因為太過依賴理性邏輯的左腦，因之有創造力和抽象天份的右腦尚處在低度開發的階段。由於第六氣輪能量不足，他們感覺不到高頻率的能量，因而直覺能力低、觀想力差、想像力不豐富。舉個例子，我們在訓練學員熟悉各氣輪時要求學員觀想一種顏色，許多第六氣輪能量不足的學員通常做不到，觀想不到自己若穿上藍色蜘蛛人的服裝是什麼樣子，觀想不到房間若漆上綠色的油漆成什麼樣子，「老師，我真的做不到」，此時就必須借用「實物」，比如為了想像黃色的第三氣輪或綠色的第四氣輪，必須以真的青蘋果或黃檸檬擺在學員的氣輪前方，用來幫助他們開發想像力。

第六氣輪不足的人，只相信眼前的事實是唯一真理，看不見或抓不著的一概否定、一概不相信，對靈性這回事嗤之以鼻。而第六氣輪過度則是太過肯定、太過相信一些片段的經驗。事實上，我們每個人都經過生生世世、有著太多經驗太多記憶，有時這些經驗衝破潛意識層冒出來，無法落實在今生今世的現實環境中，就好像莊周夢蝴蝶，蝴蝶和我到底哪個才是真的？第六氣輪過度之人正把自己當蝴蝶，永遠在天空飛，很少腳踏實地在地面停留，只抓到一個小片斷，想像力就過度發展成幻想，進而幻視、幻聽、幻覺，嚴重的則在醫學上被診斷如精神分裂等疾病。輕微的情況又如何呢？他的人生也像蜻蜓點水，這事碰一點那事也碰一點，做事不能一門深入。在美國我們曾見有些人對靈性特別有興趣，這裡學一點，那裡沾個邊，今天這裡灌個頂，明天那裡拜個師，今天聽有關氣輪的講座去打個坐，明天找個看前世今生的算個命，但在現實生活（第一氣輪管轄範圍）卻連柴米油鹽醬醋茶也張羅不了。第六氣輪用得過度，表示身體下部的能量被向上抽，不能落地扎根、不能打地基，沒有了地基不能培養人的智慧，沒有人的智慧，即使有再高強的靈的智慧收到大宇宙中各種資訊，也會因為沒有下部氣輪做自我的基礎，不知選擇、無從判斷，因而迷失在無邊無界的境界中。

第七氣輪——頂輪

第七氣輪位於頭頂正上方，位置最接近上天，也叫冠輪或千瓣蓮輪，象徵上通神靈的開悟狀態，我們常見畫中的基督、聖母馬利亞或釋迦牟尼佛常頭戴光環，象徵的意義即為靈性的覺醒。第七氣輪對應著人類發展的最高層次，掌控通往上天之門戶，從第七氣輪發射出的光芒能上達宇宙星辰。凡是和高層靈性生活有關的議題，都與第七氣輪關係密切。前面提到，我們這些地球人必須靠第一氣輪吸收地氣以滋養肉體，我們也必須依賴第七氣輪吸收宇宙星辰之光，以滋養靈體及整個氣輪系統。有些瑜伽修行者認為，人的第七氣輪在八歲時關閉，然後人人都得花下半輩子的時間再把它打開。

至於第七氣輪的顏色，有人看似淡紫色，有人看似白色，它結合所有顏色光譜中的頻率，反射光譜中所有的顏色。管轄的範圍包括腦上半部、視丘腦神經和松果體。

松果體對光線極敏感，它透過視神經和視網膜相連接，光有著極高的振動頻率，必須放慢腳步才能進入人類低頻振動的實體，而人體內頻率最高的松果體自然就成了接收光的第一道關口，可以說松果體是無形世界和有形世界的重要臨界面，由無形變有形，由抽象變具象，由靈體變物質，由有限去連結無限，乃至於人在生命之初或在生命終結時，都是透過第七氣輪出入。

第七氣輪開放三維以上次元之意識

松果體分泌褪黑激素，掌管我們對光的知覺，這個小小荷爾蒙腺體位於頭腦的正中央，與第六氣輪的腦下垂體一上一後地盤踞在狹長的第三腦室中，如果說腦下垂體為第三腦室的屋頂，松果體則位於第三腦室的尾端，第三腦室位居要津，當宇宙光從上方透過第七氣輪的視丘腦神經照射下來，另一股從第一氣輪上升的能量到達腦下垂體，這兩束一上一下的能量在第三腦室的兩個荷爾蒙腺體結合之時，產生極大的威力，這兩種不同頻率的振動融和共振，不但能開啟第三眼（第三眼的開啟，必須有第六氣輪的腦下垂體和第七氣輪的松果體兩者配合），也能開啟高過人類所處的三維以上，如第四第、五異次元空間意識。

在此第七氣輪，你將能和高靈連結，也在此處接觸高層次的靈性知識——有關你的人生目的、人生藍圖和靈性旅程的訊息，對「我到底是誰」的了解等等，於是你才能體會萬事萬物都來自於同一源頭，才能產生與整個宇宙合而為一的感覺。

人的知覺意識若昇華到這種地步，是一種最幸福、圓滿、美好的靈性經驗，此時已超脫個人存在，而對人類生存於世上的崇高目的有所感應，相對於前面所談到的高層自我，高層自我是人類意識發展的最高階段，這種至高無上的靈性境界，並不是遵循教條就可以練就出來的，也不容易用語言來言傳，而是一種「存有」的狀態，相當於所謂「開悟」的狀態，已經能夠完全了解自己、完全了解別人。許多瑜伽靜坐法就是專注於開發松果體和腦下垂體，期能達到開悟的境界。

一般說來，能夠達到如此超凡入聖的心靈體悟，而能進入第四或第五次元空間意識境界的人，本來就不在多數，若要將意識一直保持在高度的靈性中就更難能可貴，在人類歷史上，恐怕只有數得出來的少數修行人能做得到。請讀者不必氣餒，大多數人雖一時達不到永遠存在開悟的境界，短暫的靈光乍現並不難求，透過靜坐法、呼吸法、祈禱、誦唱音階法、觀想顏色法，專心念咒或靜坐法配合舌根後拉法種種方式，皆能讓自己制心一處，開啟第七氣輪。當第七氣輪暢通無阻、下部氣輪也平衡時，可在剎那間領會這高靈境界，若每日勤加練習，今日雖只得一剎那，明日得兩剎那，後日三剎那，也許過了不久，剎那即成永恆。

我們兩人在聯手帶領學員們做呼吸集體療癒時，常見到學員達到這個境界，事後學員形容在這種境界的感受：「我大哭特哭，但完全不是傷心也不痛苦，只是太高興了！」、「先覺得頭皮癢癢的，過了不久感覺頭蓋骨被人掀起來，見到大片的光線，光線似乎是白色的，透點粉紅粉紫色……」、「心情非常寧靜安詳」、「非常快樂」、「我完全沒有了身體，好像能隨心所欲，心裡想誰就見到誰，完全自由了！」

第七氣輪的失衡

第七氣輪封閉或能量不足時，可能出現什麼情況？此人可能過於世俗化或物質化，且對靈性一無所知，感受不到什麼是宇宙（無宇宙觀念），對自己的靈能毫無知覺，自然談不上什麼高層自我，當別人談論靈性經驗時只覺一頭霧水，不知人家在講什麼。第七氣輪充電過度的人，也如第六氣輪充電過度的人，都把能量上提而抽空下部，因而失去了代表入世、人和肉體的下部氣輪做基礎，使得他可能不願與別人連結，逃避俗世的責任，有些人有宗教狂熱或對靈療上癮，但卻不做人間的功課，正是第七氣輪失衡的表現。

在肉體層次來說，第七氣輪不平衡可能代表其對應的松果體鈣化（老化變硬），松果體分泌出來的褪黑激素被稱為「荷爾蒙總管」，身兼多重任務，若分泌不正常會出現什麼情況？免疫系統崩潰、人老珠黃、易生癌症（老化和癌症如一體之兩面，癌症就是以老化為基礎，如能防止老化，間接地也就防止了癌症）。再談我所治療的小病人，不管是自閉症、注意力分散症、過動症、憂鬱症、學習障礙、大腦麻痺症，當我將手放在他們頭上測量第七氣輪時，得到的結果幾乎是千篇一律的左旋轉。

有趣的是，從第一氣輪到第七氣輪，正如能量體從第一層到第七層，是沿著人類成長的脈絡發展的，從七個氣輪的排列位置，也可以看出人類自我探索的途徑，從提昇個人小我到證悟神性大我的靈性旅程。七個氣輪形成的脈絡，也是本書在一開始所談到從「忘了我是誰」到「還我本來面目」的尋寶圖，我們談到從帶著祖先的遺產和個人的業力投胎做人，來到地球上做一個雙腳著地的地球人，因此一般談氣輪系統皆從脊椎的末端開始，透過雙腳和雙腿向地球扎根，來到地球上首先要求生存，要有安全感。之後能量依次向上移動到了第二氣輪，啟發了人性中最基本的性衝動和發展最初期的人際關係，到了第三氣輪則是接受社會的教化之後對於社會的認同，之後逐次向上移動，一步步走向最高靈性代表的第七氣輪。

總括來說，下部輪（第一、二、三氣輪）所牽涉的和肉體或者外在力量的問題有關，透過中間第四氣輪的汎愛，上部輪（第五、六、七氣輪）則和超世俗的靈性修持或內在力量的問題有關。因此，從第一氣輪的求生存、第二氣輪的創造力、第三氣輪的個人權力、第四氣輪的博愛心、第五氣輪的自我表達、第六氣輪的超然認知、第七氣輪的天人合一，這是一條從最根本的肉體經驗走向完全體悟自身靈性潛能的路線圖，也是一條提升個人小我到宇宙大我的路線圖。

第六章
如何療癒自己？

「當精子穿透卵子的那一刻，『唵』的呢喃輕聲，引起了震撼整個宇宙靈界的騷動，在自我本體之中形成了一個新的存有。」

以上這段話引述自精神科醫師強．尼爾森（John E. Nelson）所著《療癒分裂》（*Healing the Split*）一書，短短的一段話說明了所有萬物的本質皆為一體的概念，也說明了當「靈」紆尊降貴形成新的存有時，發出能被萬物感覺到的威力。就在這電光石火的一刻，靈的肉體化過程於焉開始。

靈不斷降低振動頻率加大密度，以便順利進入且適應粗重的肉體，這個概念在前面已多所解釋，可以說，當靈的振動頻率降到某一程度，且各種條件都具足了，包括這一對將成為父母的男女正在交媾，靈便趁勢一頭鑽進了娘胎，「附身」於這人之初的一顆小小受精卵，正式與肉體結合。當然，它雖附身於肉體，卻並未拋棄原本的靈體，此時的靈體則是一個像接收器般的漩渦，只不過這漩渦並不佔有空間或時間，它僅只是一種意識——可以說這靈肉結合的受精卵帶著或本身就是振動頻率較低的意識。

遺忘靈界本質

於是，這新生的靈肉結合體一天天長大，從第一天原本只是個單細胞的受精卵，複製增生成第二天的雙細胞乃至於四個細胞，至於意識（靈體）從來也沒閒著，它在肉體細胞增生之時擔任領航的工作（還記得在第二章第三節談第一層能量體時，曾強調人類的肉體是以氣體為模型打造的嗎），也就是說，肉體的細胞一直在接收網狀之模型氣體的引導而一天天壯大成形。

在肉體和意識（靈體）相互作用之後，新的存有因此誕生。而一些包含著基因和業力指令、屬較高振動頻率的意識，也經由靈以一步步降低振頻的方式進入能量體次元中，就這樣，每個人的人生契約就從此刻開始生效，人生藍圖也在這三維的物質空間開始顯現。此時，第一氣輪初生的意識開始形成。

第一氣輪的意識是人類生存的基礎，第一氣輪在發展一段時日後會生出一個濾網，這是為了阻隔自性本體，因為自性本體的振動頻率非常高，如果沒有界限，本質會不斷滲透，而讓人類無法在地球上生存。許多第一氣輪發展不完全的人，就是因為第一氣輪上沒有濾網，高頻率的自性本體不斷滲透，使得他們無法在地球上生根而想逃跑。

之後，第二和第三氣輪開始發展。第二氣輪的意識主要掌管情緒和情慾，並以無限的想像力和創造力來表達，有些孩子玩幻想遊戲正是在這種時候。此時的意識仍然和自性本體互通消息，也就是說，我們仍活在光明之中，這時期的孩子可能還能感受到靈就在我們的體內流動。

至於第三氣輪，主要是掌管理性和共識性，舉凡所有社會上普遍存在的共識，都和第三氣輪有關。意識發展到第三氣輪，也代表著第一氣輪的肉體、第二氣輪的情緒和這第三氣輪的心智，三者開始相互連結。到了這個階段就完全進入屬於人類的三維空間，同時完全遺忘來自靈界的本質，而靈也在這個同時開始真正物質化。

遺忘靈界本質原本就是人生藍圖的一部分，藍圖裡的創傷、挫折、磨難和人生經驗，會在日後經歷這些挫折、磨難時，一點一滴逐漸喚醒原已完全遺忘的靈界本質，引導我們回頭去尋找我們來到這個世界的目的。

在第三章「忘了我是誰」談到傳說中的孟婆湯——喝下一瓢，確保你在投胎以後忘記從前的種種。如果孟婆湯的傳說屬實，那麼它的功效要比你我所知的還要多一重，那就是：孟婆湯有後效——它不僅止於「讓你忘記」，也兼具「讓你記得」的後效。隨著時間的流逝，孟婆湯的後效開始發揮作用，基因和業力的指令逐漸打開；這就好像有些藥物的藥效會隨著時間流逝而逐步發揮效力。

業力的指令最初是以非常精細微妙的方式，從能量體最外幾層及各氣輪開始展現，當時間分秒的流逝，這些業力指令隨著生活環境因素相互交錯，也在能量場不同的層次全面作業，這兩者就如齒輪般交疊整合，形成你這一生的新挑戰。這整合了舊時業力和新環境的挑戰，以各種方式呈現且人人不同，它可以是生活上的磨難，也可以是肉體上的疾病，甚至可以是美好時光。而你，有完全的自由意志去迎接或拒絕挑戰，也有完全的自由意志去選擇以何種方式迎接挑戰。

然而，由於業力的指令的振動頻率如此之高，不管是用什麼方式呈現，以人類的有限感官能力，是無法了解它的意義，也無法捕捉它的蹤影。除非踏上自我療癒之路，業力才會透過這一世的人生經驗展現它的價值和意義。

人的一生其實是肉體、情緒、心智及靈性，加上基因與業力的指令，最後加上你的自由意志，三方面交互作用之後產生的結果。當我們在地球開始經歷人生，業力的資訊透過能量體的各層級頻率漸次降低過程中向我們開展。當孟婆湯開始發揮後效、當業力向我們開展而我們飽受病苦折磨的同時，療癒的方法和機制也會同時展開，因為病痛是一個訊息，它讓我們開始想去發掘隱藏在病痛或挫折背後的意義。

有些隱藏在業力指令下的訊息（如慈悲和愛心）是原本就存在本體中的特質，透過高層自我表現出來。前面曾提到，雖然本體的頻率過高，我們不能直接和本體接觸，但我們可以透過高層自我了解本質，而高層自我是人類比較容易接觸的靈性層面。也因此，想在這一世療癒自己當然可能，因為療癒自己的方法和工具垂手可得！

當然，為了了解人生的意義，我們需要深入探討本身的神聖性。事實上，我們對自己此生目的能了解到什麼程度，取決於當時的意識發展到什麼程度。因為你的意識創造了你的實相，包括你所以為的你，因此，人生的使命便是一點一滴開放這被壓縮良久的意識，唯有透過提高意識、回首來時路，才能找到真正的自我，因為真正的我是一個有地球生活經驗卻不受時空限制的靈體！我們現在要進入正題，也是本章的重點：如何療癒自己？

如何療癒自己？

先前我們已經為這個題目打下了基礎。我們談到投胎的過程，以及我們是如何過度認同物質實相世界和肉體，其間也說到，每個人是如何和自性本體失去連結、錯誤的信念是如何產生。我們也很仔細向各位介紹這些錯誤信念如何以小孩子的意識去看世界，而這些孩提時代產生的傷害，是如何在長大後對自己以及和別人之間的互動造成影響。

此外，我們談到疾病的過程是如何在肉體層次上顯現，我們也談到病痛在肉體、情緒和心智上顯現，是導因於和宇宙的精華本質失去連結。我們甚至談到人類的高次元空間如何失去平衡，從自性本體的光芒被遮蓋、到意念體的導管扭曲、到七層能量體的失衡、到肉體出現病痛。

我們也一再強調，為了要了解疾病和人生中遭逢的痛苦，我們一定要明白：不論發生什麼事情，都是我們人生的內涵，為的是要讓我們找出自性本體，發掘人生目的。如果能勇敢去找尋「為什麼會發生在我身上？」的答案，就已經踏上自我療癒之路了。換句話說，我們必須了解：為了自我療癒，過去發生的所有事都是方便我們做人生功課所必須發生的。

然而，很少有人能自動自發走上自我療癒的道路；自我療癒通常發生在巨大痛苦之後，比如得了重大疾病或是失去至親所愛。如果是罹患重大疾病，我們會希望自己能重獲健康而積極治療。然而這裡的治療（curing）是針對肉體病痛的醫療行為，而非我們所說的「療癒」。去除肉體的疾病，或說讓疾病不再存在肉體之中稱之治療，例如身上的腫瘤被切除，或接受化療之後癌症得以控制。有些疾病的確可以治療，暫時釋放身體的痛苦，然而，有些疾病沒辦法被治癒，但卻有可能被療癒。

治療與療癒兩者大大不同，且不容易懂，但在發掘自我療癒能力上，或在了解「病痛為什麼會發生在我身上？」卻是一個重要的關鍵。

剛才所說「肉體疾病或許無法治癒，但卻可療癒」到底是什麼意思？這是一個最基本的問題，因為這個問題開啟了「我不是我以為的我」之可能性，也開啟了在我們眼見的病痛之外，可能還有其他東西之可能性。一旦你好奇地詢問，且親眼見到這二者的分別，你就不再固執地只認同物質世界和肉體，一旦放棄這層認同，你便能發覺，病痛之後其實蘊含了比我們五官所能覺知到的更多含意。

從肉體的觀點來看，如果能了解疾病機制，我們應該能有一套去除疾病、或至少能減輕疾病造成的痛苦（即治療），然而，治療雖能去除疾病的症狀或肉體層面的痛苦，卻無法觸碰到疾病背後的原因，更不能消除能量體上的症狀。如果認為接受治療就能根治肉體上的疾病，這種誤解是因為過度認同肉體，以為人類純粹只是肉體；如果以為疾病的根源是來自於肉體，只要修復肉體就得以重獲健康，那就錯誤地混淆了疾病的症狀和原因了。對僅相信人只不過是個肉體的人來說，治療和療癒是沒有差別的。

事實上，療癒雖然是肉體經過千百年演化而形成的智慧，但療癒並不受限於我們有限的肉體，療癒還針對疾病和人生遭受挫折和苦難背後發生的原因。可以說，治療著重在肉體症狀，療癒卻著重在「自我」的每一個面向，包括我們的肉體、情緒體、智性體和其上的各個靈體層面。療癒讓我們探索心智、情感和靈性上的健康。療癒最終會帶領我們提出問題：「肉體的疾病和人生的挫折對我們有什麼意義？」當我們開始去尋找答案時，就能看穿一些由人類有限的感官力所造的幻象。療癒教導我們，我們不可能消除病痛，也不可能趕走挫折。雖然這些疾病常常是可以「治療」，但如果我們也相信這些病痛也可以被「療癒」，那就大錯特錯了。

療癒它提升我們的意識，讓我們去真正「見識」到我們生存的每一個次元空間，去了解高層次元是如何影響低層次元，以及低層次元受影響後所呈現的現象。我們兩人透過多年的療癒工作，了解到人的存在是有許多不同的次元、空間和面向。這是為什麼我們要不斷強調療癒不同於治療，且遠遠超越了肉體的限制。

療癒，不只發生在我們的肉體層次，也發生在我們的情緒體、智性體和其上的靈體。如我們在本書先前討論過，病痛常是最先發生在我們能量體中精細微妙（較高振頻）的層次，它的振動頻率不斷下降，最後落實在比重最大的肉體。然而，因為人類有限的感官能力和人生條件，我們無法在疾病最初形成時察覺，一直到疾病下降進入最後一站的肉體並出現症狀時，我們才發現：「啊！我的子宮長了腫瘤！」、「啊！我最近老是咳嗽，醫生說是哮喘。」

很重要的一點是，雖然療癒不代表我們在肉體層面上可以被治療，但這種高層次的療癒，對肉體疾病來說，卻是必須具備的先決條件。雖然我們無法感受到精細能量的下降，我們可以在情緒體、智性體和其上的靈體中能量阻塞和扭曲的部分先做療癒，將阻塞和扭曲的能量轉化昇華成高頻率的振動，最後達到平衡和健康。因此，兩者主要的區別在於：「**療癒支持我們走回頭路，在多次元空間的高頻率振動上達到平衡，而治療或許是在肉體層次上提供了一個暫時減輕疾病的方法。**」

治療和療癒是可以相輔相成的，治療旨在消除肉體上的症狀，而療癒卻能碰觸到藏在疾病之下的原因。然而，如果認為療癒可以在肉體層次上形成一種反作用力——亦即治癒疾病——那又大錯特錯了。雖然就肉體某方面而言，**療癒的效果可在我們肉體上顯現，比如說能夠修護氣體及氣體模型體，近而幫助治療肉體上的疾病，但並不是所有的療癒都能讓肉體重獲健康；但療癒卻可以幫我們了解爲什麼生病、爲何會有痛苦。**

放鬆心智，觸及最深層的內在

要怎樣才知道自己被療癒了？療癒的發生不是單單只尋求外在的治療，而是當我們銜接上內在的豐富泉源之時，療癒就發生了；這內在的豐富之源即為自性本體，它從不生病、也沒有痛苦，而且是早已療癒了。要到達這種程度，首先必須接受人生此時此刻的實相，了解人生是個不斷變化的過程。其次，從拉直的意念體導管上發出正面的意念，再加上一些練習，我們就能訓練自己的心智不在身體裡創造阻礙，讓能量在身體裡自然流動。一旦放鬆心智，就能夠觸及最深層的療癒，這種療癒是可以克服痛苦的，我們就能靜靜接受生命的每一個面向；我們會覺知到自己的完美性和神性，也了解之所以有疾病和痛苦，是因為我們認為自己不完整而絕望、困惑因而痛苦，「被療癒」意味著我們把心智放在一個平靜祥和的境界。

我們常看到一些肉體疾病並未被治癒但療癒卻正在發生的例子。有些罹患癌症的朋友或來參加研習營的學員，他們同時接受化療和療癒，也許最後終不敵病魔的摧殘，但他禁錮已久的心卻被釋放。基本上，降臨在我們生命中的所有事都是功課，當我們能看清楚自己為什麼會生病的原因時，疾病能不能被趕走就變得不重要了。

我們會生病的理由通常都非常簡單，簡單到可能是因為我們在各個層面上都還沒學會如何照顧自己，不照顧自己就會在我們最原始的平衡和真性上產生扭曲，不照顧自己還可以有更深的含意，例如我們不愛自己。當我們不愛自己時，我們的光、生活的動力、生命的熱情，以及我們與喜悅的連結也因而受抵制，如此一來，我們的能量漸形黯淡，能量的流動也因此凝結，最後無可避免形成疾病。

近年來醫學界也開始研究心輪，發現心輪的關閉限制了流進胸部的能量，因此造成心臟方面的疾病。以我們多年集體療癒的經驗，發現有的學員感覺不到快樂，主要是有兩大障礙，一為封閉的心輪，二為欠缺愛自己的能力，這是很嚴重的一件事，因為愛自己是療癒最重要的途徑。

在這裡再次強調，如果希望生命回復平衡，或想知道來人世間的目的，必須先釐清療癒和治療的分別。如果不了解人類具有多次元的本質，只認為我們只有肉體單一次元，就像以害著嚴重近視的雙眼來看世界，不斷責怪別人和外在環境讓我們跌倒，甚至責怪老天爺害我們這麼倒楣，殊不知完全是因為自己的眼病所致。

療癒和治療兩者雖然不同，卻是同一漸層連續體的兩端，這一連續體的振動從一端非常精細的高頻率，到另一端比重粗大的低振動。在人生經驗裡，我們都會經歷類似鐘擺的搖動：有時在輕快愉悅的一端，有時擺到險境環生的另一端，「祕傳哲理」古書中將之稱為韻律，認為是隱藏在宇宙中所有從微觀到巨觀的基本現象，也是所有的有形、無形存有的脈搏跳動。

因此，雖然治療和療癒兩者皆屬同一漸層連續體，不同的是，療癒強調高頻率振動，因而針對情緒體、智性體和其上靈體能量的阻塞，而治療則強調振動頻率較低的肉體和物質。我們先前提到過物質和能量並非對立，兩者能相互滲透且相輔相成，所以，療癒可以提昇以疾病方式呈現在肉體上的低頻率振動，因此也可以治療。而治療卻只能治療來自情緒、心智和靈性顯現在肉體層的疾病。這也是為什麼我們必須先認清，療癒是連續體上位於尾端的精細（高振頻）能量，基本上不但是一個情緒、心智和靈性的過程，也是找回完整自我的一條路。

再回頭談療癒何時發生？答案是，在我們接受了所有在生命中發生的事，且對這些事情毫無批判，而繼續過著完整的人生時，療癒就發生了。不少人經驗了可怕的災難，過後反而覺得人生變得更美好，那是因為他們在人格上和生活上做了一個最根本的改變，他們打開自己，讓自己更充滿愛，而且朝著這尋回自性本體的道路去走。治療發生在肉體層次，但病痛的根源卻是在情緒體、智性體和其上靈體。由於我們人類粗糙的感官和有限的格局，使我們純粹以分離和兩極化的眼光來看世界，因此看不見人類身心靈相互滲透的本質。這就是為什麼有些人會認為療癒和治療是毫不相干的兩碼子事。

相信治療可以解決所有的問題和疾病有它的缺點，當然，治療會幫我們「減少」不少東西：減少痛苦、減少不舒服和沮喪這些負面的感覺，不過，也相對減少了正面的如快樂和喜悅的感受。我們的社會和文化教導我們，不論我們在哪一個面向（肉體、情緒、心智、靈性）感到不舒服，就應該立刻關閉這不舒服的感覺。我們也藉由服用藥物來切斷這些不舒服的感覺。我們兩人在十多年的療癒工作上所接觸到的人，幾乎清一色地認為我們根本不應該去感覺，我們所處的社會使我們早已失去肉體上的感覺能力、甚至失去與情緒和想法的連結。一些生活在壓力下的人像被洗腦過，變得麻木、對壓力視為常態而視若無睹；來向我們求助的個案，甚至將情緒起伏認為是一件很讓人羞愧的壞事。這種生活態度在不知不覺中傳給下一代，我們毫不察覺所有的「應該」、「不應該」、「能」、「不能」是這麼深深地影響到家裡每一個人。治療，不管是醫藥上或心理上，都不鼓勵我們去探索我們原本要走的路。

找出「我不是誰」！

療癒的整個基礎，是奠定於釋放「我不是誰」這一部分，例如，我們的形象自我、面具自我、低層自我等，只有釋放這些否定真我的能量，才能經驗我們的高層自我或自性本體。療癒可疏通身體的情緒體、智性體和其上靈體的阻塞，療癒能夠讓如光一般輕的能量在每一個細胞之間流動。療癒能重新輸注能量讓整體取得平衡。在此療癒的架構之下，如果身體出現疾病的徵兆，那正是在提醒有狀況發生了，它說：「嘿！你這裡有些不平衡」，如此一來，問題才有可能被發掘，身體才有機會能重新取得平衡。

然而，我們通常並不聽從身體給我們的建議。身體出現疾病，我們總是馬上找人把疾病切除，或是創造了一個和我們煩惱有關的故事，然後把這些煩惱埋葬起來。想想，現世流行的西方醫學治療模式不就如此？一般的醫療人員是如何看待這些徵兆的呢？所有疾病的徵兆都被視為麻煩，像發臭的垃圾，欲去之而後快。治療的過程就是在「去除」我們討厭的部分，你頭痛嗎？吃顆止痛藥吧！你有胃酸嗎？來顆胃乳片。感冒了嗎？來顆抗生素吧！身體上有任何不適，就用各種不同的方式消滅它。

治療是很容易下定義的，但要對療癒下定義，卻難上加難。有一位作者理查・摩斯（Richard Moss）醫師曾在書中提到：「療癒像是宇宙投胎過程中的一瞥，那一剎那我們的肉體和生命更大的連結一起共振。」這段話就如同在本章開端引用尼爾森的精卵結合一樣，兩句話都明白的指出療癒是一種原動力，能滲透在人類不論是在情緒體、智性體和其上靈體各個層次上，從最細微的靈體到最粗糙的肉體，都能感應、都能傳導。當我們想要用語言或文字去解釋療癒這麼神聖的力量時，相對地也會喪失其中的優美和奧妙。就在我們想捕捉的那一刻，它立即從手掌中消失；它是可捕捉的，但也是稍縱即逝的。

想要為療癒下定義，正如量子物理學家想要探討物質本質一般，當量子物理學家想研究光的分子時，光在波動的剎那就分解了。也就是說，直到我們的肉眼見到光時，物質的分子才存在，或說當我們用肉眼去看時，光才形成物質分子的形式。想了解或分析療癒也是如此，療癒是一種光，我們想要定義它或捕捉它時，就是想要賦予它一種形式，但事實上，療癒是沒有任何形式的，它既是無形也是無限的。總而言之，療癒的原理是相對的而非絕對的，它顯示在某些特定時刻的某種意識層次上。我們若有意識地去捕捉療癒這現象以做為某種用途，我們所捕捉到的早已失去那宇宙的本質了。

世上所有的療癒方法到底有沒有一條共同線？有沒有什麼線索可以讓我們捕捉到它的本質呢？最近有本書《療癒師談療癒》（*Healers on Healing*），三十七位療癒師回答同一問題：療癒有沒有什麼共同點？所有的療癒師都同意，有效的療癒有一個秘訣，就是坦誠不欺瞞的自我探索過程。從我們的經驗，我們也相信只有坦誠不欺瞞的自我探索旅程，才能啓動自我療癒，只有透過這種不同於向外求的治療而是向內下功夫的方法，我們才能眞正經驗身心靈全方位的康復與成長。

坦誠的自我探索之旅，其實就是走向自性本體的旅程。先前提到我們投生其中的一個原因，是為了發掘更深沉、更有智慧的自我，也就是高層自我或自性本體。當我們向自性本體前進時，我們就越來越覺知生命是個連續療癒的過程，因此能對發生在人生的任何事情處之泰然。

療癒就是和宇宙合而為一

療癒是一個能讓我們重新連接神聖本體的過程。經由投胎和個人化的過程我們出生了，這是一個可以針對累世的業力去做功課的機會。我們的任務，就是與此生所有出現的議題和平共存。療癒的目的，就個人而言，是昇華的過程，最終和宇宙合而為一。這種昇華並不是如同金蟬脫殼般的去除我們的每一層自我，它的過程更像削蘋果皮，要連綿不斷地下功夫，去除我們因恐懼生成的障礙，這些障礙讓我們對自己能連結宇宙的能力毫無所知，也對自己愛的能力和真實本性毫無所感。

一旦你走上自我探索的動盪之旅，會遇到一件頗為嘲諷的事，你會發現，你原本已經是完整且完美的，於是，你生出個疑問：如果我已經是完整且完美的，那我為什麼要花這麼多精神、經歷這麼多的痛苦，這麼多此一舉，只為發覺自己本是完美？宇宙在跟我開玩笑嗎？

不是玩笑，也沒有多此一舉，這整個過程都寫在你神聖的人生藍圖裡，也經過你的同意並簽名蓋章的。容我們在此提醒你，正如第二章談到，我們「人」需要「靈覺化」一般，你的「靈」也需要「物質化」，靈是一直走在進化的旅程上，為了進化，你的靈投生到地球這個三維空間的大學校來學習，因為在靈性世界裡，靈是無法做功課的，惟有藉著投胎在肉身軀體中，過去的業力才有機會和這一世的新挑戰結合，你才有機會做功課。

短短幾十年，這一世過去了，你帶著這一世學到的知識和累積的智慧離開了這個肉身，回到你原來走的那條靈性進化的路上。當然，你可能功課沒做完；於是，隔一陣子你決定再次經歷肉身之旅。當然，又有一次大型的「藍圖會議」為你召開，大夥再度幫助你擬出一份你下世的「人生藍圖」，你又和許多下世的關係人簽下個別的契約；至於你未完成的功課，此時再加一些經過你自己決定的新功課，你將一起帶到下世去完成。就這樣，每做一次人，就帶來些功課或任務；每結束一次人生，也帶走在地球學校所學到的智慧，一次又一次，你的靈性得以提升。當然，功課有多有少，課題有大有小，做完一樣功課有人只需一輩子，有人需一世又一世，但功課一定會做完，做到完整且完美，你的靈就在永恆中進化，最後終能和宇宙合而為一。

因此，你是為了做功課而來、為了淨化並提升靈性而來、為了療癒而來、為了學習而來，如果這人世沒有挫折，你無從學習；沒有創傷，你無從療癒；沒有磨難，你哪能提升自己？我們來人間旅行就是要來經歷「分離」而非「合一」，我們必須遺忘我們本來就已經是完整、完美也完全不需療癒的。這也是為什麼本書一直談療癒是一個重新與本體接軌的過程。當我受了創傷，產生了低層自我，接著對自己有了錯誤形象，於是生出防衛機制，最後我替自己戴上面具。因為這些，我忘記自己是完整的，也同時和自性本我分離。

愛是療癒的共同分母

說了這麼多，就是要大家回過頭，去記得我為什麼來到這個星球，同時去感覺我的熱情和渴求，同時讓正面意念表現出來。如果我的痛苦是肉體上的疾病，我學到了並非所有的療癒都能讓肉體恢復健康，但療癒卻能讓我了解為什麼會有這樣的疾病，為什麼要遭受這種痛苦。是什麼障礙了我，讓我無法和高層自我連結？簡單的回答：是不能臣服、不能信賴、不相信宇宙在各個層次所顯現出來的是豐盛的、是慈悲的，也不相信人生藍圖的存在。然而，全然的臣服並把自己豁出去絕非易事，對有些人而言，臣服就像是死亡一樣令人害怕。根據我們多年的療癒經驗，有些人即使有意願要臣服，卻不知從何下手，這種不知從何處開始的阻礙，其實就是對未知的恐懼。簡單地說，我們忘記了本來的我是如何的神聖、如何的偉大、如何的有威力。當我們還是小孩子時，我們就已經認為自己既渺小也很有限，並用這樣的觀點自我防禦，我們不相信自己內在的力量。從嬰兒期開始，甚至回溯到前世，當我們悲傷、生病或遭遇麻煩時，都是依靠外在的力量來修復我們，我們不知道自己本是超越所存在的次元之上，而我們也都是自我本體所顯現的化身。

《奇蹟課程》是一本對療癒有精闢見解的好書，其中有一句話：「如果療癒被視為威脅，那麼它將永遠靠邊站。」這句話是說，只要我們把尋回自我的癒療旅程視為威脅，而阻止我們不去設防，阻止我們去臣服於更高能量，阻止我們去經驗宇宙的空性，那麼，療癒是永遠不會發生的。

如果一趟誠實的自我探索旅程，是一條能穿越所有自我療癒的金線，那麼，療癒是否有共通品質好讓這條金線穿越？換句話問，所有自我療癒是否有共同分母？有的，大多數的療癒師會告訴你，「愛」是自我療癒的共同分母。這種愛是無條件的，它尊重每一個人（包括你自己）的獨特性，同時還有啟發作用，讓你為自己的健康和福祉負起責任。這個無條件的愛，可以毫無批判地去接受現在的我和我的每一個層面。同樣地，也讓我們沒有期望和無條件地接受別人。我們愛別人只是愛他們現在的樣子，而非愛我們所期待的樣子，也不期待對方以相同的方式來愛我。

我們兩人多年的療癒工作所體會到的也是如此，療癒拓展我們的自我覺知，讓我們接受自己（包括自己的好壞、對錯、愛恨、善惡、缺點和優點），進而照顧自己、愛自己，也讓我們能更寬闊、更無條件地去愛人。我們所接觸的學員和個案常反應，他們從我們身上感受最強烈的，就是這種沒有期望、不帶批判、無條件的愛。當你能感受到愛是療癒的重要成份時，你自然能體會療癒和疾病無關，而是與人的完整性有關，當然，這種完整性包括了你以為是不完整的部分，療癒的過程即是從你以為的不完整，回歸到本來就完整的你。

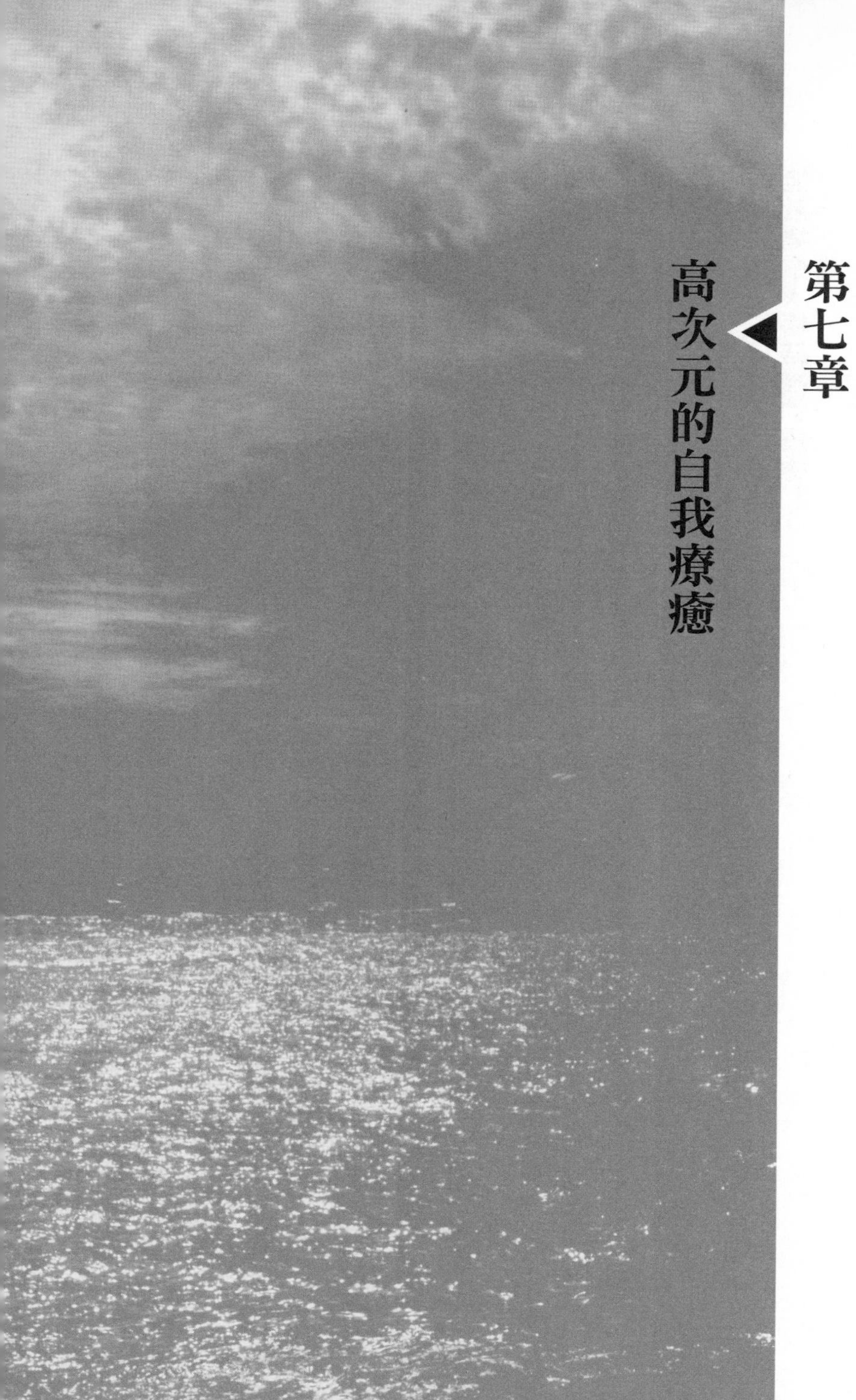

第七章

高次元的自我療癒

我們現在把注意力轉到四次元中有什麼需要療癒。首先要強調的是，沒有一種疾病是專屬於肉體上、情緒上、心智上或靈性上的疾病。這四個不同的範疇，都是因共振的原理相互滲透並互相影響。

我們從能量場開始討論，因為能量場最靠近肉體，在這裡的能量阻塞在情緒體、智性體和其上的靈體，這些能量扭曲的形式使我們沒有辦法真實地讓我們和自己或他人的本性接觸。為開啟我們內在的療癒能力，首要工作就是清除能量體上濃密的能量。我們再次強調，雖然我們由能量場開始，但療癒工作卻是要在四個次元上同時進行。

能量場上的療癒是非常複雜的，因為能量體不但有許多層，它同時還受到其他次元如肉體、意念體和自性本體的影響。此外，在能量場中還存在著第四章談的人格結構。因此，談到在能量體上做療癒，其中就包括清掃能量體和氣輪，並為兩者充電，然後以提昇共振的方式，處理人格結構上的情緒體和智性體上的扭曲，最後一層層剝除限制我們和高層自我接軌的防禦。能量場上的療癒，能幫助我們從人格結構中走出來，連接我們的高層自我，同時清除留在能量場外層中業力的垃圾。以下將重點式地討論能量場中人格結構的療癒。

能量場中人格結構的療癒

面具：揭開冒牌貨

面具是人格防禦機制的最外層，因此要療癒人格，首先必須先揭開面具。當受到威脅時，我們戴上「**威力面具**」，一副很有威嚴、很有能力和魅力的樣子，去拒絕別人的愛或協助。當我們因恐懼而在生命中感覺疏離時，我們就戴上「**平靜面具**」，讓自己從生活中撤離。當我們為自己的需要和愛感到羞恥時，我們會戴上取悅他人的「**愛的面具**」，好像對別人極具愛心。不管是戴哪一種面具，我們都視面具所要遮蓋的為污點、並引以為恥。面具雖完美卻是冒牌貨，是高層自我的贗品，是用來遮蓋我們的創傷、低層自我、主要形象、防禦和高層自我的工具。這一副面具有兩張臉，向外的一張用來面對世人，朝內的一張則對著自己，這也是為什麼要發現它很困難，不但因為它位於人格的表層，也因為這裝假的「冒牌貨」每天面對自己，久而久之我便信以為真，完全不知下面埋藏著各種創傷、低層自我、主要形象和防禦。然而，面具是一定要被指認、被穿透、被接受、還要被釋放的。我們可隨時問問自己，此刻我戴的是哪一種面具，還有，我平日最常戴的是哪種面具？事實上，當我們開始走上療癒這條路，對「我是誰」這個問題越來越清楚時，自然就不再視面具下的各種自我為污點、不再引以為恥，而能接受面具，最後和面具親吻道別。

防禦機制：隨時觀察自己的起心動念

防禦機制藏在面具之後並給予面具適當的支援，它幫助我們在防禦之下還維持我們的主要形象，我們的防禦是極其自然，毫無意識且自動產生的機制。我們常不自覺地走進防禦機制中，當我們發現自己進入防禦機制，往往已在事情發生之後。以我們兩人的經驗來說，如果說這近二十年的靈性修持有些什麼成果，大概可以說，從前常是在事後才發現自己走入了防禦（當然，也可能連事後也毫無知覺）。現在，由於長期且每日觀察自己日常生活上的起心動念，因此，較可在當下就覺察到自己的防禦機制正開始啟動，有時甚至在防禦未冒出頭時預感到它可能來臨而能事先化解。

療癒防禦機制需要相當長的時間，也需不間斷地練習，更需要有方法和技術，雖然這些都遠遠超過本書的討論範圍，但是，我們可以建議讀者，從最基本的功夫下手，就是去了解自己的人格防禦機制，不管是哪一種人格，都需要「安住當下」的功夫，而五種人格也各有各的「肯定正言」可練習（請參閱第四章的圖表，在「高層自我」一欄中都列有肯定正言），建議讀者不妨每天起床後照鏡子時對自己說些肯定正言。

形象自我：回想自己是如何從幻象中創造出形象的

回到高層自我的旅程，心態上需要完全臣服，並放手讓那個我們一直誤以為是真我的假象離開。正如放棄面具或防禦，要放棄我們以為是的「錯我」也不容易。我們害怕臣服，因為若把自己豁出去，毫不設防地臣服於宇宙的高能量，在小時候遇到的一些被權威出賣（如父母師長或宗教）使我們信心動搖的情況都將再度出籠；小時候我們都曾毫不設防，都曾完全信服父母師長和上帝，但也都因此被這些權威所出賣。然而，當我們了解，我們事實上從沒被別人出賣過，使我們被出賣的是自己的「孩童意識」，如今我已長大成人，可以用「成人意識」勇敢地重新面對被我們所信賴的權威出賣而信心動搖的情況。

走在回歸「高層自我」的路上，我們的意識將經驗痛苦，就如同先前談論意識上經歷許多小死亡，如果真要我們放棄形象，我們就會立刻感覺極大的恐懼，這是對未來不可知的恐懼，因此你可能寧願留守在熟悉的環境裡。我們並不是要求你馬上放棄你認為是實相的形象，你可以選擇保存這些形象，直到你準備好去繼續這趟連結真我之旅。我們所建議的，只是請你靜下**心去回想，你是如何從幻象中創造出自我形象和對世界的形象。**

低層自我：指認它、接受它、擁抱它，最後以正念表達並釋放它

低層自我的組成並不只是一般所謂的錯處或缺點，也包括無知（無明）、懶惰和霸道，它討厭改變，也不願自我挑戰，它有高強的意志力，要所有事情按照它需要的方式進行，卻不想付出任何代價，低層自我還非常驕傲與自私，更有很多虛榮心。每個人的低層自我通常都包括以上這些部分，正是被我們藏起以為很壞或不可愛的陰暗面。為什麼要藏起來？因為我們已經習慣以二元對立的方式去思考和生活，好與壞、黑暗與光明、接受與不接受、正面和負面。

二分法創造了我們的三維空間的意識，我們先前討論二分法讓我們在被自己愛的部分和不愛的部分一刀分離成兩半，形成明顯的疆界。這就是人類所處的三維空間之「分離意識」，這分離的幻象永恆地存在於物質世界裡，也充斥在人體的四次元當中。譬如說在能量場裡，我們與自性本體或高層自我分離，如何分離？低層自我為了保護我不受痛苦，因此擠在自性本體和創傷之中，硬把兩者活生生的分離，低層自我視創傷為壞東西，因此我們無從知道創傷是一個禮物，而一直讓高層自我躺在黑暗中。低層自我說了個大謊言，它說，我們有些部分是沒有價值而且見不得光的，它還說，我們應該對自己某些情緒和想法感到羞恥。

我們需要知道，漸層連續體上的任何部分都是非常重要且是必要的。事實上，事情之所以變得負面，是因為我們不接受它，或者不允許它自然流露，我們討厭它同時壓抑它，討厭的感受和壓抑的想法逼迫它進入密度粗重的範圍，這些密度粗重的能量向下植入我們身體，經過一層層能量體，最後到達肉體就成了肉體上的疾病。

因此，要療癒就必須親身進入低層自我和陰影之中，若不能在一時間頓悟地指認、接受它，也可以漸近的方式，或安全、舒服的方式，慢慢地、一點一滴地從生活上指認它、接受它、最終能擁抱它，最後，讓它以積極正面的意念自然表達而釋放它。

創傷：找到創傷源頭，就會碰到高層自我

冬天來了，春天就不遠了，當創傷來臨，高層自我也不遠了。創傷像是高速公路上的路標和路障，提醒、帶領我們回到高層自我。創傷也像量身訂做的制服，全世界只有我穿得最貼身，因為它是依我的人生課題而設計。創傷更像銅幣之一面，翻另一面即是高層自我。創傷與高層自我的距離如紙之隔，只要你勇敢地走回去碰觸創傷，高層自我就不遠了，如何走回頭碰觸創傷？正如伊娃的指導靈和黑元所教導，首先問自己：我現在有什麼痛苦、疾病或困境？它代表什麼意義？是否有個主題？如果你有了答案，就有了線索，從這線頭開始回頭拉，回溯你的人生，你是否可找到至少五個同樣主題的創傷事件？你是否能找到創傷的源頭，也就是那最原始的痛？你若找到創傷的源頭，恭禧你，你快找到高層自我了。

能量場中能量體的療癒

能量場的每一層能量體，都是個別的漸次連續體，各有特定的頻率範圍，各有各的能量模式，如氣體不同於情緒體，情緒體不同於智性體，這些能量模式錯綜複雜地互動後就構成了我們的人格結構。這些能量模式並不是靜態的，它永遠在振動，而相互間還可轉化。舉例來說，我有一個原本存在於智性體的想法，透過振動頻率的改變，能轉換到情緒體中變成一種情緒，同樣的，再透過振動頻率的改變，再度轉換到肉體，變成肉體上的健康或一種疾病。

由於七層能量體中較高的幾層（第四至第七層）屬靈性體，由於振動頻率越來越高，所牽涉到的療癒也較複雜，有些療癒方法更需要外在的協助，如必須在療癒師的指導下才好進行，這些都已遠遠超過本書擬涵蓋的範圍，此處只選擇性的討論讀者可自己進行而不需外在協助的療癒。此外，由於大家已熟知不少療癒方法如氣功、針灸、中藥、按摩等，對氣體（最靠近肉體的第一層能量體）均有直接的功效，此處也不再討論，以下只重點式地談談在能量場裡較不為人所知的第三層智性體和第二層情緒體的療癒。

智性體：我不是人生的受害人，我有自由意志去對生命負起責任

第三層智性體有著什麼？想法或心念，想法從哪裡來？想法是由意識所創造。是意識帶著我們最初始的自性本體之光，流經意念體次元形成我們的意念，轉而進入能量場將這些意念付諸實踐，成了我們稱之為想法的能量。意念顯示的方法之一就是我們的想法，它本身就是一種能量，在智性體裡具體可察，想法的振動頻率可高可低，有些想法非常輕快而振動頻率也高，例如會令你快樂的想法如原諒，或任何正面積極的想法，有些負面的想法形成振動頻率低且密度濃密的能量，例如恨自己或讓自己不開心的想法。**想法的能量會影響我們的情緒，而情緒則會影響我們肉體的感官。**

最初的意識是沒有形狀的，但當訊息從最早的光經過人的腦袋和語言，轉換成想法後，到

了智性體就變成有形的，有不同的顏色、光度，也有不同的密度，例如我們的觀念、概念或思想等等。這些思想和概念影響我們怎麼去感覺、怎麼去想，也影響我們的行為模式、價值觀念和生活方式。所有這些想法、感覺和行動，都是我們創造出來的成品。

在智性體的療癒，最重要的就是要有肯定人生的生活態度，深切認知我不是人生的受害人，我有自由意志去選擇接受人生挑戰的方式，我有權力對我所選擇此生要經歷的不幸做出回應，我是我人生的主人。這種對生命負起責任的生活態度，能以提昇共振的方式帶起低頻振動的能量，是智性體療癒過程的一把鑰匙。智性體的療癒，讓我們能集中精神，並提供我們智慧去面對每天的生活所需。這是為什麼在智性體的療癒過程需要有正面、肯定人生的態度。

情緒體：不帶批判的接受，以正面意念表達負面情緒

連接智性體的是我們的情緒體。情緒儲存在能量體第二層，它可以是輕且明亮的，也可能是黑暗又厚重如貪慾、憎恨、憤怒，這些負面情緒和積極、愛、歡喜和同情這些振動頻率高的能量相較之下，多半比較固體化。然而，這些密度較大的情緒能量多半藏在陰影之後，被我們埋葬良久，要等到我們做深度內在自省的工作之後才會發現它們。

如何療癒負面情緒？首先不要認定它們是「壞成份」，而後不帶批判的去接受它，再用積極的意念表達它，以提昇共振的方法去釋放它。我們所帶領的療癒工作坊中，常以兩種方法要學

員自我療癒負面情緒，其一，以正面意念將負面情緒表達出來，其二，以共振原理，藉用昇華呼吸法，將振動頻率低的轉為高的能量。

此處必須再度提「兩極原理」來解釋情緒的療癒：「一切皆有兩極，一切皆有對立面……相反的東西其本質也是一樣的，只是在程度上有所不同……」，所有正面的情緒和負面情緒具有相同的本質，悲傷即是快樂，煩惱即是安心，不同的只是兩者各處漸層連續體的兩端。

在做昇華呼吸之前，我們問每位學員想要釋放什麼情緒？若是對某某人的「恨」，「恨」生出負面情緒，密度很大，位處漸層連續體的一端，於是我們會問：「你若不再恨某某人，你會覺得如何？」學員可能回答：「我會覺得很輕鬆」。「輕鬆」所生出的情緒是「恨」的相反，振動頻率高而密度小，位於漸層連續體的另一端，那麼，就請發個「輕鬆」的願，下一步就帶著「輕鬆」的意念去做昇華呼吸。

「昇華呼吸」是一種極為勁爆的療癒方法，呼吸的方法簡單易懂，可化成四句口訣：大口吸氣（用口而非鼻呼吸）、輕鬆快吐（吐氣要輕快而非沉慢）、吸大吐小（吸氣時肚子漲起來，吐氣時肚子消下去）、波浪不斷（呼與吸間像海浪般毫無間斷）。以這幾個原則去呼吸，往往在幾分鐘之內就有所啟動，「啟動」指呼吸者感覺到能量上的變化，也許肉體感覺到什麼，也許心有所悟，也許情緒轉變，一般人大多最先在肉體上察覺這能量的「啟動」，如一位學員志偉在呼吸後寫下他的體驗：「我照著老師教的方法躺下呼吸，才沒幾下，我的手指尖開始有些癢癢麻麻的感覺，好像小螞蟻在爬，但並沒有不舒服，我還在想小螞蟻的時侯，這種癢癢麻麻的感覺很快就變成一股強大的電流，貫通我全身，我全身通電，好像變成一座發電廠，……」，藉著呼吸，肉體的細胞層大量吸入氧氣，產生高振頻的能量，志偉所謂的「電流」或「發電廠」就正是高振頻能量在身體的感覺，在「共振」的物理法則之下（**振動韻律強大的物質會使較弱的一方以同樣的速率振動，而形成同步共振的現象。**），呼吸者全身產生強大的高頻振動，帶動了體內振動頻率極低的能量與它同步共振，我們的身體有什麼東西振動頻率極低？孩童時期所經驗的創傷，我們引以為恥的低層自我，埋藏在潛意識深處不見天日的負面情緒或想法……這一切原本以極低振動頻率的形式長期冬眠在肉體細胞裡，在短短數分鐘之內被喚醒因而「啟動」，在其後的四十分鐘之內，隨著高頻率能量所引導的共振作用逐漸呈現，從漸層連續體低振頻的一端逐漸提昇，最終能到達漸層連續體的另一端，轉換昇華成高頻能量。

昇華呼吸法雖是極為勁爆的一種療癒方法，但在這裡必須強調，我們並不建議讀者在未受過訓練的情況下自己輕易嘗試，原因是這每次四十五分鐘的昇華呼吸像是對呼吸者的潛意識進行一次清掃工作，試想我們多生累劫的潛意識大倉庫中埋藏了多少東西？在清倉時雖可能找到被我們遺忘已久的寶藏，但也往往清出許多呼吸者意想不到的負面情緒、舊時甚至前世的創傷，而未受過訓練的呼吸者，往往不知如何對治這種種突發的情況，需要有經驗的指導教練從旁指引或處理才好，不然不但毫無療癒的效果，反而事倍功半，甚至適得其反。至於訓練多久才可自己在家做？答案也因人而異，一般說來，至少在受過兩天的集訓，或在教練指導下做了四次呼吸後，我們便鼓勵學員在下次集訓之前自行練習呼吸做為回家的功課，而在兩期訓練之間學員和呼吸教練仍保持連繫，目的就是幫助學員處理新的突發事件或解答學員的問題。

「昇華呼吸法」的創始者為茱蒂．克拉維茲（Judith Kravits），茱蒂擁有形而上學（metaphysics）的博士學位，早期曾擔任教會牧師、瑜伽老師、和重生呼吸法（Rebirth）的教練。她在二十九歲時被診斷得了喉癌，但她決定不接受割除手術或化療，而堅持以改變飲食習慣、每日積極地以呼吸及其他療癒法來治療自己，終於成功抑制喉癌，至今三十多年不再復發。多年來，在撫養八名子女之餘，茱蒂曾涉獵並鑽研各種古代和現代呼吸療癒方法，古代如瑜伽各種呼吸法，現代如全方位呼吸法（Holotropic Breathing）、重生呼吸法（Bebirth）、復生呼吸法（Vivation）等，最後擷取各家精華而自成一家，在九十年代創立「昇華呼吸法基金會」，大力推廣呼吸療癒法。多年前，我們兩人在第一次接觸這門獨特的呼吸法時大為驚艷，兩人都被它強大的威力給震懾住，一星期後便登上飛機直奔茱蒂的陣營，在她旗下學習多年，從千禧年開始，我們也把「昇華呼吸法」帶至台灣，此後昇華呼吸法就成了我們主持的訓練營之根本療癒大法。

療癒情緒體的方法很多，在我們主持的訓練營中，除了昇華呼吸法外，也採用許多其他的療癒法，如「哈口蜜」、「焦點」、「肉體動力」、「雙手觸療」和「紙上作業」等療法，這許多不同的療癒法，在處理某些情緒問題上也非常有效。然而，不管是用什麼方法療癒，最重要的是，我們不要鎖住自己的負面情緒，如果我們一直將它深鎖暗室或藏在陰影之下，療癒是不會發生作用的。

意念體次元的療癒

在本書之前部分，我們談到意念體次元的三個重點（個化點、靈座點、丹田點）必須與意念體導管對齊。我們也討論到如果意念體導管不暢通，或顯現神聖藍圖的三個重點不相通，影響到我們持正面意念的能力，就會產生矛盾和雜亂的意念，我們會有許多欲望衝突、也會感到困惑，此時就是意念體導管需要療癒的時候了。我們可問自己三個問題，以了解自己的意念體次元是不是需要療癒了。

第一，我是否有清晰的人生目的？我知道我的人生使命或任務嗎？換句話問，我知道我為何而來嗎？

第二，我有人生渴求嗎？我能感覺自己有滿腔的熱情想要實現我的人生任務嗎？

第三，我有實踐人生任務的能力和精力嗎？我「心有餘而力也足」嗎？

然而，意念體次元要得到療癒有個先決條件，就是能量體次元已得到療癒，或至少已展開療癒工作，能量場的療癒包括我們的人格防禦機制，智性體、情緒體等的療癒。除此之外，還要我們與高層自我有相當程度的接觸。之前我們談到智性體和情緒體的療癒，如果你能提高自己的想法和情緒的振動頻率，就已經為此意念體次元的療癒做好了準備。

物質世界所有的事物皆是經由意念體的意念而創造出的，想要讓意念體次元得到療癒，必須先持有一個最基本的意念，那就是：「我是萬象的共創者」，世界的創作我也有份。怎麼說呢？出生前的藍圖會議我曾躬逢其盛，人生契約書是經我同意，個人業力是我帶過來的，所有這些形成了我創造此生的衝動，在自性本體的能量流經意念體時以意念呈現出來。因此之故，在今天，我可以從檢視自己各種意念開始，去蕪存菁，最終創造我想要的人生。想想，我的人生在哪方面（如工作上、愛情上……）受了我哪種意念的影響？如果那種影響不是我要的，我可以改變意念，然後根據我想要的結果去選擇意念，以創造我想要的人生。我的性向或態度決定了我的靈為達成進化過程所需要的人生經驗，舉例來說，易怒的個性，會以忿怒的方式回應生命的挑戰，藉以帶出靈為進化所需要的人生經驗，才能做人生功課。逃避或悲傷的個性也以逃避或悲傷的方式回應生命的挑戰，藉以帶出你的靈所需要的人生經驗，這就是所謂的「共創」。

我的意念創造了我的實相，也創造了我的人生。要有這層認識並不容易，只有對「我到底是誰」這個題目有著全面認識的人，才能了解「我是萬象的共創者」的意義。如果不知自己為共創者時，就會以為自己是受害者，我們不會知道我的人格就是我意念的投射，我的快樂是我的「正面意念」創造出的，正如我的人生煩惱是由「負面意念」創造出來，於是認為自己是生活環境的受害者，不但無法負起對自己、對環境的責任，更看不到我們內在療癒的力量。

以上的觀點不單只對想自我療癒的人，更是對想透過療癒幫助他人的人說的。我們兩人經常被問到：「我要如何幫助其他人，特別是我家人或我所愛的人？」我們的答案永遠是「要從自己開始」。這答案毫無新意卻真實不虛，原因是，當我們從伸手可及的高層自我開始創造時，我們不但療癒自己，也同時以積極和健康的方式影響周圍的人，他們也因此得到療癒。換一種更具體的方式說明，由於你在意念體持正面意念開始創造你的人生，你的能量場也能感覺你的自我價值，感覺自己有主宰生命的力量，而不再認為自己是受害者，能量場中各種想法和情緒的能量也因此被「提昇共振」因而獲得療癒，此時，你所愛的或你周圍的人怎可能不受影響？他們整個人的能量場會向你「看齊」，各種能量也被你「提昇共振」，你就是以這種積極的方式去感動別人的生命，這也是你對他們能做的最神奇的療癒。

在自性本體療癒

我們每個人都非常習慣害怕，害怕我們的本體隨興發光，也害怕我們的生命力自由流動。事實上，在很久以前，我們都曾讓本體隨興發光，也曾讓生命力自由流動，你我的靈性都曾在沒有恐懼、毫無威脅的情況下大放光明。然而，這個地球世界上充滿著受了創傷的父母、感覺羞恥的成人，我們因此也被引導，認為自己是不足、不完美也不完整。我們開始害怕自己明亮的神聖之光會被人看到，於是我們時時刻刻活在害怕被人羞辱、怕丟臉的恐懼之中。

人活在恐懼中代表什麼意義？恐懼造成的陰影遮蔽了我們的自性本體。人在恐懼中和動物很不同，動物遇到危險時有三種「F」防禦反應：反抗（fight）、逃走（flight）、凍結（freeze），若無法逃避也不能反抗，則立即凍結能量以裝死，當敵人一走危險結束時，動物立即起身或搖或抖，搖抖掉全身因恐懼生出濃密的低振頻能量，這種自我療癒的顫抖過程有時可長達數小時之久。我們人類沒有這樣的防禦機制，我們把這些因恐懼而凍結的能量儲存起來，存在能量體和肉體次元空間。不但如此，人類的一生還會繼續創造因應各種假想的威脅而出的能量，將之塞入我們的能量體和肉體次元。我們把自己藏在重重障蔽之後，我們對自性本體感到羞愧，我們認為自己不神聖、不美麗、不具魅力而且是沒有愛的。

為了療癒我們自性本體，要允許神聖本質透過我們的意念體、能量體、肉體，進入小我宇宙，之後再向大我宇宙擴張。如果這種「進入」和「擴張」是指我們需要時間去和自己做更深層的連結，比如說在我們說話或回答問題之前，先給自己片刻時間去感覺那最深處的眞我，那麼，就請不要急著爲了回應外界而說話，別急著應付別人問的問題而說話，請一切慢慢來，請先和自己連結，因爲那是我們可以感覺自己、連結自己的時候，也正是可以「活在當下」且「安住當下」的時候，這種時候，你還擔心別人怎麼想嗎？

因此，要讓自性本體次元得到療癒，必須先做許多個人內省的工作，達到能無條件的愛自己及愛他人的程度。無條件的愛自己並不容易，我們兩人多年在療癒工作上所接觸的人，極大多數都恨自己，要求他們打開心胸去愛自己是何其困難！

這恨自己的種子早在投胎之前就已存在，進入人體後一直伺機而動，等著主人在創造了創傷和各種自我，等待機會讓它發芽成長。從小孩的意識來看，人間的經驗導致我們以為世界不安全、資源不豐富、我們不夠好、我們沒人要愛、我們曾被拋棄、被侵略、被羞辱、被出賣、還被控制。因此，即使當我們盡力的去愛我們自己，卻總是回到我們因創傷生出的形象而身陷其中不能自拔，這就是為什麼說，要療癒自性本體，必須在下兩個次元即意念體和能量體已經完成療癒，或至少已經展開療癒工作了。

為什麼一般人恨自己？為什麼愛自己這麼困難？因為我們愛錯了人，我們想愛的是形象自我的「錯我」，而非高層自我的「真我」，這裡有個玄機：你若找不到真正的我，愛是不可能發生的。當我們還是孩子時，我們相信必須把壞的低層自我藏起來，在其上建立形象自我並學會討厭這個錯我，也因為遺忘了真我，我們相信我們討厭的人就是自己。看到這裡，也許你明白了為什麼我們需要透過療癒的過程來處理我們的人格結構了。

在我們的療癒工作和教學中，我們常告訴別人一定要打開自己的心去相信自己是值得愛。學員通常不能真正相信自己是可愛的，即使願意接受這種說法，還是會提出這個問題：「我要如何打開我的心去相信？」我們的答案雖然像老生常談，卻是最簡單不過的事實：「如果你能找到真我，就會打開你的心，就知道你是可愛的。」

在療癒的旅程上，我們會發現，我們曾以為我若不隱藏壞的、醜陋的部分，我就不會有人愛。諷刺的是，一旦我們接受這些壞的、醜陋的為我的一部分時，我們就進入到一個更高的層次，那就是，會了解那壞的、醜陋的其實不是我。到了這階段，我們便不需要努力掙扎去愛那個錯誤的自己。你就知道，能被愛的不是我們的「錯我」，能接受愛的是我們的「真我」！我們想像出來的「錯我」不能夠接受愛、也不能給愛，在某種意義上，那是不可愛的。然而，我們的「真我」卻是開放且善於接納愛的，同時還提供無條件的愛，因為它是不設防的。因此，我們真正討厭的是錯我！除非我們重新連結那個美麗完整的真我，我們將繼續討厭那一個不是真我的我，不自覺的恨自己，而當我們不愛自己的時候，也很難接受別人能真正地愛我們。

因此，你若打開心房，開始生出了要愛「真我」的渴求，也有了想知道如何愛「真我」的念頭，就等於你已穩穩當當地踏在這趟找回「本來面目」之旅的起點上。正如所有事都有個起點，渴求引導我們到起點，我們必須向前走並維持那份愛真我的初衷，這是我們的人生任務。

當你走在找回「本來面目」的路上，必然會遇到各種路障使你停下來，甚至想打道回府，此時，我們兩人希望你重新翻開這本書，再次閱讀你所經歷痛苦有關的章節，幫助你找回力量，繼續向前行。請記得，看似悲劇的事件往往是份厚禮，痛苦的經驗或是「有福氣的教訓」，一直在追尋真我的路上指引我們，好讓我們能達到目的地。我們兩人正走在這條路上，並邀請你與我們同行，也希望本書對還未走上這條路的有啟發作用，對已走上這條路的起鼓勵和扶持作用。藉由這本書，我們想和讀者做深度連結，因為，在最終的層次上，你我本為一體。

我們希望每位讀者都能常常和「真我」連結、和別人連結、和世界乃至整個大宇宙連結。如果去感覺連結極其困難，我們希望你此刻發出要與真我連結的意念，透過正面意念及走一趟坦誠不欺的旅程之意願，我們那種因未連結上「真我」而疏離、孤單、被遺棄的感覺終將遠離，最後，讀者將能感知你我實為一體。

希望有幸與讀者再次相會。

無限光、無盡愛。

（全書完）

國家圖書館出版品預行編目資料

還我本來面目／賽安慈（Anthony Sainz），吳至青著. ——初版.
——臺北市：商周
出版：家庭傳媒城邦分公司發行, 2008.07
面；　公分. ——（OPEN-MIND系列；11）
ISBN 978-986-6662-90-4（平裝）

1. 心靈療法 2.自然療法

418.98　　97010892

OPEN-MIND系列

還我本來面目

作　者／賽安慈博士（Anthony Sainz）、吳至青博士（Chih-Ching Wu）
總編輯／彭之琬

發行人／何飛鵬
法律顧問／台英國際商務法律事務所羅明通律師
出版／商周出版
城邦文化事業股份有限公司
台北市中山區民生東路二段141號9樓
電話：(02) 2500-7008 傳眞：(02) 2500-7759
E-mail：bwp.service@cite.com.tw
發行／英屬蓋曼群島商家庭傳媒股份有限公司城邦分公司
台北市中山區民生東路二段141號2樓
書虫客服服務專線：02-25007718．02-25007719
24小時傳眞服務：02-25001990．02-25001991
服務時間：週一至週五09:30-12:00．13:30-17:00
郵撥帳號：19863813　戶名：書虫股份有限公司
讀者服務信箱E-mail：service@readingclub.com.tw
歡迎光臨城邦讀書花園 網址：www.cite.com.tw
香港發行所／城邦（香港）出版集團有限公司
香港灣仔軒尼詩道235號3樓 Email：hkcite@biznetvigator.com
電話：(852) 25086231　傳眞：(852) 25789337
馬新發行所／城邦(馬新)出版集團 Cite (M) Sdn. Bhd. (458372 U)
11, Jalan 30D/146, Desa Tasik, Sungai Besi,57000
Kuala Lumpur, Malaysia.
電話：(603)9056 3833　傳眞：(603) 9056 2833

封面設計／李東記
排版／極翔企業有限公司
印刷／韋懋印刷事業有限公司
總經銷／農學社　電話：(02)29178022　傳眞：(02)29156275

■2008年7月3月初版　　Printed in Taiwan
定價 340元

城邦讀書花園
www.cite.com.tw

 ISBN 978-986-6662-90-4